臨床工学講座

生体機能代行装置学
呼吸療法装置

第2版

一般社団法人
監修 日本臨床工学技士教育施設協議会

編集 廣瀬 稔
生駒 俊和

医歯薬出版株式会社

【編　者】

廣瀬　稔　滋慶医療科学大学医療科学部臨床工学科

生駒俊和　宇治徳洲会病院検査科

【執筆者および執筆分担】

廣瀬　稔　滋慶医療科学大学医療科学部臨床工学科
第1章-1，2，第9章

尾崎眞啓　岡山理科大学工学部生命医療工学科
第1章-3

生駒俊和　宇治徳洲会病院検査科
第2章-1，2

片桐真人　北里大学名誉教授
　　　　　／済生会湘南平塚病院内科
第2章-3

横場正典　北里大学医療衛生学部医療検査学科
　　　　　／北里大学病院呼吸器内科
第3章

日比谷信　藤田医科大学医療科学部臨床医工学分野
第4章-1，第5章

西手芳明　近畿大学生物理工学部医用工学科
第4章-2，3

渡邊晴美　東海医療科学専門学校臨床工学科
第6章-1，2

明神哲也　東京医療学院大学保健医療学部看護学科
第6章-3

戸畑裕志　九州医療科学大学生命医科学部生命医科学科
第7章

出渕靖志　四国医療工学専門学校臨床工学学科
第8章

This book is originally published in Japanese
under the title of：

RINSHOKOGAKUKOZA SEITAIKINODAIKOSOCHIGAKU
(Clinical Engineering Series　Respiratory therapy)

Editors：
HIROSE, Minoru
　　Professor, Jikei University of Helth Care Sciences

IKOMA, Toshikazu
　　Uji Tokushukai Medical Center

© 2011 1st ed.
© 2019 2nd ed.

ISHIYAKU PUBLISHERS, INC.
　7-10, Honkomagome 1 chome, Bunkyo-ku,
　Tokyo 113-8612, Japan

「臨床工学講座」の刊行にあたって

　1987年に臨床工学技士法が制定されるとともに本格的な臨床工学技士教育が始まり，早20年が経過した.

　この間，科学技術は大きく進歩し，臨床工学技士が従事する医療現場でも，新しい医療技術や医療機器が導入され，多くの人の命を支える役に立ってきた.

　日本臨床工学技士教育施設協議会では，1997年より「教科書編集委員会」を設け，臨床工学技士育成に必要な教科書作りについて検討を重ねてきた．当時は教育施設数が少なかったこと，また1998年度から始まった規制緩和推進3カ年計画のなかで，いわゆるカリキュラム大綱化が臨床工学技士教育制度でも検討されると予想されていたことにより，教科書作成事業をしばらく休止した経緯がある．政府によって「カリキュラム等を規制している国家試験受験資格付与のための養成施設の指定制度を見直し，各大学等が社会のニーズに適切に対応した多様な医療技術者等の養成ができるようにする」との方針が打ち出されたのである.

　その後，2004年4月にカリキュラム大綱化が行われ，また2006年度第20回国家試験から国家試験出題基準が大きく改訂されたことを受け，日本臨床工学技士教育施設協議会は2007年度より改めて『教科書検討委員会』を設けて教科書作成事業を再開した．そして今般，『臨床工学講座』シリーズとして，全国53校の臨床工学技士教育施設で学ぶ約2,600名にも及ぶ学生達のために共通して使用できる標準教科書シリーズを発刊する運びとなった.

　教科書検討委員会および本講座編集委員会では，他医療系教育課程で用いられている教科書を参考にしつつ，今後の臨床工学技士育成に必要，かつ教育レベルの向上を目的とした教科書作成を目指して検討を重ねてきた.

　その骨子として以下の3点を心掛け，臨床工学技士を目指す学生がモチベーションを高く学習でき，教育者が有機的に教育できる内容を目指した.

　①本シリーズは，国家試験対策用テキストではなく臨床工学技士が本来的に理解しておくべき基本的事項をしっかりと分かりやすく教えることに重点をおくこと.

　②ゆとり教育世代の高校卒業者にも理解しやすい導入と内容の展開を心掛け，とくに基礎科目については随所に"Tips"などを挿入することにより読者の理解を深めていただくことを目指し，実務上での応用へのつながりを明確にすること.

　③大綱化後の新カリキュラムの内容をベースに「平成19年度国家試験出題基準」を念頭においた編集とすること.

　よって本講座は，これまでの教科書とは一線を画した理想を掲げており，医療

系教育課程用教科書の歴史に新たな1ページを刻む意気込みにて，執筆者・編集者ともども取り組んだ次第である．

医療現場において臨床工学技士に求められている必須な資質を育むための本教科書シリーズの意義を十分にお汲み取りいただき，本講座によって教育された臨床工学技士が社会に大きく羽ばたき，医療の発展の一助として活躍されることを願ってやまない．

本講座のさらなる充実のために，多くの方々からのご意見，ご叱正を賜れば幸甚です．

2008年春

日本臨床工学技士教育施設協議会　教科書検討委員会
臨床工学講座　教科書編集委員会

第2版の序

　2011年（平成23年）9月に第1版を発行しておよそ7年経過した．第1版を発行した際には「平成19年版臨床工学技士国家試験出題基準」を基準に執筆をお願いしたが同年に「平成24年版臨床工学技士国家試験出題基準」が公表された．しかしながら，内容的には変更点はほとんどみられなかった．そのような経緯を経て発行された本書も呼吸療法の進歩や教育現場の先生方の要望があり，これらを反映する形で改訂の運びとなった．

　社会の高齢化とともに呼吸器疾患は増加し，平成23年には日本三大死因の脳血管疾患を抜き肺炎（平成27年9.4%）が死因の第3位となった．また慢性閉塞性肺疾患（COPD）も上位（平成27年1.2%）を占め，第1位である悪性新生物における部位別の癌死亡率では肺癌は男性第1位，女性第2位となっている．世界保健機関（WHO）においては，世界各国の死亡届などのデータ分析の結果より2030年までの死亡原因を慢性閉塞性肺疾患第3位，下気道呼吸器感染症第4位，呼吸器悪性腫瘍第6位と予測している．

　このことから，病院医療だけでなく在宅医療においても呼吸療法についてアドバイスできるメディカルスタッフが今後も求められることになる．本書ではその基本を理解できるように，また，興味を抱けるように工夫した．

　第2版の内容としては，第2章に「呼気中一酸化窒素濃度」，第4章に「ハイフローセラピー」，第8章に「在宅酸素療法」，「Auto-CPAP装置」，「循環器領域における睡眠呼吸障害」の記述を追加した．また，第1版で第10章に記載されていた「麻酔器の構造と保守」は，「診療の補助の範囲を超えて，業として麻酔行為を行うことは医師法違反になる」との厚生省医務課長の回答があるので，生体機能代行装置学から臨床医学総論に移行する予定である．

　その他の章については，第1版と同様の構成とし，内容のアップデートを図った．第2章の「呼吸機能検査」は肺機能検査，血液ガス分析，胸部画像の基礎の内容で，とくに胸部画像の基礎では学生のみならず，他のメディカルスタッフにも理解しやすい内容とした．第3章の「呼吸不全の病態生理」は臨床の現場で診療されている経験豊富な医師の先生に執筆をお願いし，学生にも理解できる内容で記述していただいた．また，全体を通して用語や単位の統一も行った．

　本書は，今後さらに増加することが予測される呼吸器疾患患者の呼吸サポートチームのなかにおいて，専門的にアドバイスできる基礎知識を身につけられる内容である．臨床工学技士を目指す学生だけでなく，医療の現場で新たに呼吸管理の業務を行うメ

ディカルスタッフの皆さんにも役立てば幸いである.

　できるだけ理解しやすい教科書を目指したつもりであるが，表現の不備や不十分なところなどは率直なご意見を伺えれば幸いである.

2019 年 2 月

生　駒　俊　和

廣　瀬　　稔

第1版の序

人工呼吸器に関する書籍は数多く出版されているが，本書は臨床工学技士を含めた医療関係者の皆さんが呼吸療法の基礎を理解するにあたり必要な内容で構成した．

生命維持管理装置の代表的なものには人工心肺装置，血液浄化療法装置，人工呼吸器などがあるが，このなかで医療機関においてもっとも多く使用されているのが人工呼吸器である．この人工呼吸器は，臨床の場で非常に重要な医療機器であり，それを操作・管理のできる医療技術者は現場で不可欠な人材となっている．

一方では，日本は世界でもっとも高齢化が進んでいる．このことにより疾患の構造が変化してきている．すなわち，現在三大死因は悪性新生物，心疾患，脳血管疾患であるが，4位が肺炎である．また，悪性新生物のなかでもっとも多いのが肺癌である．WHO（世界保健機関）は，2020年には世界の死因の3〜5位を慢性閉塞性肺疾患（COPD），呼吸器感染症，肺癌が占めると予測している．また，呼吸器感染症においては，鳥インフルエンザや新型インフルエンザなど新たな疾患が増加している．

したがって呼吸器疾患に対する治療は，病院における急性期の治療，回復に向けての治療，呼吸不全に対する在宅酸素療法や在宅人工呼吸療法，心不全に合併した睡眠呼吸障害の治療の陽圧呼吸療法など重要性が増し，それに伴う呼吸療法は大切な役割を果たすことになる．呼吸障害は，呼吸にかかわる肺と胸郭などだけではなく全身の各臓器にも影響を与える．したがって，全身管理を考えた呼吸療法を理解する必要がある．また，呼吸管理を適切に行い，患者さんに安全な医療を提供するためには呼吸療法に関連する医療機器の操作の習熟は重要で，最新の知識を必要とする．治療については医療施設だけでなく在宅医療についての知識も必要になっている．

患者とその家族を含め，日常生活を送るうえで生活の質（QOL）の向上に役立つ呼吸療法を提供することが，臨床工学技士，医療技術者には求められている．そのためには基礎知識をしっかりと身につけておく必要がある．本書は呼吸療法の基礎を理解して応用できる知識を得るために，呼吸療法の総論，呼吸生理，呼吸機能検査と画像の基礎，呼吸不全の病態，呼吸療法の基本原理，装置の基本設定，保守管理とトラブル対策，患者管理のポイント，在宅人工呼吸，高気圧酸素療法などの基礎を中心に，臨床の現場で呼吸管理に活躍している方と教育現場で奮闘している方に執筆をお願いした．臨床工学技士の国家試験を含め，呼吸療法に関する必要最低限の知識は本書の内容を理解していれば十分と考える．

本書が，臨床工学技士を目指す学生のみならず，呼吸療法に携わり患者さんの

QOL の向上のために努力している臨床工学技士を含めた医療従事者に役立てば幸い
である.

2011 年 8 月

生 駒 俊 和
廣 瀬 　 稔

生体機能代行装置学
呼 吸 療 法 装 置　第 2 版
CONTENTS

「臨床工学講座」の刊行にあたって …………………………… iii
第 2 版の序 ………………………………………………………… v
第 1 版の序 ……………………………………………………… vii

第1章　呼吸療法とは ……………………………………… 1
1 呼吸療法総論 …………………………………………… 1
　1　呼吸の目的 ……………………………………… 1
　2　呼吸療法とは ……………………………………… 1
　3　呼吸療法における臨床工学技士の役割 ………… 2
　4　呼吸療法の心得 ………………………………… 2
　5　呼吸療法の歴史 ………………………………… 3
2 呼吸療法で用いられる記号と略号 ………………… 5
　1　記号の表現方法 ………………………………… 5
　2　記号・略号と基準値 …………………………… 8
3 呼吸療法に必要な呼吸生理 ………………………… 8
　1　呼吸器の構造 …………………………………… 8
　2　呼吸機能（呼吸の調節）……………………… 14

第2章　呼吸機能検査 …………………………………… 29
1 肺機能のおもな検査とその解釈 ………………… 29
　1　気体量の表示 …………………………………… 29
　2　スパイロメトリと肺気量分画 ………………… 30
　3　努力性肺活量とフローボリューム曲線 ……… 31
　4　換気障害の分類 ………………………………… 33
　5　抵抗 ……………………………………………… 33
　6　肺コンプライアンス …………………………… 35
　7　呼気中一酸化窒素濃度（FeNO）……………… 36
2 血液ガス分析データの解釈 ……………………… 38
　1　血液ガスの測定意義 …………………………… 38
　2　血液ガスとガス交換障害（血液ガスの値の読み方）‥ 39
　3　酸塩基調節 ……………………………………… 42
　4　測定上の注意 …………………………………… 44
3 胸部画像の基礎（読影法）………………………… 45
　1　胸部 X 線写真の標準所見 …………………… 45
　2　胸部 X 線写真の異常所見 …………………… 48
　3　胸部 CT ………………………………………… 55

第3章　呼吸不全の病態生理 …………………………… 61
1 呼吸不全の定義と診断 …………………………… 61
　1　呼吸と呼吸不全 ………………………………… 61
　2　診断基準 ………………………………………… 61

ix

3　内呼吸と呼吸不全 ………………………………………… 62
　2　呼吸不全の原因と病態 ……………………………………… 63
　　1　肺胞気ガス組成と換気血流比 …………………………… 64
　　2　換気血流比不均等分布 …………………………………… 64
　　3　A-aDo$_2$（肺胞気 - 動脈血酸素分圧較差）……………… 64
　　4　病態生理からみた呼吸不全の原因 ……………………… 66
　　5　呼吸不全発症に関係する要因 …………………………… 69
　　6　酸素運搬障害と組織の低酸素 …………………………… 69
　3　呼吸不全を呈するおもな疾患 ……………………………… 71
　　1　ARDS ……………………………………………………… 71
　　2　急性肺血栓塞栓症 ………………………………………… 73
　　3　気管支喘息 ………………………………………………… 74
　　4　慢性閉塞性肺疾患（COPD）…………………………… 76
　　5　間質性肺疾患 ……………………………………………… 78
　　6　心不全（左心不全）……………………………………… 79
　　7　神経疾患と筋疾患 ………………………………………… 80

第4章　酸素療法 …………………………………………………… 81
　1　酸素療法 ……………………………………………………… 81
　　1　酸素療法とは ……………………………………………… 81
　　2　酸素療法に関連するガスの供給源 ……………………… 81
　　3　酸素療法で使用する機器の原理と構造 ………………… 85
　　4　酸素療法（低圧）技術 …………………………………… 88
　　5　安全管理 …………………………………………………… 91
　2　高気圧酸素治療 ……………………………………………… 92
　　1　高気圧酸素治療とは ……………………………………… 92
　　2　高気圧酸素治療の原理とその効果 ……………………… 94
　　3　高気圧酸素治療装置 ……………………………………… 99
　　4　高気圧酸素治療の適応 …………………………………… 103
　3　高気圧酸素治療の実際 …………………………………… 104
　　1　高気圧酸素治療の安全管理 …………………………… 104
　　2　高気圧酸素治療の治療条件 …………………………… 110
　　3　臨床工学技士の役割（日本高気圧環境・潜水医学会高
　　　　気圧酸素治療の安全基準より）………………………… 110

第5章　吸入療法，給湿療法（加温・加湿）………………… 115
　1　吸入療法 …………………………………………………… 115
　　1　吸入療法とは …………………………………………… 115
　　2　吸入療法装置の構造と原理 …………………………… 115
　　3　吸入療法に用いられるおもな薬剤 …………………… 117
　　4　吸入療法技術 …………………………………………… 118
　　5　安全管理 ………………………………………………… 119
　2　給湿療法（加温・加湿）………………………………… 119
　　1　給湿療法とは …………………………………………… 119
　　2　給湿療法装置（加湿器）の構造と原理 ……………… 120
　　3　給湿療法技術 …………………………………………… 123
　　4　安全管理 ………………………………………………… 124

第6章　人工呼吸療法の実際 ……………………… 127

1 人工呼吸療法 …………………………………… 127
1 人工呼吸とは …………………………………… 127
2 人工呼吸器の基本原理 ………………………… 127
3 人工呼吸が及ぼす生体への影響 ……………… 129
4 人工呼吸器の基本構造 ………………………… 130
5 人工呼吸器の換気方法 ………………………… 136
6 各種の換気モード ……………………………… 141
7 人工呼吸の開始基準 …………………………… 150
8 人工呼吸器の操作 ……………………………… 150
9 人工呼吸器からの離脱 ………………………… 154

2 人工呼吸器の保守点検とトラブル対策 ……… 157
1 人工呼吸器の保守点検 ………………………… 157
2 人工呼吸器の警報の原因と対策 ……………… 161
3 用手換気装置 …………………………………… 164

3 人工呼吸器装着中の患者管理のポイント …… 166
1 気道管理 ………………………………………… 167
2 循環管理 ………………………………………… 173
3 水分と栄養管理 ………………………………… 173
4 感染管理（VAP 対策：口腔ケアを含む）………… 174
5 VAP バンドル …………………………………… 174
6 胸部理学療法（基本的なもの）………………… 174
7 精神面の管理 …………………………………… 175

第7章　呼吸管理で用いられるモニタ ………………… 179

1 パルスオキシメータ …………………………… 180
1 使用目的 ………………………………………… 180
2 動作原理 ………………………………………… 180
3 計測上の留意点 ………………………………… 184

2 カプノメータ …………………………………… 186
1 使用目的 ………………………………………… 187
2 測定対象 ………………………………………… 188
3 動作原理 ………………………………………… 189
4 カプノグラム …………………………………… 189
5 呼気終末二酸化炭素分圧（P_{ETCO_2}）の値を変化させる
　因子 ……………………………………………… 190
6 計測上の留意点 ………………………………… 193

3 換気力学モニタ ………………………………… 194
1 圧力と流量の測定原理 ………………………… 195
2 グラフィック表示 ……………………………… 195
3 呼吸仕事量 ……………………………………… 200
4 その他のモニタ ………………………………… 201

第8章　在宅医療 ……………………………………… 203

1 在宅酸素療法（HOT）………………………… 203
1 HOT とは ………………………………………… 203
2 HOT の適応 ……………………………………… 204
3 HOT の実際 ……………………………………… 205

xi

2 在宅人工呼吸療法（HMV） ·· 207
　1　HMV とは ·· 207
　2　HMV の適応 ··· 210
　3　HMV の実際 ··· 213
3 睡眠時呼吸障害と人工呼吸 ·· 215
　1　睡眠時無呼吸症候群とは ·· 215
　2　SAS の原因 ··· 215
　3　SAS の症状 ··· 216
　4　SAS の診断 ··· 216
　5　SAS の治療 ··· 216
　6　Auto-CPAP 装置 ··· 220
　7　循環器領域における睡眠呼吸障害 ·· 220
　8　SAS と臨床工学技士 ·· 221

第**9**章　特殊な呼吸管理 ·· 223
1 新生児・乳幼児の呼吸管理 ·· 223
　1　呼吸器系の解剖学的・生理学的特徴 ······································ 223
　2　新生児期に特有の呼吸器疾患と合併症 ···································· 224
　3　呼吸管理中の血液ガス目標値 ·· 225
　4　人工呼吸療法 ·· 226
　5　nasal CPAP ·· 228
　6　一酸化窒素吸入療法 ·· 228

付録　　　　 ·· 231
1 呼吸療法に用いられる法則・計算式 ······································ 231
2 呼吸管理に関連する医療機器の基準・規格の要点 ····· 236
3 医療ガスに関連する主な法令・通知・規格の要点 ····· 242
4 医療ガスと医療ガス設備の概略 ·· 243
5 呼吸療法に関連する略語一覧 ·· 245
6 臨床工学技士国家試験出題基準（生体機能代行装置学）··· 249
索引 ·· 252

第1章 呼吸療法とは
- 呼吸療法認定士認定制度 ……… 3
- サーファクタント ……………… 12
- コンプライアンス ……………… 15
- サーファクタントとLaplaceの式 ……………………………… 17

第2章 呼吸機能検査
- BTPS係数，STPD係数 ……… 30
- 胸部X線写真の異常陰影読影のヒント「シルエットサイン」 ……………………………… 47
- スリガラス状結節影（ground-glass nodules：GGN） ……… 59

第4章 酸素療法
- ヘモグロビン酸素解離曲線 …… 82
- ゲージ圧と絶対気圧の考え方 … 92
- 各部の酸素分圧の求め方 ……… 94
- 血液中の酸素含有量（酸素運搬量）について ……………………… 94
- リンパのドレナージ促進 ……… 98

第5章 吸入療法，給湿療法（加温・加湿）
- スペーサ ………………………… 117
- 相対湿度と絶対湿度 …………… 121

第6章 人工呼吸療法の実際
- コンプライアンス（C） ……… 138
- 酸素中毒 ………………………… 151
- 気管チューブ固定時の絆創膏 ……………………………… 167

第7章 呼吸管理で用いられるモニタ
- 酸素分圧とヘモグロビンの役割 ……………………………… 181
- マニキュアの吸光スペクトル ……………………………… 185
- 酸素と二酸化炭素の拡散能力の違い ……………………………… 191
- 流速，流量，量の関係 ……… 195
- 静的コンプライアンス，動的コンプライアンス，気道抵抗の求め方 ……………………………… 196
- 仕事量＝力×距離＝圧力×量 ……………………………… 200

第8章 在宅医療
- 慢性閉塞性肺疾患（COPD） … 208
- 神経筋疾患 ……………………… 208
- 固定CPAPとAuto-CPAP …… 219

第9章 特殊な呼吸管理
- 肺サーファクタント …………… 223
- サーファクタント補充療法とは ……………………………… 224
- 未熟児網膜症（水晶体後部線維増殖症） ……………………………… 225
- 体内でのNO発生経路 ………… 228

【臨床工学講座　教科書編集委員会委員】

委員長　：菊地　眞（(公財)医療機器センター）
副委員長：出渕靖志（四国医療工学専門学校）
　　　　　生駒俊和（宇治徳洲会病院）
委　員　：石原　謙（愛媛大学大学院）
　　　　　小谷　透（昭和大学）
　　　　　篠原一彦（東京工科大学）
　　　　　戸畑裕志（九州保健福祉大学）
　　　　　中島章夫（杏林大学）

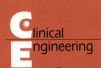

第1章 呼吸療法とは

1 呼吸療法総論

1 ― 呼吸の目的

　私たちが生命を維持するために必要なエネルギーの多くは，細胞内のミトコンドリアで行われる酸素を利用した代謝によってまかなわれている．このため体内への酸素の取り込みは不可欠である．一方，ミトコンドリアでの代謝過程で産生された二酸化炭素は体内で一定のレベルで維持されるが，そのレベル以上に蓄積しないように体外に排出しなければならない．これらを行うことが呼吸で，肺は体の外（外気）と内（血液）とのガス交換の場として重要な役割を担っている．また，ミトコンドリアで産生された二酸化炭素は細胞から毛細血管へ移動し，血液によって運び去られることから，呼吸は循環と切り離して考えることはできないものである．

2 ― 呼吸療法とは

　呼吸療法は，「人の生命に直接関係のある呼吸循環機能を適正に維持管理することを目的とし，心肺機能に障害のある人に対して，質的，量的な診断，治療，病状経過の追跡，さらには社会的生活への適応訓練（リハビリテーション）を行い，生活機能の増進に重要な役割を果たすために進歩発展を遂げてきている医療の一分野」[1]と定義されている．つまり，呼吸循環系に障害のある患者を対象とした包括的な呼吸管理のことである．
　具体的な内容は，救急蘇生，機械的人工換気，酸素療法，吸入療法，薬物療法，日常生活活動（activities of daily living：ADL）指導を含む胸部理学療法，感染対策，看護，栄養管理，さらには体外循環による呼吸管理など多様な内容を含んでいる．また，単に呼吸と循環について管理をすればよいのではなく，栄養のことや，心肺機能障害が二次的なものであればその原因に対する治療やその他の全身管理など，多面的な管理が必要となる．これらは集中治療室（intensive care unit：ICU），呼吸器科，新生児室（neonatal intensive care unit：NICU）など医療施設で行われていたが，最近では一部の疾患患者

外呼吸と内呼吸：呼吸は，肺で酸素を取り込み二酸化炭素を排出する外呼吸（肺呼吸）と，細胞のミトコンドリアで酸素をエネルギー代謝に利用しブドウ糖を分解させるための細胞内代謝（内呼吸または細胞呼吸）からなる．

酸素の燃焼とエネルギー代謝：ブドウ糖は酸化されて，水と二酸化炭素とエネルギーとしてアデノシン三リン酸（ATP）が生成される．
　$C_6H_{12}O_6 + 6O_2 \rightarrow 6CO_2 + 6H_2O +$ エネルギー
　好気性解糖では，1モルのグルコースから36モルのATPが生成される．嫌気性解糖では，1モルのグルコースから4モルのATPが生成される．

に対して在宅でもケアが行われるようになり，患者の生活の質（quality of life：QOL）向上に貢献できることから，呼吸療法の活動範囲は年々拡がっている．呼吸療法は治療内容が多様で活動範囲が広いため，医師，看護師，臨床工学技士，理学療法士，作業療法士，薬剤師，栄養士，事務職員など多くの医療職種がかかわりをもち，チーム医療が実践されている．

3 ─ 呼吸療法における臨床工学技士の役割

　医療内容が複雑高度化するにつれて，多種多様な医療機器が医療現場に導入されてきた．これらの医療機器は医師や看護師によって操作や保守が行われていたが，医療機器の著しい進歩と複雑高度化，業務の質・量の増加などによって，医療機器の操作や保守の遂行が困難になってきたことから，1988年に臨床工学技士が誕生した．臨床工学技士は「医師の指示の下に生命維持管理装置の操作および保守点検を行うことを業とする者」で，「生命維持管理装置」とは呼吸，循環，代謝の機能の一部を代替もしくは補助する医療機器と定義されている．

　呼吸療法で臨床工学技士がかかわる装置は，人工呼吸器，酸素療法機器（高気圧酸素治療装置を含む）が中心であり，それらが関連する各種の生体情報モニタ，医療ガスや医療ガス設備および電気設備なども対象となる．また，保守については臨床工学技士法に述べられているが，2007年4月に「良質な医療を提供する体制の確保」を図るための医療法施行規則の一部が改正され，人工呼吸器などの医療機器の日常点検や定期点検の計画書の策定や点検の実施が求められるようになった．さらに2010年には，従来から医師や看護師などの限られた職種にしか認められていなかった喀痰等の吸引や動脈留置カテーテルからの採血の実施が認められた．それに伴い，同年には臨床工学合同委員会から「臨床工学技士基本業務指針2010」が策定され，2012年には「呼吸治療業務指針」が発表された．

　臨床工学技士が医学と工学に関する専門的な知識と技術を併せ持つことから，高度化する呼吸療法においてもますます重要な役割を果たすことになる．同時に，臨床工学技士はチーム医療の一端を担う医療職種として，また呼吸療法サポートチーム（RST）の一員として不可欠な存在でもある．

呼吸療法サポートチーム（respiratory support team：RST）： 医師，看護師，臨床工学技士，理学療法士などが専門的知識を持ち寄り，院内における呼吸療法が安全で効果的に行われるよう，横断的に支援するチームのこと．

4 ─ 呼吸療法の心得

　呼吸療法は，生命に直接関係する医療行為である．そのため，関連する知識の欠如や医療機器の不適切な操作は患者に重篤な傷害を与えることになる．また，治療を受ける患者は，病気や治療に対して心配や不安を抱えているため，不用意な言動が患者や家族などに与える影響は大きく，治療の円滑

な遂行を妨げることになる．そのため呼吸療法を実践するには，医療全般にわたる心得，つまり患者の気持ちを理解し，人間尊重に基づく行為をすることが必要である．また，呼吸療法はさまざまな専門的な療法や手技を用いて行われるが，それらが不適切であった場合には患者に傷害を与える要素を含んでいることを常に念頭におかねばならない．そのためには患者の臨床的な反応に対して注意を怠らないことや，異常に対して迅速かつ適切な対処ができるようにしておかなければならない．また，チーム医療の一端を担う臨床工学技士としての役割を果たすとともに，常によりよい医療を目指す「向上心」と「学ぶ姿勢」を忘れてはならない．

5 ─ 呼吸療法の歴史

人工呼吸，酸素療法および吸入療法に関する歴史の概略を示すが，呼吸療法および関連する事項の流れは**表1-1**の年表のとおりである[2]．

▶ 1) 人工呼吸の歴史

人工呼吸器の発展は，人工呼吸を中心に，酸素療法，吸入療法，吸入麻酔法の発展，また気管チューブの開発とも深くかかわっている．

人工呼吸の歴史は意外と古く，16世紀半ばにVesaliusは開胸した動物の気管にアシの茎を挿入し，「ふいご」によって間欠的に空気を肺に送り込むことで動物を生存させることを実証している[3]．しかし，当時は気道確保の技術や器具がないため，気道内に陽圧をかける人工呼吸の技術は大きな発展はみられなかった．18世紀半ばに溺水者の蘇生法としての陽圧換気法が普及したが，「過度に肺を加圧することで肺胞破裂が起こり，肺気腫を発症し死の転帰をとる」という報告を契機に，陽圧換気法は使用されなくなった（研究は続けられた）．1929年には，Drinkerらによって胸壁外に陰圧をかける「鉄の肺」が開発された．その後，陽圧換気法と「鉄の肺」はいろいろなエピソード（とくに1952年の北欧でのポリオの大流行）があり，最終的には現在通常行われている陽圧換気法が主流になった．その後，換気モードの進歩があった（**表1-2**）．

ポリオ (polio)：急性灰白髄炎 (poliomyelitis) の略称形で，ポリオウイルスによって発症する感染症のこと．風邪を引いたような症状が現れるが，その後急に足や腕が麻痺して動かなくなる．重症の場合は，呼吸筋が麻痺し呼吸運動ができなくなり，死亡することがある．

「鉄の肺」から陽圧換気へ：ポリオの大流行であまりにも患者数が多くなり「鉄の肺」が不足したために，緊急避難的に手でバッグを押して陽圧換気（人工呼吸）がされた．この結果，「鉄の肺」よりも陽圧換気での死亡率が80%から25%まで低下したことや，簡単で合併症が少ないということがわかり，その後の人工呼吸管理は陽圧換気に置き換えられた．

Tips 呼吸療法認定士認定制度

臨床工学技士，看護師，准看護師，理学療法士，作業療法士のなかから，それぞれの所有する国家資格に規定される業務範囲で医師とともに医療チームを構成する要員を養成し，かつそのレベルの向上を図ることを目的とする．

大幅な医療行為が容認されているアメリカの呼吸療法士制度とは異なる．

表 1-1　呼吸療法に関連する年表

年	呼吸療法に関連する項目
1543	動物の肺を換気することで生存できることを発見（Vesalius）
1744	溺水者への mouth to mouth による人工呼吸の施行
1754	二酸化炭素の発見（Helmont）
1771	酸素の発見（Priestly, Scheele）
1800	喘息や心臓病への酸素療法（Beddoes）
1864	「鉄の肺」の原理（Alfred Jones）
1880	経口気管挿管による麻酔（Macewen）
1895	液体酸素での大量酸素の生成（Linde）
1899	酸素が肺損傷を起こすことを実験的に証明（Smith）
1900	経鼻気管挿管の施行（Kuhn）
1904	陰圧手術室の開発（Saurebruch）
1909	ウサギの肺水腫を IPPV で治療実験（Emerson）
1910	器械的人工呼吸器の開発（アメリカ）
1928	カフ付き気管チューブの考案（Dorrance）
1929	「鉄の肺」の開発（Drinker）
1938	Bernoulli の原理を用いたネブライザの開発
	間欠的陽圧換気（動物実験）の有用性（Crafoord）
1947	急性肺水腫への IPPV の有用性の提唱（Motley）
1948	間欠的陽圧換気とネブライザの併用（Motley）
1952	北欧でポリオが大流行
1953	用手式陽圧人工呼吸器の開発（Ibsen）
1954	従量式人工呼吸器の市販（Engstrom）
1956	クラーク電極の開発（Clark）
1957	血液ガス分析装置の開発（Astrup）
1960	ベンチュリーマスクの開発（Campbell）
1965	高気圧酸素療法の実施（Goodman）
1967	ARDS の概念を提唱（Ashbaugh）
1971	間欠的強制換気（IMV）の開発（Kirby）
1974	パルスオキシメータの発明（青柳）
1975	至適 PEEP（best PEEP）の概念提唱（Suter ら）
1980	サーファクタントの有用性（藤原）
	酸素濃縮器の導入（日本）
1981	カプノメータの臨床使用（Solomon）
1983	パルスオキシメータの臨床使用（New）
1985	在宅酸素療法の社会保険適用（日本）
1990	高二酸化炭素症容認方針（Permissive hypercapnia）の提唱（Hickling）
	在宅人工呼吸療法の社会保険適用
1998	睡眠時無呼吸症候群に対する CPAP 療法の社会保険適用
2000	肺保護のための低容量換気の有効性（ARDS Network）

表 1-2　換気モードの歴史

年	モード
1947	間欠的陽圧換気（IPPV）
1967	呼気終末陽圧（PEEP）
1971	間欠的強制換気（IMV）
	持続的気道内陽圧（CPAP）
1972	高頻度換気（HFPPV）
1980	高頻度換気（HFO）
	圧支持換気（PSV）
1984	吸気呼気比逆転（IRV）
1980 後半	非侵襲的陽圧換気（NPPV）
1990 年代	部分的補助換気（PAV）
	気道圧開放換気（APRV）

年は臨床応用された年代を示す.

▶ 2) 酸素療法の歴史

　酸素療法は第二次世界大戦後，呼吸生理学の進歩に伴って急速に発展した．この酸素療法は人工呼吸療法と併用して行われているが，酸素療法の起源は18世紀にさかのぼることになる．

　1771年にPriestleyやScheeleが酸素を発見し，1778年にLavoisierが呼吸の基本様式を明らかにするとともに，生命維持に欠かすことができない物質を「酸素」と名付けた．1794年には吸入療法の父といわれるBeddoesとWattが酸素吸入装置を製作し，1800年ごろに喘息や心臓病患者に酸素吸入をした．1899年にSmithは酸素が肺損傷を起こすと報告したが，1918年にHaldenは肺うっ血と肺水腫に酸素吸入が効果的であることを報告している．つまりすでにこの時期に酸素の利点と欠点が報告されていることになる．なお，17世紀半ばにRobert Hookeは，肺で暗赤色の血液が鮮紅色になる（酸素化できる）ことを発見している．

▶ 3) 吸入療法の歴史

　吸入療法には各種薬剤を使用するが，1920年頃にドイツで気管支拡張薬の吸入が行われたといわれている．1935年には手動式ネブライザ装置が作製され，1940年には気管支喘息に対して強制換気とエアロゾルの併用が行われるようになった．その後使用する用具の改良や開発が進んだ．

2 呼吸療法で用いられる記号と略号

1 ─ 記号の表現方法

　呼吸療法では，呼吸機能の評価や人工呼吸療法などで多くの記号や略号が用いられる．たとえば酸素（O_2）は生命を維持するためには不可欠なガスであるが，吸気中，呼気中，血液中など異なる場所で圧力や容量など異なる単位で表現され，それに相応した種々の記号が用いられる．呼吸を学ぶ場合には，まず記号のルールを知っておく必要がある．

(1) ルール1

　記号は3文字からなり，1次記号を修飾する2次記号，3次記号があり，それらを組み合わせて用いる．記載方法は，左側から順番に書いていくことになっている（図1-1）．

呼吸療法で用いられる記号と略号　5

図 1-1 呼吸に関する記号のルール

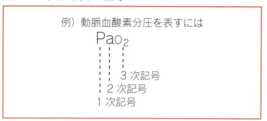

表 1-3 1次記号（大文字で示す）

記号	記号の意味
P	圧力・分圧：pressure, partial pressure
V	ガスの容量・体積：volume
F	ガス濃度：fraction, concentration
S	飽和度：saturation
C	含　量：content
Q	血液量：blood flow per unit time
D	拡散能：diffusion capacity
・	単位時間あたりの（ドット）

表 1-4 2次記号

	記号	記号の意味
ガス相	I E A T B D	吸気：inspiratory 呼気：expiratory 肺胞気：alveolar 一回換気：tidal 大気：barometric 死腔：dead space
液相	a v c −	動脈血：arterial 静脈血：venous 毛細血管血：capillary 平均あるいは混合（バー）

ガス相：大文字を小さく，液相：小文字．

表 1-5 3次記号

記号	記号の意味
O_2	酸素：oxygen
CO_2	二酸化炭素：carbon dioxide
N_2	窒素：nitrogen

(2) ルール2

　1次記号は圧力，濃度，容量などの物理的指標を意味し，大文字のアルファベットで示す（**表1-3**）．2次記号は動脈や肺胞など1次記号で表したものの存在場所を意味し，1次記号の右に，ガス相では大文字のアルファベットで小さく，液相では小文字のアルファベットで書く（**表1-4**）．3次記号は酸素や二酸化炭素といったガスの種類を示す分子（化学記号）を意味し，2次記号の右に書く（**表1-5**）．なお，1次記号と2次記号はそれぞれ段をつけて**図1-1**に示すように記載することになっているが，印刷の活字の都合などによって

表1-6　安静換気時の基準値（健常成人）

	記号	基準値
1. 吸入気の組成		
酸素濃度	F_{IO_2}	0.209
窒素濃度	F_{IN_2}	0.790
二酸化炭素濃度	F_{ICO_2}	0.0003
酸素分圧	P_{IO_2}	150 mmHg
2. 換気量・死腔		
一回換気量	V_T	350～450 mL
分時換気量	MV（V_I,V_E）	5～7 L/分
肺胞換気量	V_A	4～5 L/分
呼吸数（換気回数）	F	12～15 回/分
死腔（解剖学的）	D	150 mL
死腔換気率	V_D/V_T	0.3～0.4
3. 肺胞気		
酸素分圧	P_{AO_2}	100 mmHg
二酸化炭素分圧	P_{ACO_2}	40 mmHg
4. 動脈血ガス関連		
酸素分圧	P_{aO_2}	95 mmHg
二酸化炭素分圧	P_{aCO_2}	40 mmHg
酸素飽和度	S_{aO_2}	96～98%
酸素含量	C_{aO_2}	19.2 vol%
二酸化炭素含量	C_{aCO_2}	5.0 vol%
肺胞気-動脈血酸素分圧較差	$A\text{-}a_{DO_2}$	8 mmHg
5. 混合静脈血ガス		
酸素分圧	$P_{\bar{v}O_2}$	40 mmHg
二酸化炭素分圧	$P_{\bar{v}CO_2}$	45 mmHg
酸素飽和度	$S_{\bar{v}O_2}$	75%
酸素含量	$C_{\bar{v}O_2}$	15 vol%
6. ガス代謝関連		
酸素摂取（消費）量	$\dot{V}_{O_2}$	250 mL/分
二酸化炭素排出（産生）量	$\dot{V}_{CO_2}$	200 mL/分
呼吸商	R	0.8
呼気終末酸素濃度	F_{ETO_2}	16～17 vol%
呼気終末二酸化炭素濃度	F_{ETCO_2}	5 vol%
呼気終末二酸化炭素分圧	P_{ETCO_2}	35～45 mmHg

呼吸療法で用いられる記号と略号

かならずしもそのようになっていない場合がある．3次記号は本来2次記号よりさらに小さく表すが，同一のフォントサイズで同一線上に記載されることが多くなっている．

(3) ルール3

1次記号の上に・（ドット）を付けると単位時間（通常1分間）あたりの量を示す．また，2次記号の上に−（バー）を付けると平均（混合）を意味する．

2 ─記号・略号と基準値

呼吸療法で使用頻度の高い記号・略号と，健常成人の空気呼吸で安静換気時の基準値を表1-6に示す．

3 呼吸療法に必要な呼吸生理

1 ─呼吸器の構造

▶ 1）呼吸器官の形成

受精卵は体細胞分裂により胞胚（原腸胚）となり，陥入せずに外側を覆う外胚葉と，陥入して原腸の壁を構成する内胚葉と，その中間に位置する中胚葉に分かれる．やがて外胚葉は，神経，皮膚，毛髪，感覚器（口腔，咽頭，鼻，直腸，唾液腺）となり，中胚葉は，筋肉，骨格，心臓，血液，腎臓を形成し，内胚葉は，消化管，肝臓，膀胱，尿道，肺，気管・気管支を形成する．そのため呼吸器官は，外胚葉由来の鼻・咽頭と内胚葉由来の気管・気管支・肺より形成されている（図1-2）．

▶ 2）上気道，下気道

肺胞死腔：肺胞の形はしていても，そこに毛細血管がないため，ガス交換ができない肺胞．

死腔換気率：死腔換気率は，一回換気量における死腔換気量の比率で表す．正常では，0.3〜0.4である．

呼吸器系は，鼻，口から喉頭までの上気道と気管から呼吸細気管支までの下気道と肺胞および胸膜からなる．また，鼻，口から終末細気管支までを総称して気道という．気道は空気の清浄化をしつつ肺胞に空気を送る通路であるが，ガス交換には関与しない．これを解剖学的死腔といい，解剖学的死腔換気量は成人男性の場合約150 mLの容積である．また，この解剖学的死腔換気量とガス交換できない肺胞（肺胞死腔）換気量を合わせて生理学的死腔換気量といい，肺胞死腔換気量は生理学的死腔換気量の20%以下である．

図1-2 呼吸器系

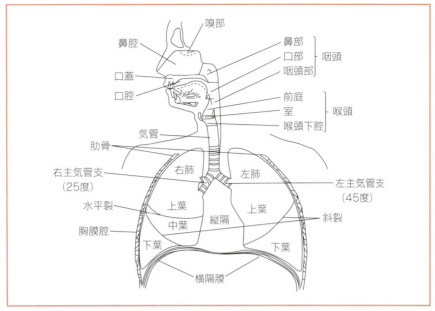

（　）は気管に対する分岐角度．

▶ 3）肺の構造

肺は，気道と肺胞より構成される．気管支は二分岐を16〜20回繰り返し肺胞に達する．終末細気管支まではガス交換は行われず，空気の加温・加湿および肺胞への異物混入の防止や清浄化に寄与している．ガス交換は，呼吸細気管支，肺胞管，肺胞の集まりである肺胞のうで行われる．

(1) 気道

①咽頭

咽頭は，鼻腔および口腔と食道および喉頭との間にあるのう状の約12 cmの管で，食物道と呼吸道が立体交差する部位である．さらに咽頭扁桃，耳管扁桃，口蓋扁桃，舌扁桃からなるワルダイエルの咽頭輪は，リンパ組織が密に配列されて細菌やウイルスの侵入を防ぐ生体防御の機能を担っている．

②喉頭

喉頭は，第6〜7頸椎の高さで声帯から気管へ続き，気管外側の胸腔内の陰圧から輪状・甲状軟骨により気管を保っている．また，嚥下や嘔吐の際に喉頭蓋（こうとうがい）が喉頭口をふさいで食物が気管に紛れ込むのを防いでいるが，高齢者や意識障害者で嚥下反射が低下すると食物が右肺に入り，誤嚥性肺炎を発症させる．

③気管

気管は，輪状軟骨縁（第6頸椎）に始まり，左右の主気管支分岐部（第4〜

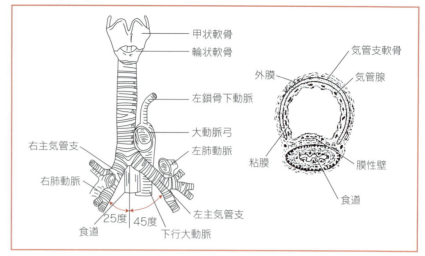

図 1-3 気管の構造

6 胸椎）までの直径 16〜22 mm，長さ 10〜13 cm の平滑筋で覆われている気道部である．乳幼児は直径 9.4〜10.8 mm，長さ 4.5〜5 cm，新生児は直径 5 mm，長さ 4 cm である．約 16〜20 個の馬蹄形（C リング）の気管軟骨と輪状靱帯が交互に結合し，気管内腔を保持している．細胞粘膜は，線毛円柱上皮細胞からなり，さかんに粘液線毛輸送により異物を喀痰として鼻孔方向に運んでいる．気管排出の粘液移動速度は 20 mm/ 分，末梢気道で 5 mm/ 分と末梢気道から 6〜24 時間で排泄される．人工呼吸器を装着する際の気管切開は，第 2〜3 輪状軟骨上に実施される（**図 1-3**）．

④主気管支

気管は，門歯より約 26 cm で左右の主気管支（分岐次数 1）に分岐する．心臓は正中線より左に位置し，肺容積は左肺が右肺より小さい．左右の主気管支分岐角度は 70°，右主気管支の気管に対する分岐角度は 25°に対し，左主気管支分岐角度は 45°である．また，左主気管支に比べ右主気管支は太く短い．誤嚥により気管に入った異物が右主気管支に入り，炎症を起こした場合を誤嚥性肺炎といい，高齢者や嚥下障害者に多く発症する．

（　）の数字は分岐次数を表す．

右主気管支は，上葉，中葉，下葉気管支（2）に分岐し，さらに右上葉気管支は，肺尖区，後上葉区，前上葉区域気管支（3）に，右中葉気管支は，外側中葉区，内側中葉区域気管支（3）に，右下葉気管支は，上下葉区，内側肺底区，前肺底区，外側肺底区，後肺底区域気管支（3）に分岐する．左主気管支は，上葉，下葉気管支に分岐した後，左上葉気管支は，肺尖後区，前上葉区，上舌区，下舌区域気管支となり，左下葉気管支は，上下葉区，前肺底区，外側肺底区，後肺底区域気管支と分岐し，さらに亜区域気管支（4）→小気管支

図 1-4 気管支構造

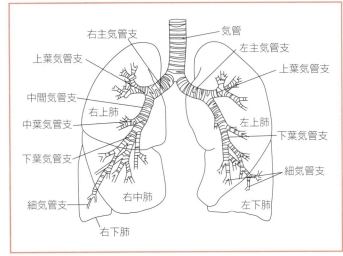

図 1-5 気管支の構造

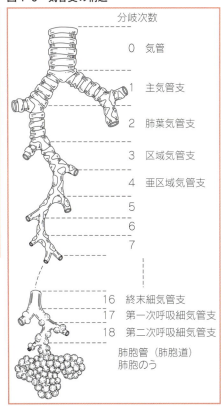

(岡田慶夫：肺, 気管支, 発生と解剖. 外科治療, 54：82～91, 1986 より)

(5) →細気管支→終末細気管支（16）と分岐する．ここまでを解剖学的死腔とよび，約 150 mL の容積でガス交換には関与しない（図 1-4, 5）．

⑤細気管支

　細気管支（小気管支，細気管支，終末細気管支）は，単層円柱線毛上皮細胞に覆われ，気管支腺および杯細胞はなく，クララ細胞よりなる．クララ細胞は，無線毛細胞で細胞表面に短い微絨毛をもち，細胞質に分泌顆粒が存在し，開口分泌により放出される．

⑥呼吸細気管支

　呼吸細気管支（17～19）は，内径 0.2～0.3 mm の壁に肺胞が出現しガス交換に関与する．上皮は，単層立方上皮で線毛をもたず，炎症を起こしやすい肺実質部である．

(2) 肺胞

　肺胞管（20～22），肺胞のう（23）は，気管より 2 分岐を繰り返した気管支の最終である．肺胞のうは，0.1～0.3 mm の蜂の巣状で，数十個の肺胞よりな

厳密には終末細気管支までを気道という．

肺実質：ガス交換にかかわっている肺胞上皮細胞と肺胞腔を指し，肺間質は，肺実質を埋めている肺胞中隔のこと．

呼吸療法に必要な呼吸生理

図 1-6 肺胞の構造

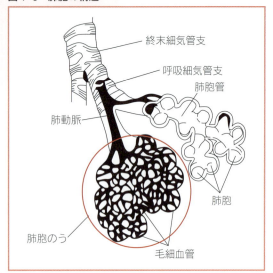

図 1-7 肺胞

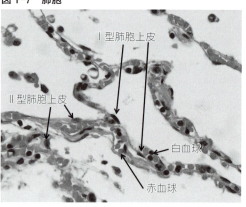

る．肺胞は，左右の肺にそれぞれ3〜5億個存在し，総面積は80〜120 m²と10 m四方の部屋と同じ面積をもち，ガス交換を担っている．肺胞壁の厚さは平均1μm以下と赤血球の1/7ときわめて薄い基底膜が存在し，肺胞腔と毛細血管を隔て酸素と二酸化炭素のガス交換に関与している．肺胞内腔の上皮細胞には線毛はなく，95％を占めるⅠ型肺胞上皮細胞と，5％を占めるⅡ型肺胞上皮細胞よりなる．Ⅰ型肺胞上皮細胞は，厚さ0.1μmの扁平な細胞で，肺胞と毛細血管の間で酸素を通しやすくする細胞である．またⅡ型肺胞上皮細胞は，大型の球状立方の細胞で微細毛をもち，肺胞表面活性物質（肺サーファクタント）を分泌する（図 1-6, 7）．

▶ 4) 肺の清浄化

(1) 上気道の清浄化

外気は，温度，湿度が環境により異なるが，鼻腔を通過時に適度な温度や湿

サーファクタント

液体には表面張力が働き，表面積の小さい球状になろうとする．そこに界面活性剤を加えると表面張力が弱まる．つまり，コップにできるだけ多くの水を注ぐとコップの水面が盛り上がる．そこに洗剤を1滴落とすと盛り上がっていた水がこぼれる．

これと同じ原理で，組織間液による表面張力は肺胞を虚脱させる．それを防ぐために，Ⅱ型肺胞上皮細胞から分泌される肺サーファクタントの界面活性により表面張力の働きが弱まり肺胞が膨らみやすくなり，肺胞虚脱を防ぐ役割を担っている．また，サーファクタントの生成が障害される呼吸窮迫症候群は，肺胞虚脱と浮腫によりシャントが形成され低酸素血症の主因となる．

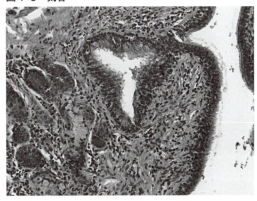
図 1-8 気管

度を与え，終末細気管支通過時には温められ水蒸気で飽和した状態で肺胞に到達する．また，外気から侵入した異物は，鼻腔内にある鼻毛により大型のものが除去され，さらに杯細胞から分泌された粘液により包まれた異物は，多列円柱線毛上皮細胞の線毛運動やくしゃみ反射により除去される．鼻腔で取れなかった異物は，咽頭にある輪状に存在するリンパ組織の配列であるワルダイエルの咽頭輪により，細菌などが気道や消化管に侵入するのを免疫作用により防止する．そのため，下気道は通常無菌である．しかし，外界に接している上気道は細菌感染などを起こしやすく，この間に感染を起こした場合を上気道感染という．うがいはこの間の細菌などの異物を除去することに適しており，よくうがいをする人は上気道感染を起こしにくいといえる（**図 1-8**）．

(2) 気管支の清浄化

鼻腔から気管支までの粘膜細胞は，多列円柱線毛上皮細胞である．気管支腺および杯細胞は，気管までは豊富に存在するが，気管支では気管に比べて少なくなる．気管支の異物は，杯細胞からの分泌物により異物を包み，多列円柱線毛上皮細胞の線毛を活発に動かし $10\,\mu m$ 以上の異物を喉頭に運び（線毛運動），咳嗽（がいそう）反射により排出する．また，気管粘膜よりリゾチーム（ある種の菌を溶解），フィブロネクチン（菌の定着や増殖を阻止），ラクトフェリン（抗菌作用），免疫グロブリンである IgA が分泌され局所的防護に関与し，とくにインフルエンザウイルスに対する抗体産生の役割を担っている．細気管支の気管粘膜細胞は単層円柱線毛上皮であり，気管支腺や杯細胞は存在しないがクララ細胞が存在する．呼吸細気管支は単層立方上皮よりなり，杯細胞および線毛は存在しないため，異物の排出ができず炎症を起こしやすい場所である．

(3) 肺胞の清浄化

肺胞壁および肺胞内には，大食細胞のマクロファージが存在する．このマ

くしゃみ反射：上気道に付着した異物の刺激により三叉神経が刺激され，延髄を経由して激しい呼気とともに排出しようとして起こる反射．

たばこの害：たばこの煙により，線毛細胞の障害や運動障害が生じ，異物を排除（気道の清浄化）できなくなる．そのため異物が細気管支まで到達し，無気肺，肺気腫や慢性気管支炎を発症する．

咳嗽反射：気管に異物が入ると迷走神経が刺激され，延髄を経由して激しい呼気とともに排出しようとして起こる反射．

クララ細胞：終末細気管支と呼吸細気管支の移行部に存在する無線毛細胞である．表面に微絨毛をもち，細胞質はミトコンドリアや滑面小胞体，分泌顆粒を認め，II 型肺胞上皮細胞に次いでサーファクタントの産生を行う細胞である．

クロファージは，気道の線毛により除去できなかった約 2 μm 以下の異物を貪食除去する働きを担っている．肺胞と毛細血管の間を間質といい，弾性線維やリンパ管が存在する．この場所に炎症が起こった場合を間質性肺炎という．また，肺実質の炎症は，肺炎や COPD（chronic obstructive pulmonary disease，慢性閉塞性肺疾患）などがある．

▶ 5）胸郭，胸腔，縦隔

胸郭は，胸壁と横隔膜よりなる．その内部空間を胸腔という．胸壁は，骨性胸壁と呼吸筋により構成される．骨性胸壁は，胸骨，肋骨，肋骨軟骨，胸椎よりなる．呼吸筋は，外肋間筋，内肋間筋，最内肋間筋，横隔膜で構成され，呼吸運動を担っている．縦隔は，左右の肺，胸椎，胸骨に囲まれた部分で，上部は頸部から横隔膜までに生命に重要な臓器である心臓，大動脈管，気管，気管支，食道，胸腺，神経，リンパ管などが含まれる．

▶ 6）肺循環

肺シャント率：肺シャント率は，ガス交換に関与しない血流量 $\dot{Q}s$ の肺血流量 $\dot{Q}T$ に対する比率で表し，通常 4〜6％である．
肺シャント率＝$\dot{Q}s$／$\dot{Q}T$

肺の循環には，ガス交換に関与する肺動脈系と栄養血管の気管支動脈系があり，後者は肺胞でのガス交換に関与せず解剖学的短絡（シャント）を形成する（心拍出量の 1〜2％）．肺動脈は，右心室より上行大動脈と併走する．右肺動脈は上行大動脈の後方で右主気管支の前方を通って肺門部に，左肺動脈は左主気管支の前方を貫き肺門部に至る．肺野は，肺動脈も気管支のように分岐を繰り返し，気管支に沿って走り，肺胞まで達すると二酸化炭素を能動的に肺胞に渡し，酸素を受け取り動脈血となった肺静脈はやがて左心房に戻る（図 1-9）．

一方，栄養血管である気管支動脈は，下行大動脈や肋間動脈より直接分岐し，肺門部から肺野に入り，主気管支に沿って分岐を繰り返しながら呼吸細気管支領域に血液を送り栄養を与えるが，肺実質には分布しない．気管支静脈は，奇静脈から右心房に戻る場合と右心室をバイパスして肺静脈に戻る場合がある．間質に漏出したリンパ液は，呼吸細気管支でリンパ管に入り気管支に沿って走行し，肺門部で左右の胸管を経て静脈に注ぐ．

2 —呼吸機能（呼吸の調節）

▶ 1）内呼吸と外呼吸

呼吸とは，細胞でエネルギー（ATP）を産生するために必要な酸素を取り込み，産生された二酸化炭素を排出することである．そのため動物は，摂取した食物を燃焼させ，生じた ATP により生命の営みを行う．摂取された 1 モルのグルコースは，

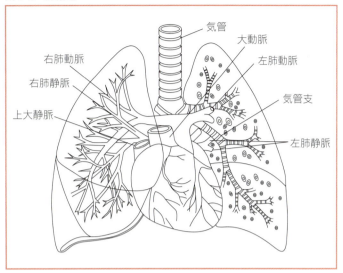
図 1-9 肺循環

$$C_6H_{12}O_6 + 6O_2 \rightarrow 6CO_2 + 6H_2O + 38ATP \text{（骨格筋は 36ATP）}$$

すなわち 6 モルの酸素を使い，6 モルの二酸化炭素と 6 モルの水および 38ATP を産生する．この生成された二酸化炭素量を酸素消費量で割ったものを呼吸商（RQ：respiratory quotient）という．グルコースの呼吸商は，$CO_2/O_2 = 6/6 = 1$ となる．またリノール酸（$C_{18}H_{32}O_2$）は，$C_{18}H_{32}O_2 + 25O_2 \rightarrow 18CO_2 + 16H_2O$ となり，$RQ = 18/25 = 0.72$ となる．つまり，同モルの脂質と糖質を燃焼させると，脂質の方が二酸化炭素の排出量が少ない．体内で糖質，タンパク質，脂質が燃焼した場合，呼吸商は通常 1.0〜0.7 の範囲（平均約 0.8）である．この燃焼に使う酸素を外界から血液中に取り入れ，産生された二酸化炭素を体外に排出させることを外呼吸という．また，血液と細胞内ミトコンドリアとのガス交換を内呼吸（組織呼吸）という．

▶ 2）呼吸運動

外界から酸素を肺胞に取り入れることを吸気といい，肺胞の二酸化炭素を

Tips　コンプライアンス

肺や胸郭の弾性抵抗の逆数をコンプライアンス（C）（柔らかさを表す）という．肺胸郭コンプライアンスは，一回換気量÷（吸気終末ポーズ時の気道内圧－PEEP）で表す．たとえば，一回換気量 600 mL，吸気終末ポーズ時の気道内圧が 15 cmH₂O の場合，肺胸郭コンプライアンス（C_T）は，600÷15＝40 mL/cmH₂O（0.04L/cmH₂O）となる．コンプライアンスが低下する場合は，肺線維症，気道の閉塞した状態，肺胞のサーファクタントの低下などが考えられる．

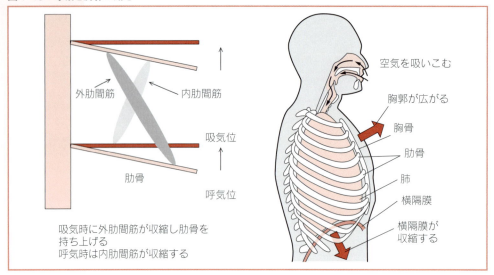

図1-10 呼吸と胸郭の動き

吸気時に外肋間筋が収縮し肋骨を持ち上げる
呼気時は内肋間筋が収縮する

呼吸筋：横隔膜，外肋間筋，内肋間筋の前部を指す．横隔膜（ドーム状の筋）が収縮（下降）すると吸気となり，弛緩（上昇）すると呼気となる．安静時呼吸の75％がこの働きによる．外肋間筋は，吸気時に肋骨を持ち上げる作用がある．また，内肋間筋の収縮は肋骨を下げる作用があり，呼気のときに使う筋である．

呼吸補助筋：呼吸筋のみでは十分な呼吸ができないときに使う筋である．吸気に使う筋は，大胸筋，脊椎起立筋群，胸鎖乳突筋，僧帽筋，斜角筋，肩甲挙筋である．呼気に使う筋は，腹筋群である．ただしこれらの筋は，呼吸筋に比べ多くのエネルギーを必要とする．

排出することを呼気という．呼吸運動には，安静時呼吸，深呼吸，努力性呼吸がある．安静時呼吸は通常の呼吸で，肋間筋を中心とした胸部の筋肉運動による胸式呼吸と，横隔膜の運動による腹式呼吸がある．深呼吸は，意図的に胸郭を広げ安静時呼吸より大きな呼吸をすることである．また努力性呼吸は，無意識に呼吸補助筋まで使い呼吸することである．

呼吸は，肺自体が膨張するのではなく，呼吸筋の働きにより胸郭の大きさを変え能動的に空気が肺胞へ流入する（吸気）．その後自然に胸郭が狭まり，空気を排出する（呼気）．

肺は，胸壁と横隔膜で覆われた胸腔の中にある．その胸腔内圧を変化させることにより空気の出し入れが可能となる．横隔膜の面積は約250 cm^{2}で，収縮時に約2 cmの下降移動がある．その容積変化は250 cm^2×2 cm＝500 cm^{3}となり，安静時吸息運動の約75％を担っている．また，外肋間筋の収縮時に肋骨は広がるように挙上し，胸腔内を広げようとする．これらの吸息筋の働きにより，胸腔内圧を-6〜-2 cmH$_2$O変化させ空気を肺胞に取り込み，肺内圧＞肺弾性圧＋胸腔内圧となる．深呼吸や努力性呼吸では-30 cmH$_2$Oに達することがある．吸息が終わり，吸息筋の弛緩により広がっていた肺が元の大きさに縮もうと（弾性）働き空気が排出され，肺内圧＜肺弾性圧＋胸腔内圧となる．これを呼息という．この呼息にかかわる筋を呼息筋とよび，肋骨を狭める内肋間筋や横隔膜を押し上げる腹筋群などがある．この1回の呼吸運動により得られる空気の量を一回換気量という（**図1-10**）．

▶ 3）呼吸調節

安静時においては，1分間に15回程度の呼吸を無意識に行っている．これは延髄や橋を中心とする脳幹部に存在する呼吸中枢で行われ，化学調節系，神経調節系，行動調節系からの情報を脊髄にある呼吸運動ニューロンを介し呼吸筋に伝える．

化学調節系では，動脈血中の酸素が頸動脈小体受容器により監視され，酸素分圧が低下すると求心性線維を通って延髄に伝わり換気を亢進させる．二酸化炭素およびpHは延髄表面に存在する延髄中枢化学受容器によりH$^+$の変化として監視され，H$^+$が上昇すると中枢化学受容器を刺激して換気を亢進させる．神経調節系は，安静時呼吸運動の神経性自家調節機構で，吸気運動で

Tips

サーファクタントと Laplace の式

Laplaceの式は，2つの主曲率半径に関する表面張力の合力の和は，$\Delta P = 2\sigma/R$（ΔP：肺胞内圧，σ：表面張力，R：半径）の関係があるということを表している．またサーファクタントは，表面張力を低下させ肺胞を広げやすくする作用がある．σ が一定であれば，Rが大きいほど ΔP は小さくなり，小さい肺胞より大きい肺胞へガスが流れる．一方，σ が大きくなるほど σ の大きい肺胞より小さい肺胞へ流れる．このサーファクタントの量や機能低下により無気肺を生じる．また，急性呼吸窮迫症候群（ARDS）などは，サーファクタントの機能低下によるものであり，過剰な酸素吸入療法や人工呼吸器の使用によってもサーファクタントの機能低下が起こる（図1-11）．

図1-11 Laplaceの式

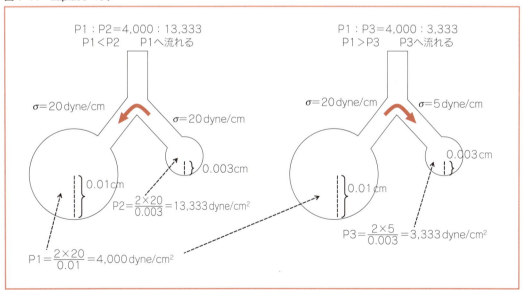

dyne/cm：表面張力を表す単位で，1 dyne/cm = 10^{-3} N/m．
dyne/cm^2：応力を表す単位で，1 dyne/cm^2 = 0.1 Pa．
（瀧　健治：呼吸管理に活かす呼吸生理—呼吸のメカニズムから人工呼吸器の装着・離脱まで．羊土社，2006 より）

図 1-12 酸素分布

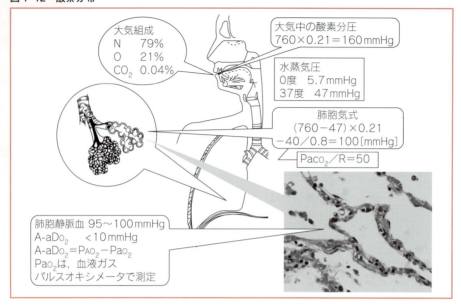

肺が拡張すれば肺受容器が刺激され，迷走神経を通じて延髄の呼吸中枢の吸気機構を抑制し，逆に呼気機構を興奮させ吸気運動から呼気運動に移らせ，肺の過度な膨張を防ぐように働くように呼吸の大きさの調整を担っている．これをヘーリング・ブロイエル反射という．行動調節系は，意識的に呼吸を止めたり，呼吸を大きくしたり，呼吸中枢からの司令を超えて呼吸調節を行っている．

▶ 4）肺胞までのガス移動

(1) 肺胞気酸素分圧（P_{AO_2}）

大気のガス組成は，窒素 79％，酸素 21％，二酸化炭素 0.04％で，このガスを分圧で表すと，窒素は大気圧 760 mmHg×0.79＝600 mmHg，酸素は 760×0.21＝160 mmHg，二酸化炭素は 760×0.0004＝0.3 mmHg となる．大気中に 21％含まれている酸素は，160 mmHg の酸素分圧を示し，我々はこの酸素を体内に取り込んでいる（**図 1-12**）.

> **演習 1**
>
> 　エベレスト山頂はどのくらいの酸素分圧か. ただし, 山頂の気圧を
> 250 mmHg とする.
>
> **解答**
> 酸素濃度は, 気圧に関係なく一定である. すなわち山頂では
> 　　250 mmHg×0.21＝52.5 mmHg
> であり, 地上の 1/3 となる. そのため酸素ボンベがないと山頂には登れない.

100% 酸素吸入:
100%酸素吸入時は, 肺胞気内 $Paco_2$ が洗い出され, 肺胞気式 $Pao_2＝760×ATA$ (絶対気圧) -47 (飽和水蒸気圧) -40 ($Paco_2$ が Pao_2 に変わる) となる.

生理的高酸素血管収縮: 末梢血管は, 生理的に高酸素で収縮する. つまり, 内皮由来血管拡張因子 (endothelium-derived relaxing factor : EDRF) である NO と, 高酸素吸入により血管収縮効果をもつスーパーオキシド (superoxide ; O_2^-) が反応し, ペルオキシナイトライト (peroxynitrate : $ONOO^-$) を生成することにより高酸素状態では血管収縮効果がみられる.

酸素毒性: 多量のフリーラジカルが産生されると中枢神経に障害を与え, 視覚障害, 筋肉けいれん, 全身けいれんがみられる.

　160 mmHg の酸素は, 気道を通り肺胞に達するが, 肺胞内は水蒸気で飽和されている. 0℃の水蒸気圧は 5.7 mmHg だが, 肺胞内は約 37℃であり 47 mmHg の水蒸気圧が存在する. そのため 47 mmHg×0.21＝9.9 mmHg の水蒸気圧が含まれ, 160－9.9＝150.1 mmHg の酸素分圧が肺胞内に存在する. しかし, 肺胞内は二酸化炭素 (CO_2) が 40 mmHg 存在し, 二酸化炭素を酸素分圧として表す場合, 呼吸商 (CO_2/O_2) 0.8 で二酸化炭素分圧を割れば二酸化炭素分圧を酸素分圧に換算することができる.

　　肺胞気酸素分圧 (PAO_2) ＝ FIO_2×($760-PAH_2O$)－$Paco_2/R$

　　　FIO_2：吸入酸素濃度 (大気　0.21, 50%酸素　0.5, 100%酸素　1)

　　　PAH_2O：水蒸気圧 (0℃：5.7 mmHg, 37℃：47 mmHg)

　　　$Paco_2$：動脈血二酸化炭素分圧 (基準値　40 mmHg)

　　　R：呼吸商 (0.8)

　この式を肺胞気式とよび, 肺胞内の酸素化能を表している. 酸素吸入なしの場合は,

　　　$PAO_2＝0.21×(760-47)-40/0.8$

　　　　$≒150-50≒100$ mmHg となる.

呼吸療法に必要な呼吸生理　　**19**

演習2
　1分間に2Lの酸素を吸入している患者のPAO2はいくらか.

解答
　　大気の酸素濃度　　　21%
　　1 L/分吸入時　　　　24%
　　2 L/分吸入時　　　　28%
　肺胞気式に代入すると
　　PAO2＝0.28×(760−47)−40/0.8
　　　　＝199.6−50
　　　　≒150［mmHg］
となり,毎分2Lの酸素吸入により大気酸素吸入の1.5倍となる.
　肺胞気酸素分圧（PAO2）は,吸入酸素濃度と気圧に比例し,大気中の酸素吸入時
は,100 mmHgである.

(2) 動脈血二酸化炭素分圧（PaCO2）

　大気中の二酸化炭素濃度はほとんど0%で,呼気中の二酸化炭素量（$\dot{V}_{CO_2}$）
は,肺胞換気量（$\dot{V}_A$）と呼気中の二酸化炭素濃度（F_{CO_2}）の積となり,次式
で表すことができる.

$$\dot{V}_{CO_2} = F_{CO_2} \times \dot{V}_A$$

　F_{CO_2}は,肺胞気二酸化炭素分圧（PACO2）に比例するので

$$\dot{V}_{CO_2} = \dot{V}_A \times P_{ACO_2}/0.863$$

となる.飽和水蒸気状態で二酸化炭素濃度を圧に変換する係数が0.863であ
る.また,二酸化炭素は酸素の20倍拡散されやすいことより,PACO2≒PaCO2
と考えられるため

$$\dot{V}_{CO_2} = \dot{V}_A \times P_{aCO_2}/0.863$$

となり,

$$\dot{V}_A = 0.863 \times \dot{V}_{CO_2}/P_{aCO_2}$$

となる.この式を肺胞換気式という.
　$\dot{V}_{CO_2}$は一定のため$\dot{V}_A \times P_{aCO_2}$も一定値となり,肺胞換気量（$\dot{V}_A$）が増加す
ればPaCO2は下がる.過換気症候群では,$\dot{V}_A$が増加しPaCO2が下がり,血液
がアルカリに傾く.そのような場合には,紙袋で顔を覆い自分の呼気をもう

一度再吸入させ $Paco_2$ を上げ，症状を和らげる方法（ペーパーバッグ法）で対処する．

$Paco_2$ は血液ガス分析により測定し，基準値は $40 \pm 5\,mmHg$ である．45 mmHg 以上の増加は低換気状態である．

(3) 動脈血酸素分圧（Pao_2）

肺胞腔は，$0.2 \sim 10\,\mu m$ の肺胞壁を隔てて毛細血管に接し，酸素と二酸化炭素のガス交換が行われる．肺胞と接している毛細血管の血液は 0.75 秒で流れ，酸素が平衡に達する時間は 0.25 秒と，健常人では拡散に要する時間は十分である．また，二酸化炭素は酸素より 20 倍も拡散効率がよく，拡散障害が高二酸化炭素血症の原因となりにくい．

肺胞から毛細血管へ拡散するガス量は，次式で表される．

$$V = d \times A \div T \times (P_A - P_C)$$

V：ガス量，d：拡散定数，A：接触面積，T：拡散距離，P_A：肺胞内ガス分圧，P_C：毛細血管内ガス分圧

すなわち，接触面積が大きく，拡散距離が短いほど拡散効率は高くなる．P_{AO_2} が 100 mmHg であれば Pao_2 も 100 mmHg となるはずである．しかし，Pao_2 は 100 mmHg よりやや低い値を示す．これは，生理的に換気血流比の不均等や肺内シャントにより，酸素化されずに肺動脈血が肺静脈血に流れるために起こるものである（**図 1-13**）．

Pao_2 は血液ガス分析により測定し，基準値は $90 \sim 95\,mmHg$ である．

(4) 肺胞気-動脈血酸素分圧較差（$A\text{-}aDo_2$）

肺胞気酸素分圧と動脈血酸素分圧の差を肺胞気-動脈血酸素分圧較差といい，次式で表す．

$$A\text{-}aDo_2 = P_{AO_2} - Pao_2$$

大気を吸っている場合の P_{AO_2} は，肺胞気式より 100 mmHg である．Pao_2 の基準値は $90 \sim 95\,mmHg$ である．そのため $A\text{-}aDo_2$ は，$(100 - 90 = 10\,mmHg)$ ～ $(100 - 95 = 5\,mmHg)$ と，基準値は 10 mmHg 以下である．この $A\text{-}aDo_2$ が大きくなると，肺胞気から血液中に移行するガス交換の障害を意味し，これは換気血流比不均等分布，シャント様効果，拡散障害による．

(5) P/F ratio（Pao_2/Fio_2）

$A\text{-}aDo_2$ は，大気を吸っているときの換気障害指標として表すことができるが，酸素吸入時には使うことができない．そこで，血液ガス分析により求めた Pao_2 を吸入酸素濃度で割ったのが P/F ratio（Pao_2/Fio_2）である．

急性呼吸器不全の場合，P/F ratio 300 以下を急性肺傷害（acute lung inju-

呼吸療法に必要な呼吸生理

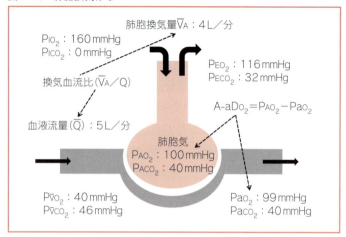
図 1-13 肺胞換気分布

ry：ALI），200 以下を急性呼吸窮迫症候群（acute respiratory distress syndrome：ARDS）と規定している．

演習 3

(1) 健常人の P/F ratio を求めよ．ただし Pao_2 を 95 mmHg とする．

(2) 50％酸素吸入時の Pao_2 が 150 mmHg の場合の P/F ratio を求めよ．

解答

(1) $Pao_2/Fio_2 = 95 \div 0.21 = 450$ （基準値 430〜450）

(2) $150 \div 0.5 = 300$ （P/F ratio）

この P/F ratio が 200 以下の場合，酸素化能の重篤な障害と判断する．

▶ 5）肺胞と血液のガス交換と異常

(1) 換気血流比不均等分布

3 億個の肺胞の周りに網の目状に毛細血管が張り廻り，肺胞気のガスが I 型肺胞上皮を通り拡散により毛細血管に移行する．移行に障害がなければ $P_{AO_2} = Pa_{O_2}$ となり，A-aDo$_2$ は 0 mmHg を示す．しかし実際は 5〜10 mmHg の差を生じ，この原因には肺胞換気量と血流量が大きく関与している．肺胞換気量（$\dot{V}_A$）を 4 L／分，血流量（$\dot{Q}$）を 5 L／分とすると，換気血流比 $\dot{V}_A/\dot{Q}$ は，4 L／分÷5 L／分＝0.8 となる．しかし，立位の状態で肺尖部と肺底部では，換気量と血流量が重力の影響を受けて決して均一ではない．肺尖部から肺底部までは約 30 cm ある．肺の中がすべて水で満たされていると仮定すると，30

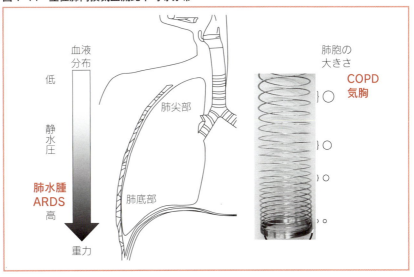

図 1-14　立位肺内換気血流比不均等分布

cmH$_2$Oの差を生じていることになり，肺尖部より肺底部に多く流れることになる．また，肺胞の大きさは一定であるが，上部は引っ張られ下部に比べ大きくなる．肺胞が大きいことは，肺胞に多くの酸素を取り込めることを意味する．そのため換気量は，肺底部は少なく，肺尖部は多いことになる．しかし，血流量は換気量より大きく変化し，$\dot{V}_A/\dot{Q}$は血流量に依存する．健常者も，立位時に血流量の多い肺底部の換気血流比は0.6とシャント様効果を示し，肺尖部では3.3と死腔様効果を呈するが，肺全体としては0.8である．また肺尖部の肺胞は絶えず重力により引っ張られ，肺気腫やブラ・ブレブを起こしやすい．肺底部は，静水圧が高く肺水腫やARDSを起こしやすい（図1-14，15）．

ブラ（bulla）・ブレブ（bleb）：自然気胸では，肺の一部が風船のように膨らむ肺のう胞を形成する．この肺のう胞をブラ・ブレブという．やがてこのブラ・ブレブが破れて空気が胸腔に漏れ，肺を圧迫する．

(2) シャント様効果と肺胞死腔

ガス交換は，換気量と血流量が均一であることが理想とされる．しかし，換気量あるいは血流量が低下すると換気血流比$\dot{V}_A/\dot{Q}$に差異が認められる．たとえば，気道が閉塞すると，血流量が十分あるにもかかわらず動脈化されないまま肺静脈に注がれる場合は，$\dot{V}_A/\dot{Q}$が0.8より小さくなる．これをシャント様効果といい，肺水腫，ARDS，間質性肺炎，無気肺などで生じる．一方，血管に血栓を生じる肺血栓塞栓症など，気道には障害もなく，換気は行えるが血流量が少なく動脈化した血液を全身に送れなくなる場合で$\dot{V}_A/\dot{Q}$が0.8より大きくなることを肺胞死腔といい，肺血栓塞栓症や肺気腫の場合に生じる．また，この$\dot{V}_A/\dot{Q}$が大きい値や小さい値を示すほどガス交換の効率は低下し状態が悪く，血流量が途絶える肺塞栓は$\dot{V}_A/\dot{Q}=\infty$（無限大）となる．このように$\dot{V}_A/\dot{Q}$が大きくなる場合を肺胞死腔といい，無気肺のように血流量

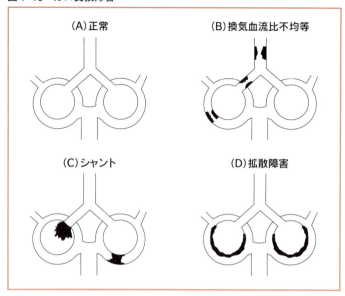

図 1-15 ガス交換障害
(A) 正常
(B) 換気血流比不均等
(C) シャント
(D) 拡散障害

はあるが換気量がない場合（$\dot{V}_A/\dot{Q}=0$）をシャントという（図 1-15）．

(3) 拡散障害

　肺胞とヘモグロビンの間のガス交換は，おもに拡散により行われる．二酸化炭素は酸素に比べ20倍拡散能に優れている．二酸化炭素は拡散障害を起こしにくいが，肺胞と血管壁を構成する物質により酸素の拡散を障害させることを拡散障害という．拡散障害は，肺胞と毛細血管との間に線維化や炎症が起こる肺線維症，肺水腫などで起こる．これは，膜線維化成分による拡散能低下が原因の酸素化障害による．また，肺気腫のように，ガス交換面積の減少による場合もある（図 1-15）．

▶ 6) ガス運搬

(1) 酸素運搬

　ヒトの血液量は体重の約8%に相当し，その1/4が動脈血で残りが静脈血である．酸素は，物理的に血液に溶存しているものと，ヘモグロビンやミオグロビンと結合したものがある．1気圧，1 mLの溶液中に溶ける気体の量を0℃に換算した体積を溶解係数（ブンゼン係数）という．37℃の血液に対する酸素溶解係数は，0.0031である．100 mL中の動脈血には，0.0031（溶解係数）×100 mmHg（PaO_2）=0.31 mLの酸素が物理的に溶存している．また，血液中の酸素の大部分はヘモグロビンと結合している．ヘモグロビンには4個のヘムがあり，それぞれ1分子の酸素が結合する．ヘモグロビン1 gあたり，

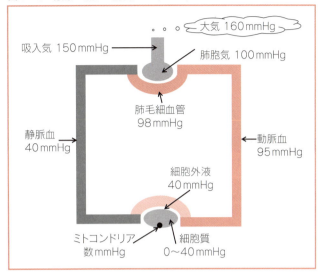

図 1-16 酸素の流れ（酸素カスケード）

22.4 L（理想気体）×4（酸素結合数）÷64,458（ヘモグロビン分子量）＝0.00139［L/g］＝1.39［mL/g］の酸素と結合することになる．また，ヘモグロビン結合酸素量は酸素の分圧と濃度に比例するため，1.39×ヘモグロビン濃度×酸素飽和度（Sa_{O_2}）となる．したがって，血液中の溶存酸素量（Ca_{O_2}）は，ヘモグロビン結合酸素量と物理的溶存酸素量との和となり，$Ca_{O_2}=1.39×Hb$［g/dL］$×Sa_{O_2}+0.0031×Pa_{O_2}$ で表す．Hb：15 g/dL，Sa_{O_2}：98％，Pa_{O_2}：100 mmHg の場合は，20.7 mL/dL となる．心拍出量（CO）は，50 dL/分である．そのため酸素供給量（D_{O_2}）＝$Ca_{O_2}×CO$ に代入すると 1,035 mL/分となり，1分間に約 1,000 mL の酸素が全身に送られ，2〜3 mL/kg の酸素が消費されることとなる．つまり，酸素は大気（160 mmHg）から肺胞気（100 mmHg）に取り込まれ，動脈血（95 mmHg）に乗って組織に運ばれ，毛細血管から細胞外液（40 mmHg）へと移動し細胞内に取り込まれる．細胞内の毛細血管に近いところは 40 mmHg 近くあるが，ミトコンドリア付近は数 mmHg になる．これを酸素カスケードという（図 1-16）．

チアノーゼ：還元ヘモグロビンが5 g/dL以上になると低酸素血症により，口唇，粘膜，爪，皮膚が青紫色になる．この状態をチアノーゼという．Hbが15 g/dLの患者では，SaO_2＝（15−5）÷15×100＝67%の状態でチアノーゼが出現する．

演習4

　動脈血はHb：15 g/dL, SaO_2：98%, PaO_2：100 mmHg, 静脈血はHb：15 g/dL, SvO_2：75%, PvO_2：40 mmHgであった．COが50 dL/分のときの酸素消費量（$\dot{V}O_2$）を求めよ．

解答

$CaO_2 = 1.39 \times 15 \times 0.98 + 0.0031 \times 100 = 20.7$ mL/dL

$CvO_2 = 1.39 \times 15 \times 0.75 + 0.0031 \times 40 = 15.7$ mL/dL

$\dot{V}O_2 = CO \times (CaO_2 - CvO_2)$ より

$\qquad = 50 \times (20.7 - 15.7)$

$\qquad = 250$ mL/分　（1分間あたりの酸素消費量）

---

(2) 酸素解離曲線

　血液に溶ける酸素量は酸素分圧に比例し，酸素分圧が高ければ溶存酸素量（酸素飽和度：SpO_2）は直線状に上昇するはずであるが，実際はS字状曲線を描く．これをアロステリック効果という．ヘモグロビンは4個の酸素と結合することが可能であり，まったく酸素と結合していないかすべて結合しているときが安定な状態である．また，ヘモグロビンはある程度酸素分圧が上がらないと結合しないが，1個の酸素が結合すると次々と結合し，4個の酸素が結合した安定な状態となるためS字状曲線を描く．一方ミオグロビンは，ヘムに1個の酸素しか結合できず，酸素分圧の上昇に伴い直線的に上昇し，酸素分圧40 mmHg付近でほとんど飽和するため双曲線を描く（**図1-17**）．

　PaO_2が100 mmHgはSpO_2の98%に相当し，PaO_2が80 mmHgはSpO_2の95%に相当する．S字状曲線の上のなだらかな部分は，PaO_2の変動の影響を受けにくいといえる．しかし，毛細血管の酸素分圧は40 mmHgほどであり，そのときのSpO_2は75%である．これは，PaO_2の低い組織ではヘモグロビンが酸素を離しやすい状態にあることを意味し，このとき98%のSpO_2が75%まで下がり，23%の酸素が組織に供給されたことになる．また，SpO_2が90%はPaO_2 60 mmHgを示し，呼吸不全の指標となる．

　標準酸素解離曲線は，1気圧，37℃，pH 7.4，$PaCO_2$ 40 mmHg時の曲線である．しかしこの条件が変わると曲線が左右に移動する．CO_2分圧，pHの変化により移動する場合をBohr効果という．アシドーシス，体温の上昇，2,3-DPGの上昇は，酸素解離曲線を右方移動させる．これは，ヘモグロビンが酸素を離し，組織に多くの酸素を供給するように働くことによる．

2,3-DPG：解糖系の中間代謝産物で，その増加はブドウ糖代謝が亢進して酸素の必要な状態を意味する．このように組織での酸素需要が増加した際に，ヘモグロビン酸素解離曲線は右にシフトし，ヘモグロビンとの酸素親和性は低下し，酸素がヘモグロビンから離れて組織に供給される．

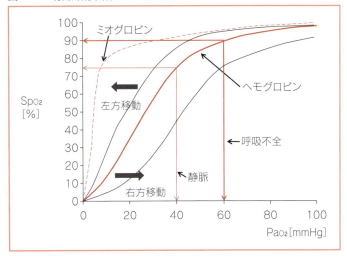

図 1-17 酸素解離曲線

(3) CO₂ の運搬

細胞内ミトコンドリアで 250 mL/分の酸素を使って食物を燃焼させ，ATP と二酸化炭素 200 mL/分を産生する．産生された二酸化炭素は，血液に溶解しさらに拡散により赤血球内に取り込まれ，赤血球内炭酸脱水酵素の働きで H_2CO_3 となる．Pa_{CO_2} 40 mmHg は，二酸化炭素解離曲線より 50 mL/dL の二酸化炭素を溶解している．この 10% が血液に物理的に溶解し，65% が重炭酸塩や炭酸塩（HCO_3^-）の形で溶存する．残り 25% が赤血球中のヘモグロビンの NH_2 基と結合したカルバミノ化合物として溶存している．カルバミノ化合物は，ヘモグロビンと酸素の親和性を変化させ効率よく酸素を運搬させることに関与している．また，炭酸脱水酵素の働きにより産生した重炭酸は，血液の緩衝作用を担い Pa_{CO_2} を 40 mmHg に維持するように働いている．これらの二酸化炭素は，肺に運ばれ血管から肺胞に移動し呼気により排出される．

二酸化炭素（炭酸ガス）解離曲線： 血液や血漿などの二酸化炭素分圧と重炭酸イオン濃度または総炭酸濃度の関係を表す曲線．二酸化炭素解離曲線は，O_2 が低下すると上方に移動し，CO_2 含量が増える．すなわち，動脈血よりも静脈血の CO_2 含量が多くなる．

参考文献

1) 岩井誠三：呼吸療法とは．呼吸療法テキスト．1〜5，克誠堂出版，1992．
2) 沼田克雄：呼吸療法とは．呼吸療法テキスト改訂第 2 版．1〜4，克誠堂出版，2005．
3) Vesalius, A.：De Human Corporis Fabrica Based（Bibl, Waller 9899）．659, 1543．
4) 沼田克雄：呼吸療法の基礎知識．入門呼吸療法改訂第 2 版．30〜32，克誠堂出版，2004．
5) 森本武利，他：やさしい生理学．南江堂，2008．
6) 貴邑冨久子，他：シンプル生理学．南江堂，2009．
7) 堀川宗之：エッセンシャル解剖・生理学．秀潤社，2001．

8) 雨宮　浩：栄養士・介護福祉士のための解剖生理学. メディカルレビュー社, 2005.

9) 佐藤健次, 北村清吉：臨床検査学講座　生理学. 第2版, 医歯薬出版, 2004.

10) 佐藤健次：臨床検査学講座　解剖学. 第2版, 医歯薬出版, 2005.

11) 宮本顕二：楽しく学ぶ肺の検査と酸素療法. メジカルビュー社, 2007.

12) 諏訪邦夫：血液ガスをめぐる物語. 中外医学社, 2007.

13) 岡庭　豊：病気がみえる 呼吸器. メディックメディア, 2007.

14) 古賀俊彦：ポケット版最新呼吸ケアハンドブック. 照林社, 2006.

15) 磨田　裕：もっとも新しい人工呼吸ケア. 学研, 2005.

16) 瀧　健治：呼吸管理に活かす呼吸生理. 羊土社, 2006.

17) 氏家良人：呼吸管理の知識と実際. メディカ出版, 2000.

18) 長坂行雄：新人ナースのためのまるわかり呼吸ケア必須テクニック. メディカ出版, 2007.

19) 石原英樹：呼吸器ケアエッセンス. メディカ出版, 2006.

20) 並木昭義, 他：よくわかる人工呼吸管理テキスト. 南江堂, 2006.

21) 呼吸療法認定士認定委員会：呼吸療法テキスト. 克誠堂出版, 2003.

22) 渡辺　敏：CE技術シリーズ, 呼吸療法. 南江堂, 2005.

23) 釘宮豊城, 他：写真でわかる人工呼吸器の使い方. 医学芸術社, 2005.

24) 日本呼吸器学会肺生理専門委員会：酸素療法ガイドライン. メディカルレビュー社, 2007.

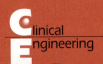

第2章 呼吸機能検査

1 肺機能のおもな検査とその解釈

1 ─ 気体量の表示

　肺機能検査では気体の体積を求めるが，これは温度や気圧により変化する．したがってその条件を一定にして比較する必要がある．測定条件を示す表示法として，ATPS，BTPS，STPD がある（**図 2-1**）．

　通常，肺機能計で測定した肺活量などの気体は，そのときの室温と気圧で，水蒸気飽和状態（肺内は水蒸気飽和状態のため）である．この状態を ATPS（ambient temperature and pressure, saturated with water vapor）という．

　肺内にある気体は，体温 37℃，そのときの気圧で，水蒸気飽和状態である．この状態を BTPS（body temperature and pressure, saturated with water vapor）という．肺気量，分時換気量，スパイログラム諸値，フローボリューム諸値，肺換気力学的測定値（コンプライアンスなど）は同一条件で比較する必要があるため，すべて BTPS で表すことになっている．したがって，ATPS

図 2-1　気体量の表示

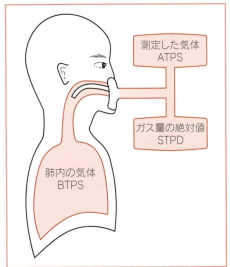

肺機能のおもな検査とその解釈　29

からBTPSに変換する必要がある．この変換係数をBTPS係数といい，測定時の温度によって決まる．通常は，測定時の室温より体温（37℃）の方が高いのでこの係数は1以上になり，室温が高いと小さくなる．

ガスの絶対量を測定するときの気体は，0℃，1気圧（760 mmHg），水蒸気を含まない乾燥状態で表示する．この状態をSTPD（standard temperature, standard pressure, dry）という．酸素消費量，二酸化炭素排出量，CO拡散能力など，ガス量の絶対値を求めるときにSTPDで表すことになっている．ATPSからSTPDに変換する係数をSTPD係数といい，測定時温度と気圧によって決まる．通常は室温が0℃より高いのでこの係数は1以下になる．

BTPS係数，STPD係数はボイル・シャルルの法則から求めた係数である．

2─スパイロメトリと肺気量分画

肺気量を測定する方法で，被検者の肺気量の変化を縦軸に，時間を横軸にとって記録した気量−時間曲線をスパイログラムといい，スパイログラムを測定する検査をスパイロメトリという．また，スパイロメトリのための測定器をスパイロメータという．

スパイロメータでは肺気量分画や努力呼出曲線などを測定する．しかし，残気量と機能的残気量は求められない．スパイロメータによる測定法は気量型（気量を直接実測）と気速型（気速を実測し，それを積分して気量を求める）の2種類に区別できる．

肺気量は安静呼気位（基準位），安静吸気位，最大吸気位および最大呼気位の4つの基本的な標準基準位に分けられる（図2-2）．

①安静呼気位（基準位）：安静呼吸をしているときの呼気終末の位置．胸郭自体の拡張圧と，肺弾性収縮圧との均衡のとれた基準位．
②安静吸気位：安静呼吸をしているときの吸気終末の位置．
③最大吸気位：できるだけ大きく吸入したときの吸気終末の位置．
④最大呼気位：できるだけ大きく呼出したときの呼気終末の位置．

肺気量分画は次の4つの基本容量で示す．これらは肺気量分画の最小単位

BTPS係数，STPD係数

ボイル・シャルルの法則から求めたBTPS係数，STPD係数は以下のとおりである．

$$\text{BTPS 係数} = \frac{273+37}{273+\text{測定時の温度}} \times \frac{\text{測定時の気圧}-\text{測定時の水蒸気圧}}{\text{測定時の気圧}-47}$$

$$\text{STPD 係数} = \frac{273}{273+\text{測定時の温度}} \times \frac{\text{測定時の気圧}-\text{測定時の水蒸気圧}}{760}$$

図 2-2　気量-時間曲線と肺気量分画

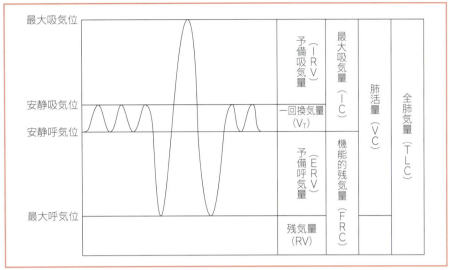

TLC：total lung capacity, VC：vital capacity, IC：inspiratory capacity, FRC：functional residual capacity, IRV：inspiratory reserve volume, V_T：tidal volume, ERV：expiratory reserve volume, RV：residual volume.

である.
　①一回換気量（V_T）：呼吸周期ごとに吸入または呼出されるガス量.
　②予備吸気量（IRV）：安静吸気位から吸入できる最大のガス量.
　③予備呼気量（ERV）：安静呼気位から呼出できる最大のガス量.
　④残気量（RV）：最大限に呼出を行っても肺内に残っているガス量.
　これらの基本容量の組み合わせにより，4つの肺容量に分けられる.
　①全肺気量（TLC）：最大限に吸気を行ったときの肺内のガス量.
　②肺活量（VC）：1回の吸入あるいは呼出によって肺から出入りできる最大のガス量.
　③機能的残気量（FRC）：安静呼気位における肺内のガス量.
　④最大吸気量（IC）：安静呼気位から最大限に吸入できるガス量.
　肺活量（VC）は一回換気量，予備吸気量，予備呼気量の3つを合計したもので，最大吸気に引き続いて，肺からはき出しうる最大のガス量をいう．この際，最大吸気よりゆっくり時間をかけて最大呼出させたものが通常の肺活量で，最大限の努力で強制的に速く呼出した努力性肺活量（FVC）と区別する．これらの肺気量分画はすべてBTPSで表し，単位は通常mLである．

3　努力性肺活量とフローボリューム曲線

　最大吸気位から一気に呼出させて得られたスパイログラムを努力呼気曲線

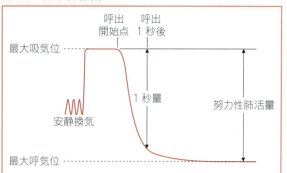

図2-3 努力呼気曲線

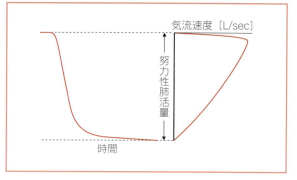

図2-4 努力呼気曲線とフローボリューム曲線の関係

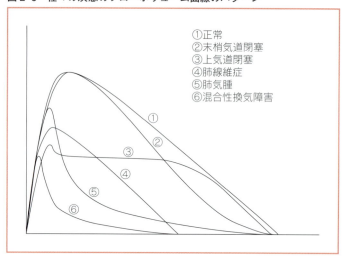

図2-5 種々の疾患のフローボリューム曲線のパターン

という．この曲線の最大吸気位から最大呼気位までの気量を努力性肺活量（FVC）という（図2-3）．

この努力呼気曲線は，呼出開始点から1秒間の呼出肺気量を求めて気道の状態を評価することができる．この1秒間の呼出肺気量を1秒量という．この1秒量を努力性肺活量で割ったものを1秒率という．1秒量は肺気量と気道閉塞で規定され，1秒率は肺気量の影響を除いているので気道の状態，すなわち気道の閉塞障害の指標となる．

努力呼気曲線は肺気量と時間の関係を図示したもので，肺気量と気流速度の関係を図示したものがフローボリューム曲線である（図2-4）．フローボリューム曲線より，末梢の気道の病変の推定とそのパターンから種々の疾患あるいは病態を推定することが可能である（図2-5）．

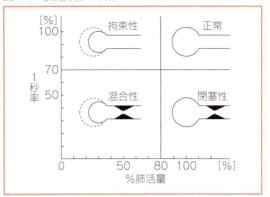

図 2-6　換気障害の分類

4 ― 換気障害の分類

％肺活量（正常予測値に対する％）を X 軸に，1 秒率を Y 軸にとり，％肺活量が 80％未満，1 秒率が 70％未満を異常として換気障害を 4 つに分類する（図 2-6）．％肺活量は，（実測値／正常予測値）×100［％］で求められる．正常予測値は年齢，性別，身長より求められ，予測式は次のとおりである．

- Baldwin の式（臥位）
  男性：VC［mL］＝（27.63－0.112×年齢）×身長［cm］
  女性：VC［mL］＝（21.78－0.101×年齢）×身長［cm］
- 日本呼吸器学会肺生理専門委員会の式（18 歳以上）
  男性：VC［L］＝0.045×身長［cm］－0.023×年齢－2.258
  女性：VC［L］＝0.032×身長［cm］－0.018×年齢－1.178

1 秒率は努力呼気曲線から求められる．

閉塞性換気障害の代表的なものは，肺気腫，慢性気管支炎，びまん性汎細気管支炎，気管支喘息などである．

拘束性換気障害は最大吸気位，最大呼気位を決定する因子を考えると理解しやすい．したがって，肺疾患ばかりでなく胸膜疾患，胸郭の筋・神経・骨疾患でもみられる．代表的なものは，肺線維症，じん肺，肺うっ血，無気肺，胸水，横隔膜麻痺，重症筋無力症，肥満，腹水，妊娠などである．

混合性換気障害は，早期にみられる疾患はほとんどなく，多くは閉塞性あるいは拘束性換気障害が進展したものである．

5 ― 抵抗

肺内の空気は，圧較差によって圧の高い方から低い方へ流れる．呼吸器は口腔内圧（airway opening pressure：Pawo），気道内圧（airway pressure：

図 2-7 気道抵抗

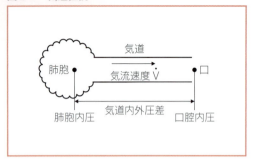

図 2-8 体プレシスモグラフ

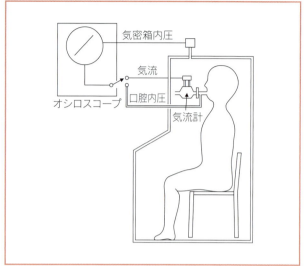

Paw), 肺胞内圧 (alveolar pressure: Palv), 胸腔内圧 (pleural pressure: Ppl) の4つの圧に分けられる.

これらの内圧から呼吸器系の抵抗は, 気道抵抗 (airway resistance: Raw), 肺抵抗 (pulmonary resistance: Rl), 呼吸抵抗 (respiratory resistance: Rrs) に分けられる.

▶ 1) 気道抵抗

気道抵抗は肺胞内圧と口腔内圧の圧較差 (気道内外圧差) を気流速度で割ったものである (図 2-7).

$$気道抵抗 = \frac{肺胞内圧 - 口腔内圧 (気道内外圧差)}{気流速度}$$

気道抵抗は体プレシスモグラフで測定する. 被検者を気密箱内に入れて, 浅い速い呼吸 (panting) を行わせ, 容積変動と気流速度の変化をオシロスコープに記録して, 得られた傾斜から気道抵抗を求める (図 2-8). 基準値は 1.0〜2.0 cmH$_2$O/L/sec である.

▶ 2) 肺抵抗

肺抵抗は, 気道の出入口と胸腔との間にある抵抗である. これは, 気道抵抗に肺の組織の変化により生ずる粘性抵抗を加えたものである. 肺抵抗には肺の粘性による粘性抵抗, 肺の弾性による弾性抵抗, 肺の慣性による慣性抵抗が含まれる (図 2-9).

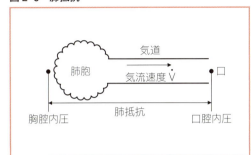
図 2-9 肺抵抗

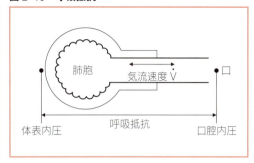
図 2-10 呼吸抵抗

肺抵抗＝気道抵抗＋粘性抵抗＋弾性抵抗＋慣性抵抗

　肺抵抗は胸腔内圧と口腔内圧の差で，胸腔内圧は直接測定できないので食道内圧で代用する．

　実際の検査ではゆっくりと安静換気で行うので，慣性抵抗は無視でき，肺抵抗は気道抵抗と粘性抵抗と弾性抵抗からなる．気流速度，気量，食道内圧曲線を同時記録して，弾性抵抗による圧較差成分を除いた値が肺抵抗となる．

▶ 3）呼吸抵抗

　呼吸抵抗とは，肺，胸郭系の粘性抵抗，弾性抵抗，慣性抵抗のすべてを含む呼吸器系のインピーダンスである．気道の出入口と胸郭の外との間に生じる圧は，呼吸器全体の粘性によって生じる粘性抵抗，弾性によって生じる弾性抵抗，肺の慣性による慣性抵抗の和で，オシレーション法によって求めることができる（図 2-10）．

呼吸抵抗＝肺抵抗＋胸郭抵抗

オシレーション法の原理： サイン波（3 Hzの正弦波）の圧力を胸郭外から，または気道の出入口から加えると，加えた圧力波によって気流波が生じる．気速計で気流速度を，差圧計で口腔内圧を測定し，口腔内圧÷気流速度で呼吸抵抗を求める．

6 — 肺コンプライアンス

　肺および胸郭は一種の弾性体としての性質を有し，呼吸筋の働きにより胸郭が広がり胸腔内陰圧が大きくなると膨らみ，陰圧が小さくなると縮小する．ゆえに肺が硬いと伸びにくく，軟らかいと伸びやすい．肺のコンプライアンスとは，肺の硬さを表す指標である．

　肺を膨らませる圧力は胸腔内圧と肺胞内圧の差圧で，1 cmH$_2$O 変化したときに肺の容積がどれだけ変化したかをみたものである．

$$コンプライアンス = \frac{肺の容積の変化}{差圧の変化} = \frac{\Delta V}{\Delta P} \ [L/cmH_2O]$$

図 2-11 圧と気量の関係―コンプライアンス

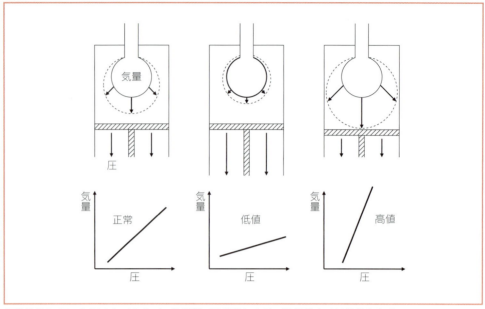

基準値は 0.15〜0.30 L/cmH₂O で，肺気腫では高値になり，肺線維症では低値となる．

弾性率（Young 率）：
物体に力が作用するとひずみが生じる．力とひずみが比例するときの比例定数が高いものは硬く，ひずみが少ないことを表す．

で表され，弾性率（Young 率）の逆数になる．

肺のコンプライアンスが，正常より高値をとれば肺が軟らかく伸びやすいことを意味し，低値の場合は肺が硬く伸びにくいことを意味している．肺気腫は肺が軟らかい状態になっているので高値となり，肺線維症は肺が硬い状態になっているので低値となる．

肺コンプライアンス測定に必要なデータは胸腔内圧と肺気量の変化の2つである（図 2-11）．肺気量変化は，呼吸計により肺に出入りする気量を測定するか，体プレシスモグラフを用いて測定する．胸腔内圧の絶対値は食道内圧を測定して代用する．

7 ― 呼気中一酸化窒素濃度（FeNO）

呼気中一酸化窒素濃度（FeNO）は，気道炎症のバイオマーカーとして検査が行われている．好酸球性気道炎症は一酸化窒素産生酵素を活性化させるため，呼気中一酸化窒素濃度が上昇する．とくに喘息患者の呼気中で上昇することが明らかにされている（図 2-12）．また，その他の疾患でも臨床応用が行われている．ただ，注意が必要なのは，気道の好酸球性炎症の存在を示唆しているので喘息に特異的でないことである（表 2-1）．

測定方法にはオンライン法とオフライン法がある．前者は一酸化窒素濃度（NO）アナライザーにマウスピースから直接呼気を吹き込んで測定し（図

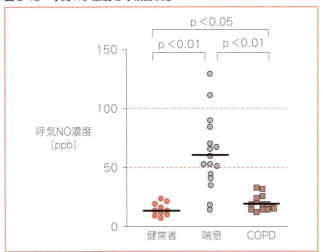

図2-12 呼気NO濃度と呼吸器疾患

(松永和人:気管支喘息の新しい診断ツール:呼気一酸化窒素濃度測定. 日本内科学会雑誌, 105 (6):952, 2016より)

表2-1 FeNOが異常をきたす疾患

FeNOが高い疾患	FeNOが低い疾患
ウイルス性気道感染症	嚢胞性線維症
全身性エリテマトーデス	HIV感染
肝硬変	肺高血圧
急性肺同時移植の拒絶反応	
移植後閉塞性細気管支炎	
気管支拡張症	

(米国胸部疾患学会 (ATS) /欧州呼吸器学会 (ERS) Recommendations 2005より)

図2-13 オンライン法による呼気NO測定

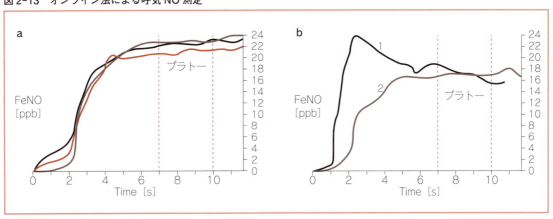

a:3回測定して,再現性は高い.
b:1回目の測定時は鼻から吸気したため,初期にピークがみられる.2回目はNOフィルタを介して口から吸気したので初期のピークはみられない.しかし,プラトーは2回ともほぼ同じ値となる.
(藤澤隆夫:よりよいコントロールをめざして 小児気管支ぜん息における呼気NO測定ハンドブック. 5, 2014より)

ppb：parts per billion，10億分の1．

2-13），後者はNO捕集バックに呼気を採取してからアナライザーで測定する．

日本人の成人健常者におけるFeNOの正常上限値は37 ppb（感度52％，特異度99％）で，健常者と喘息患者を鑑別するFeNOのカットオフ値は22 ppb（感度91％，特異度84％）である．

2 血液ガス分析データの解釈

1 —血液ガスの測定意義

生体組織の代謝には酸素（O_2）が必要で，代謝老廃物として二酸化炭素（炭酸ガス：CO_2）が産生される．安静時の大人で1分間に約250 mLの酸素を消費して，約200 mLの二酸化炭素を排出する．また，大人は子供より，男性は女性より量が多い．

二酸化炭素産生量と酸素消費量には一定の比率がある．これを呼吸商（Rで表す）とよび，0.75～1.0で変化するが，通常は呼吸商0.8を用いる．

呼吸商：呼吸商は各栄養素によって異なり，糖質では1.0，脂質では0.7，タンパク質では0.8となる．したがって，摂取された栄養素によって0.75～1.0になる．

代謝に必要な酸素は，肺における換気によって血液中に摂取され，血流によって組織へ運ばれる．代謝によって産生された二酸化炭素は，血流によって肺へ運ばれて，肺から大気中に排泄される．したがって，血液中の酸素および二酸化炭素を測定することによって，肺の換気能力，組織へのO_2供給，すなわち代謝機能の評価ができる．

血液ガス測定装置が直接測っているのは，酸素と二酸化炭素，pHの3つである．酸素と二酸化炭素の量の表現方法は血液中の酸素や二酸化炭素の圧力（分圧），すなわち酸素分圧（Pao_2）と二酸化炭素分圧（$Paco_2$）で，単位はmmHg（Torr）である．これは，血液に溶けるガスの量は圧力に比例するためである（図2-14）．

この3つから，酸素飽和度（Sao_2），重炭酸イオン（HCO_3^-），過剰塩基（base excess：BE），肺胞気-動脈血酸素分圧較差（$A\text{-}aDo_2$）が計算でき，さらに，他の臨床データを加え計算すると，シャント率，酸素含量などの値がわかる．

体内では，酸素を消費し，産生された二酸化炭素を取り込んだ血液は，心臓から肺に行き，ガス交換され全身に流れる．肺でガス交換が順調に行われているかどうかは，動脈に酸素が十分取り込まれているか（酸素の量），静脈に二酸化炭素が排出されているか（二酸化炭素の量）が目安になる．ガス交

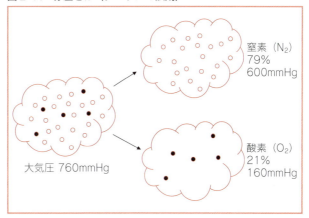

図 2-14 分圧とは（ダルトンの法則）

換は肺胞換気量，換気血流比，拡散能力などの条件がそろって行われるので，血液ガスのデータからガス交換機能の障害の診断ができる．また，pH，重炭酸イオンなどから，血液の酸と塩基（アルカリ）のバランス，すなわち，酸塩基平衡も診断できる．ガス交換機能や酸塩基平衡は生命にかかわる指標で，この値が基準値より大きく外れることにより生命に重大な影響を及ぼす．

2 ─ 血液ガスとガス交換障害（血液ガスの値の読み方）

1) 血液ガスの基準値

Pa_{O_2}：80〜100 mmHg（100 − 0.3 × 年齢，加齢とともに低下）
Pa_{CO_2}：35〜45 mmHg
pH：7.35〜7.45
HCO_3^-：22〜26 mEq/L
BE（base excess）：−2〜+2 mEq/L
Sa_{O_2}：95％以上

2) 動脈血二酸化炭素分圧（Pa_{CO_2}）

ガス交換機能には環境（大気圧と酸素濃度），肺胞換気量，肺の状態（肺胞レベルのガス交換）という3つの要因があるが，Pa_{CO_2} は肺胞換気量だけで決まり，他の要因に左右されない．したがって，Pa_{CO_2} の値は換気が行われているかどうかの指標となる．また同時に酸塩基平衡の指標にもなる．

$$Pa_{CO_2} = 0.863 \times \frac{二酸化炭素産生量}{肺胞換気量}$$

で表される．
　この式より，二酸化炭素産生量が一定なら Pa_{CO_2} は肺胞換気量に反比例す

図 2-15　動脈血二酸化炭素分圧と肺胞換気量の関係

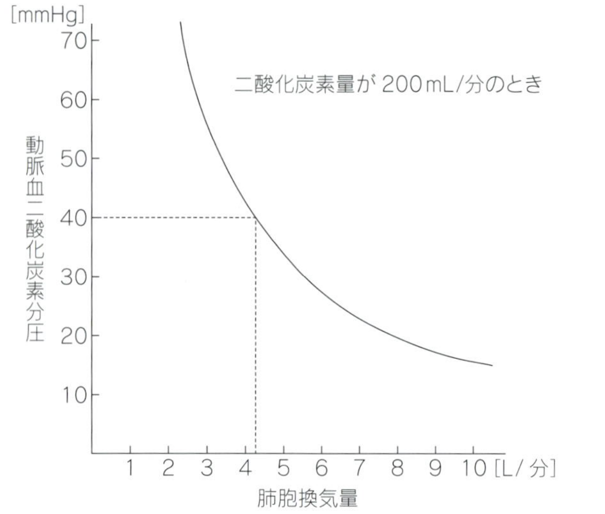

る（**図 2-15**）．すなわち，肺胞換気量が 1/2 になれば $Paco_2$ は 2 倍になる．$Paco_2$ が高値であれば，肺胞換気量が低下している状態を示している．$Paco_2$ が低値であれば，肺胞換気量が二酸化炭素産生量以上になったため（肺胞過換気）で，低酸素血症による換気刺激，代謝性アシドーシス，中枢神経疾患，精神的原因などによりみられる．

　$Paco_2$ が高値であれば，二酸化炭素産生量に見合うだけの肺胞換気量が得られない状態（肺胞低換気）で，閉塞性換気障害，呼吸筋（横隔膜，肋間筋）の障害，代謝性アルカローシス，神経障害などによりみられる．

▶ 3）動脈血酸素分圧（Pao_2）

　Pao_2 は，肺胞換気量だけではなく，環境の要因，肺胞レベルでのガス交換の 3 つの要因が影響する．環境要因としては大気圧と酸素濃度の 2 つの因子が，肺胞レベルでのガス交換の要因としては換気血流比，拡散能力，静脈性短絡（シャント）の 3 つの因子があり，6 つの因子が Pao_2 に影響している．

$$Pao_2 = \underbrace{\underbrace{(大気圧 - 47) \times 吸入気酸素濃度}_{吸入気酸素分圧（Pio_2）} - \frac{Paco_2}{0.8}}_{肺胞気酸素分圧（Pao_2）} - A\text{-}aDo_2$$

　大気圧は標高の影響を受ける．大気圧 760 mmHg は標高 0 m のときの値で，富士山の山頂（標高約 3,800 m）では約 478 mmHg となり約 40％低くなる（**表 2-2**）．

　高気圧酸素療法などでは，気圧を上げて治療を行う．3 気圧（2,280 mmHg）

静脈性短絡（シャント）：静脈の血液が直接動脈に流れ込むことを静脈性短絡（シャント）という．肺では肺動脈の血液が肺でまったくガス交換がされないまま肺静脈に流入する血液のことで，正常でも心拍出量の 3～5％が静脈性短絡している．

表 2-2　標高における大気圧と吸入気酸素分圧の例

場所	標高 [m]	大気圧 [mmHg]	酸素濃度 [%]	P_{IO_2} [mmHg]
海面位	0	760	21	150
盛岡	157	718	21	141
軽井沢	1,004	677	21	132
富士山	3,776	478	21	91
エベレスト山頂	8,848	253	21	43

に設定すれば，吸入気酸素分圧（P_{IO_2}）は 469 mmHg となる．

　気道の中の空気は水蒸気で飽和されているので，飽和水蒸気分圧の 47 mmHg で考える必要がある．大気圧 760 mmHg から飽和水蒸気分圧の 47 mmHg を引いた 713 mmHg を 21％の酸素と 79％の窒素で分ける．したがって，吸入気酸素分圧（P_{IO_2}）は 150 mmHg で，大気中の酸素分圧よりも 10 mmHg 低くなる．

　肺胞中の酸素分圧〔肺胞気酸素分圧（P_{AO_2}）〕は，P_{IO_2} と異なる．肺胞内には血液から二酸化炭素が排出されるため，その分だけ P_{AO_2} は低くなる．

$$P_{AO_2} = P_{IO_2} - 二酸化炭素の肺胞でのガス交換の影響分$$

$$= P_{IO_2} - \frac{P_{aCO_2}}{0.8（呼吸商）}$$

で求める．P_{aCO_2} が 40 mmHg であれば，P_{AO_2} は P_{IO_2} より 50 mmHg 低くなる．室内気では，$P_{IO_2} = (760-47) \times 0.21 = 150$ になり，P_{AO_2} は 100 mmHg である．P_{aO_2} は 100 mmHg より低く，85〜95 mmHg になる．この差（$P_{AO_2} - P_{aO_2}$）を肺胞気-動脈血酸素分圧較差（A-aD_{O_2}）といい，基準値は 10 mmHg 以下である（ただし，吸入気酸素濃度により異なる）．動脈血酸素分圧が肺胞気より低いのは，肺胞レベルのガス交換の要因である換気血流比，拡散能力，静脈性短絡（シャント）の影響である．

　閉塞性肺疾患や肺炎などでは，換気血流比の不均等分布が著しくなり，肺線維症，間質性肺炎などでは不均等分布とともに拡散障害も関与し，ARDS（急性呼吸窮迫症候群）や無気肺ではシャントの増大がみられ，A-aD_{O_2} が高値となる．

　低酸素血症の状態のときは，肺胞低換気（P_{aCO_2} の上昇）によるものか，肺胞レベルのガス交換障害（A-aD_{O_2} の増大）によるものか，その両方が関与しているのかを判断する（表 2-3）．

血液ガス分析データの解釈　41

表 2-3　低酸素血症の原因

原因	$Paco_2$	$A-aDo_2$
肺胞低換気	高値	正常
肺胞レベルのガス交換障害	正常（低値）	高値
混合型	高値	高値

血液中の酸素含量：ヘモグロビンの分子量は 64,450 でヘモグロビン 1 分子は酸素 4 分子と結合できるので，ヘモグロビン 1 g あたり 4/64450＝6.21×10^{-5} mol の酸素分子と結合できることになる．気体分子 1 mol が占める容量は 22.4 L であるから，酸素の容量としては 6.21×10^{-5}×22.4＝1.39×10^{-3} L＝1.39 mL となる．しかし実際は，一部がメトヘモグロビン化するために 1.34 mL と結合することになる．したがって，求める式の係数は 2 種類ある．

▶ 4）酸素含量

　血液中の酸素含量は，赤血球中のヘモグロビン（Hb）と結合している O_2 と血漿中に溶解している O_2 を合計したものである．

$$O_2 \text{含量[mL]} = \text{Hb に結合した } O_2 + \text{血漿中の溶解 } O_2$$

$$= 1.39 \times \text{Hb[g/dL]} \times \frac{\text{酸素飽和度}}{100} + 0.003 \times PaO_2$$

この式は 100 mL の血液中に含まれる酸素含量 [mL] を求めたものである．

▶ 5）pH

　健常人の動脈血 pH は 7.35〜7.45 の範囲に維持されている．組織の代謝によって産生された CO_2 は血液中に移行し，次のような反応を起こす．

$$CO_2 + H_2O \leftrightarrows H_2CO_3 \leftrightarrows H^+ + HCO_3^-$$

この反応式から，血液の pH を次の式で導くことができる．

$$pH = 6.1 + \log \frac{[HCO_3^-]}{[H_2CO_3]}$$

　この式は Henderson-Hasselbalch の式とよばれる．$[H_2CO_3]$ は血液に溶解した状態の CO_2 であり，分圧に比例し，0.03×$Paco_2$ で求める．

　pH は対数で表示するため，1.0 の変化は濃度で考えると 10 倍の変化である（**表 2-4**）．この式は

$$pH = 6.1 + \log \frac{\text{代謝性因子（主として腎臓）}}{\text{呼吸性因子（肺）}}$$

と考えることができる．このことから，pH は腎臓と肺の 2 つの臓器によって調節されていると考えることができる．

🔴 3 ─ 酸塩基調節

　水素イオン濃度の増加，あるいは塩基の減少によって体液の pH が低下した状態をアシドーシスといい，水素イオン濃度の減少，あるいは塩基の増加によって pH が上昇した状態をアルカローシスという．

表2-4 pHと水素イオン濃度

pH	[H⁺], nmol/L
7.80	16
7.70	20
7.60	26
7.50	32
7.40	40（基準値）
7.30	50
7.20	63
7.10	80
7.00	100
6.90	125
6.80	160

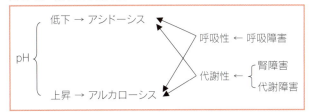

図2-16 酸塩基平衡障害

表2-5 酸塩基平衡障害時の血液ガスの変化

	一次性変化	二次（代償）性変化
呼吸性アシドーシス	pH↓ $Paco_2$↑	HCO_3^-↑ BE↑
呼吸性アルカローシス	pH↑ $Paco_2$↓	HCO_3^-↓ BE↓
代謝性アシドーシス	pH↓ HCO_3^-↓ BE↓	$Paco_2$↓
代謝性アルカローシス	pH↑ HCO_3^-↑ BE↑	$Paco_2$↑

　呼吸障害によって起こる酸塩基平衡障害を呼吸性アシドーシス，あるいはアルカローシスといい，代謝異常や腎障害によって起こる酸塩基平衡障害を代謝性アシドーシス，あるいはアルカローシスという（**図2-16**）．

　アシドーシスあるいはアルカローシスになると，腎臓あるいは肺による代償作用が働き，二次的な変化が現れる．代償作用によってpHが正常化した状態を代償性（呼吸性あるいは代謝性）アシドーシス（またはアルカローシス），pHが改善していない状態を非代償性アシドーシス（またはアルカローシス）という．

　代謝性障害に対する二次性変化，すなわち呼吸性代償作用は，代謝性障害が起こって数分以内にその効果が$Paco_2$の変化となって現れる．

　呼吸性障害に対する腎による代償作用は，少なくとも数時間以上たってからHCO_3^-およびBEに現れるが，代償作用の効果が認められるまでには数日間かかる（**表2-5**）．

　血液ガスのデータを評価するときは，一次性変化か二次性変化かを考える．代謝性障害の指標はHCO_3^-とBE，呼吸性障害の指標は$Paco_2$であることを理解して考えるとよい．

　血液中に含まれる重炭酸イオン，リン酸イオン，Hb，血漿タンパクなどの

緩衝作用に関与する塩基を緩衝塩基といい，BE とは，緩衝塩基が正常よりも増加しているときの過剰な塩基の量のことをいい，塩基過剰ともいう．

4 ─ 測定上の注意

▶ 1）抗凝固剤

血液ガスは全血で測定し，凝固させてはならないので抗凝固剤を使用する．抗凝固剤としては等張ヘパリンナトリウム溶液，粉末リチウム・ヘパリンが使われる．クエン酸，シュウ酸，EDTA など他の抗凝固剤は pH を変化させるので使ってはいけない．

▶ 2）採血時の注意

動脈採血は医師が行うが，カテーテルからの採血は臨床工学技士も行うことができる．

採血はできるかぎり安静な状態で行う．緊張し過換気状態になれば $Paco_2$ が低下し，痛みのために息こらえをすれば換気不良のため $Paco_2$ が上昇する．体動により Pao_2 が変動するので，20〜30 分安静にして脈拍数，呼吸数の安定を待って採血するとよい．

検体は嫌気的に扱い，気泡が入らないように採血し（気泡が入ったらすばやく追い出す），採血後すばやく注射針の先端をゴム片などに刺入し，血液が空気に触れないようにする．血液とヘパリンをよく混和する．

▶ 3）検体取り扱いの注意

血液が空気に触れると $Paco_2$ は低値になり，$Paco_2$ の低下により pH は高くなる．Pao_2（空気下）は若干高値となる．

採血後ただちに測定するのが原則だが，測定までに時間がかかる（10 分以上）ときには，氷水中に保存する．冷凍保存はしてはいけない．

氷水中に保存する理由は，血液中の細胞（白血球）の代謝により，O_2 が消費され Pao_2 が低下する，また CO_2 が産生され $Paco_2$ が上昇し，pH が低下するのを防ぐためである．白血病や感染症では白血球が増加するため，Pao_2 の低下が著しいことがあるので注意が必要である．

3 胸部画像の基礎（読影法）

1 ─ 胸部 X 線写真の標準所見

▶ 1）胸部 X 線写真読影のための基礎知識

胸部 X 線写真でみられる画像は，さまざまな胸部臓器を X 線吸収度の差から生じるコントラストとして平面に投影させた像（影絵）である．したがって，読影をするにあたって，臓器ごとの X 線透過度と解剖学的な臓器の位置や重なりを理解する必要がある．

(1) 臓器と X 線透過度

X 線の透過度の違いは，臓器の厚さにも影響されるが，臓器の要素によって 4 段階に分けることができる．X 線透過度の低い（X 線吸収が高い）骨などは X 線写真には白く映し出され，肺胞や気管・気管支内腔などの空気で占められている臓器は X 線透過度が高い（X 線吸収が低い）ために X 線写真には黒く写ることになる（**表 2-6**）．さらに，これら X 線透過度が異なる臓器が接する部位ではその境界線がコントラストの差として鮮明に得られる．また，同一の透過度の臓器が接する部位では境界線は存在せず連続した像としてみえる．

(2) 胸部の解剖と X 線画像

X 線透過性から胸部の解剖を考えると，肺野はガス濃度である肺胞・気管支がほとんどを占めるが，肺野の中を水の濃度である肺動静脈が線状に分布する．

解剖学的には，右肺は上中下葉の 3 葉，左肺は上下葉の 2 葉に分けられ，各

表 2-6　臓器の X 線透過度

X 線透過度（X 線吸収）	X 線写真	濃度	臓器・物質	胸部臓器
低い（高い）↓	白く	金属	骨，石灰化，造影剤	椎体，鎖骨，肋骨，肩甲骨
↓	↓	水	血管，筋，充実性臓器，軟部組織	心臓，大動脈，肺動脈，上大静脈
↓	↓	脂肪	脂肪	乳腺，皮下脂肪
高い（低い）	黒く	ガス	腸管内ガス，呼吸器系臓器	気管・気管支，肺胞，胃泡

胸部画像の基礎（読影法）　45

図 2-17 胸部 X 線写真と胸部解剖

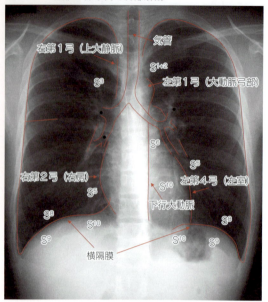

図 2-18 胸部 X 線写真の撮影法

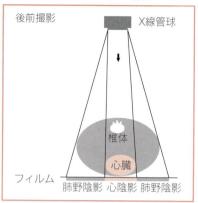

（片桐真人：胸部 X 線写真でみる肺の構造と読影の基本．呼吸器ケア，4：1246〜1253, 2006 より）

肺区域の呼称：肺や気管支は数多くの分岐や分葉をしている．これらを解剖学的に簡便に表現するために，肺では区域を S (segment) と表す．

葉は区域（S）に分けられる．右上葉は $S^1 \cdot S^2 \cdot S^3$，右中葉は S^4 と S^5，右下葉は $S^6 \cdot S^7 \cdot S^8 \cdot S^9 \cdot S^{10}$，左上葉は $S^{1+2} \cdot S^3 \cdot S^4 \cdot S^5$，左下葉は $S^6 \cdot S^8 \cdot S^9 \cdot S^{10}$ からそれぞれ構成されている．

左右の肺の間の領域である縦隔は，気管，左右主気管支，食道などのガス濃度の臓器も存在するが，ほとんどは心臓，大動脈，上大静脈や肺動静脈など水の濃度の臓器が占める．したがって，肺野と縦隔との間はガスと水の濃度が接しているために前述したような明瞭な境界線が形成され，これらを右側では右第 1 弓（右肺 S^3 と上大静脈が接するライン），右第 2 弓（右肺 S^5 と右房が接するライン），左側では左第 1 弓（左肺 S^{1+2} と大動脈弓部が接するライン），左第 2 弓（左肺 S^3 と左肺動脈が接するライン），左第 3-4 弓（左 S^4，S^5 と左室が接するライン）と表現する．その他，両側の横隔膜は下葉 S^8 に接し，この間に境界線を生じる．また，正面からみて縦隔や横隔膜などの水の濃度と肺（ガスの濃度）が重なる部位として，左室の後方の区域（S^6, S^{10}）や左右横隔膜ドームの背側の区域（S^9, S^{10}）などがあり，これらの肺野は縦隔や横隔膜の陰影に重なって淡く透見できることになる（図 2-17）．

▶ 2) 胸部 X 線撮影法

胸部 X 線写真には，体位や X 線の照射方向によってさまざまな撮影法がある．標準的に撮影される胸部正面 X 線写真は立位後前撮影が用いられる（図 2-18）．すなわち，被検者は立位で，フィルムを胸部前面に接して置き，X 線

管球を背側後方に設置し，深吸気位で撮影する．

▶ 3) 胸部正面 X 線写真の読影手順

手順としては，被検者や撮影日の確認に続いて，(1) 撮影体位・方向，(2) 撮影条件（線量など），(3) 骨軟部組織，(4) 胸郭辺縁と横隔膜，(5) 縦隔陰影，(5) 肺野の順で読影する．

(1) 撮影体位・方向

正面写真では，左右鎖骨骨頭の中心に椎体の棘突起が位置すれば，ほぼ正面に撮影されていると考えられる．多少でも斜位になっている場合には棘突起がどちらかの鎖骨骨頭側にずれる．管球の上下の位置は後肋骨（椎体）と鎖骨骨頭の重なり方で判別可能で，通常，立位正面後前撮影では，鎖骨骨頭が第 4 後肋間の高さに位置するように撮影する．また，両側の肩甲骨が肺野の外にはずれていること，両側の肺尖部や肋骨横隔膜角がフィルムから欠けていないかなども重要となる．

立位では，胃泡が鏡面（ニボー：niveau）像としてみられ，女性では乳房の下縁が鮮明にみられる（図 2-19）．立位と背臥位の比較では，背臥位では静脈環流が増大するため心陰影は大きくなり，静脈系が張り出し，とくに奇静脈が気管下部右側に目立ってみえる（図 2-20）．

(2) 撮影線量

読影に適した線量は，心陰影と重なる胸椎椎体の辺縁をうっすらと追うことができる程度で，心陰影の後方の血管陰影や横隔膜ドーム後方の血管陰影をみることができる．また，肺野の血管陰影は胸膜面より内側約 2 cm までみることができる（図 2-19）．

(3) 骨軟部組織

肋骨骨折，皮下気腫などの異常を確認する．

(4) 胸郭辺縁と横隔膜

左右肺野の辺縁に沿っての異常，肋骨横隔膜角が鋭角となっているか否か，横隔膜の形状がドーム型になっているか否かなどを確認し，横隔膜の高さを後肋骨との関係で判別する．通常，右横隔膜は第 10 後肋間の高さにみえ，左横隔膜は右と同じか 1/2 椎体低くみえる．

Tips　胸部 X 線写真の異常陰影読影のヒント「シルエットサイン」

心臓などの縦隔と肺が接する領域では，正常であれば水濃度とガス濃度が接しているためその境界は鮮明に描写されるが，肺炎，腫瘍，無気肺などにより肺胞（ガスの濃度）が水の濃度になった場合は，縦隔と接している部位では濃度に差がなくなるためにこの境界が消えることとなる．このような，正常の境界（シルエット）が消失することをシルエットサイン陽性とよぶ．読影上，異常発見の手がかりとなる．

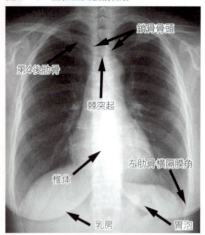
図2-19　立位正面後前撮影

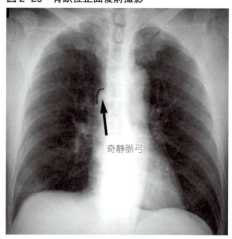
図2-20　背臥位正面後前撮影

(5) 縦隔陰影

左右の縦隔の辺縁（右第1，2弓と左第1，2，4弓）を追う．さらに，下行大動脈辺縁が心陰影の後方でみえるかを確認する．正面で撮影されていれば，これらはほぼ明瞭にみることができる．

(6) 肺野

左右の透過性が同等かを確認する．毛髪線（右上中葉間線）やB^3bを確認し，左右の気管支・血管に沿って肺門から末梢に読影を行うが，肺野では両側肺尖部，横隔膜ドーム後方，左心影の後方などの異常は見落とされやすく，十分に確認する必要がある．

区域気管支：区域気管支を簡便に表記するためにB（bronchus）として表し，右ではB^1〜B^{10}，左ではB^{1+2}，B^3〜B^6，B^8〜B^{10}として記載する．さらに，区域気管支の次の分岐である亜区域支をアルファベット小文字を付記して表す（例：B^3b）．

▶ 4) 実際の正常胸部X線写真読影

実際の胸部正面X線写真と側面X線写真および読影を示す．
① 胸部正面X線写真－立位後前撮影（図2-21）
② 胸部側面X線写真－立位左側位撮影（図2-22）

2 ― 胸部X線写真の異常所見

胸部X線の異常所見は，各部位における正常のX線透過性と異なる場合に異常としてとらえられる．このX線透過性の変化による異常所見を分類すると，①透過性が低下する病変，②透過性が亢進する病変に分けることができる．

▶ 1) 透過性が低下する病変

胸腔外病変では，皮下腫瘤や浮腫などでみられることがある．胸腔内肺外

図 2-21 正常の胸部正面 X 線写真（立位後前撮影）

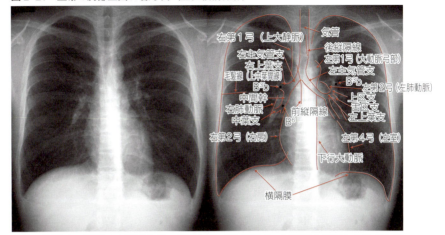

椎体の透過度, 肺野の血管影など, 撮影条件では良好で, 肩甲骨も肺野からはずれている. 棘突起が両鎖骨骨頭の中央に位置し, 正面で撮影されている. 骨軟部組織に異常はない. 横隔膜の高さは第 11 後肋骨とやや低めであるが, 横隔膜の形状はドーム型で肋骨横隔膜角は鋭角である. 縦隔陰影は右第 1 弓 (上大静脈), 第 2 弓 (右房), 左第 1 弓 (大動脈弓部), 第 2 弓 (左肺動脈), 第 4 弓 (左室), 下行大動脈などいずれも明瞭に追うことができる. 肺野では毛髪線, 左右 B^3b, 右 B^6 が確認でき, 右上葉支, 中間幹, 中葉支などの肺門の気管支と末梢の血管影も確認できる. 同様に左右主気管支から上下葉支から末梢の血管影が確認できる. さらに, 心陰影後方の左 S^{10} の肺野血管影や左右横隔膜ドーム後方の血管影 (S^9, S^{10}) も透見することができる.

図 2-22 正常の胸部側面 X 線写真（立位左側位撮影）

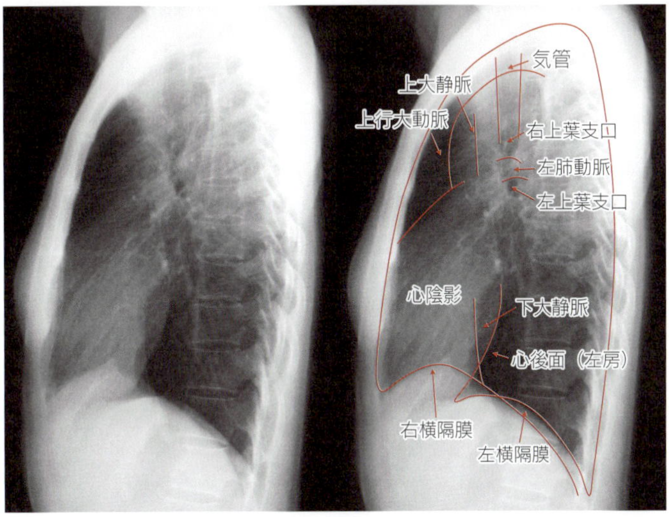

左右後肋骨の重なりからほぼ側面で撮影されている. 横隔膜は右は前胸壁まで, 左は心陰影の後面付近までみられ, その形状はドーム型を呈している. 心陰影の後面 (左房) の下方には下大静脈の辺縁がみられ, 心陰影上方からは上行大動脈がみられる. 写真上部の中心にはガス濃度影として気管がはっきりみられ, その下方に円形ガス濃度として右上葉支口と左上葉支口がみられる. 側面写真ではほとんどの部位に心陰影や血管陰影などの水の濃度が存在するが, 胸骨後部と心陰影背側部は肺野で占められるので, 写真で示すようにガスの透過性でみられる.

胸部画像の基礎（読影法）

病変では，胸水貯留，胸膜腫瘍（悪性腫瘍の胸膜播種や胸膜中皮腫），胸膜肥厚などがあげられる．肺内病変は肺野がガス濃度であることから，多彩な病変がみられる．透過性が低下する肺内病変には consolidation（肺胞充満影や浸潤影）（**表 2-7**），無気肺，間質性陰影（**表 2-8**），結節性陰影（**表 2-9**）などがある．以下に，代表的な疾患について解説する．

（1）細菌性肺炎（図 2-23）

細菌性肺炎で，肺胞内の好中球や浸出液の浸潤などが肺胞内に充満して consolidation を呈する．X 線画像では病変部の透過性が低下し，病変に接する領域との境界が不鮮明となる．**図 2-23** は左下葉（S^8）の肺炎球菌肺炎である．左下肺野の透過性が低下し，横隔膜の陰影が不鮮明となっている（シルエットサイン陽性）．

表 2-7　consolidation を示す疾患

疾患	肺胞内充満物質	画像の特徴
肺炎（細菌性）	浸出液，膿，炎症細胞	拡がりは一定の区域や葉に一致する
肺水腫（心不全など）	漏出液	肺門を中心に蝶形に拡がる
肺胞出血（SLE, Goodpasture 症候群，肺ヘモジデローシス）	血液	肺野末梢
気管支肺胞上皮癌	悪性細胞，粘液	区域性の拡がり
肺胞タンパク症	PAS 陽性のタンパク様物質（リン脂質に富む）	肺門から下肺野にスリガラス陰影

SLE：systemic lupus erythematosus, 全身性エリテマトーデス.

表 2-8　間質性陰影を示す疾患

分類	疾患名
特発性間質性肺炎	特発性肺線維症 その他の特発性間質性肺炎
びまん性間質性疾患 （特発性間質性肺炎を除く）	薬剤性肺炎 膠原病性肺疾患 じん肺 感染症（ウイルス性肺炎，ニューモシスチス肺炎）
肉芽腫性肺疾患	サルコイドーシス 過敏性肺炎
肺水腫	心原性肺水腫 非心原性肺水腫
その他	肺リンパ脈管筋腫症 ランゲルハンス細胞組織球症

表 2-9 結節性陰影を示す疾患

疾患				画像の特徴
腫瘍	悪性	原発性肺癌	腺癌	肺野末梢，胸膜陥入，気管支血管集束
			扁平上皮癌	肺門部，空洞，末梢の2次変化（浸潤影，無気肺）
		転移性肺癌		多発性，辺縁明瞭
	良性（過誤腫，硬化性血管腫）			辺縁明瞭
感染症		結核		周囲に散布影，空洞
		膿瘍		単発，多発（敗血症性肺塞栓）
		真菌	クリプトコッカス	辺縁明瞭
			アスペルギルス	空洞
膠原病・類縁疾患		多発血管炎性肉芽腫症		多発性，空洞
		リウマチ結節		空洞
その他		アミロイドーシス		多発性
		肺動静脈瘻		辺縁明瞭，分葉状
		じん肺		上中肺野
		サルコイドーシス		気管支血管束に沿う分布

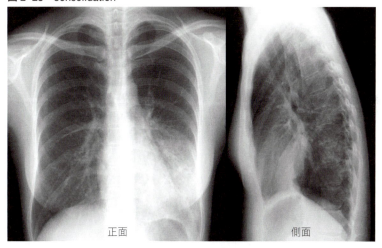

図 2-23 consolidation

左下葉肺炎．左横隔膜のシルエットが消失，下葉に consolidation を認める．

(2) 気道閉塞による無気肺（図 2-24）

気道閉塞は，肺癌，炎症性肉芽腫（気管支結核），喀痰などの分泌物，気道

胸部画像の基礎（読影法） **51**

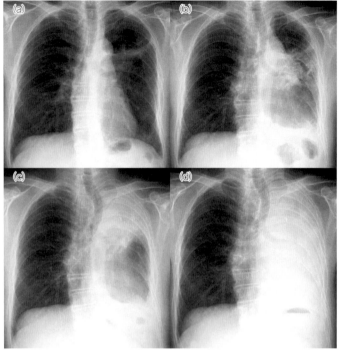

図 2-24 無気肺（気管支閉塞）

同一症例で肺癌の進行とともに気管支が閉塞し，無気肺の範囲が拡がっている．
(a) 左肺門部陰影（肺癌）．
(b) 左舌区（S^4, S^5）の無気肺：左第 3・4 弓シルエットの消失．
(c) 左上葉の無気肺：左第 1・2・3・4 弓シルエットの消失．
(d) 左全肺無気肺：左第 1・2・3・4 弓，下行大動脈，左横隔膜のシルエットが消失し，縦隔が大きく患側に偏位．

内異物などが原因となる．図 2-24 は肺扁平上皮癌で，図 2-24 (a) では左肺門部腫瘤を認めるが，腫瘍の増大により，図 2-24 (b) では左舌区，図 2-24 (c) では左上葉，図 2-24 (d) では左肺全体の無気肺を認める．

(3) 胸水貯留による無気肺（図 2-25）

胸水貯留では胸水により肺が圧排され無気肺となる．胸水は重力で胸腔内下方に貯留する．図 2-25 (a) は立位正面写真で，右側胸水が「下方」に貯留している．図 2-25 (b) は右側臥位の正面写真で外側方向に胸水が移動している．

(4) 間質性陰影（図 2-26）

間質性陰影はさまざまな原因で生じるが，間質は本来含気領域ではないので，consolidation のように病変部全体の含気の消失をきたさず，線状影，網状影，スリガラス陰影を呈する．図 2-26 (a) に示す特発性肺線維症では，両側下肺野に間質の線維化が進行するため，下肺野の線状影や網状影を認める．病状の進行に伴い，下肺野の容積が減少し，横隔膜の挙上がみられる．図 2-26 (b) に

図 2-25 無気肺（右胸水貯留）

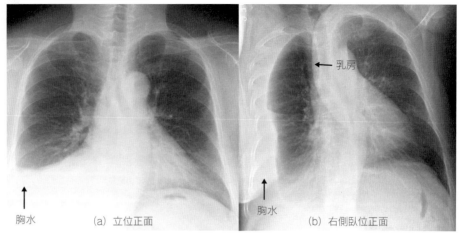

(a) 立位正面　　(b) 右側臥位正面

立位正面で右肋骨横隔膜角が鈍で，右肺下縁が上昇．
右側臥位正面で胸水が右外側に移動，縦隔に重なるラインは乳房の皮膚．

図 2-26 間質性陰影

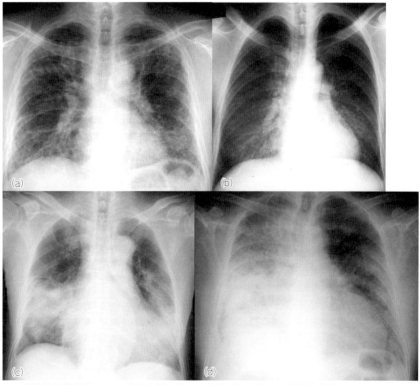

(a) 特発性肺線維症：中下肺野末梢に強く，両側びまん性の網状線状陰影を認める．
(b) ニューモシスチス肺炎：両下肺野のスリガラス影を認める．
(c) 心原性肺水腫：両側肺門からバタフライ状に陰影が末梢に拡がり，心拡大もみられる．
(d) ARDS：両側びまん性にスリガラス陰影と consolidation の混在を認める．

図 2-27 結節性陰影

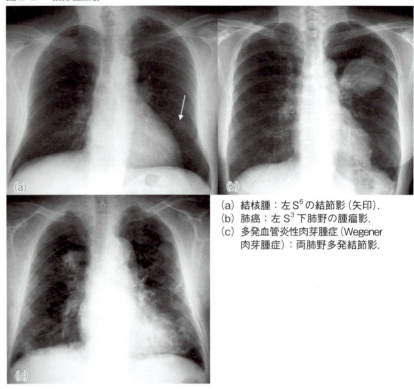

(a) 結核腫：左 S^6 の結節影（矢印）．
(b) 肺癌：左 S^3 下肺野の腫瘤影．
(c) 多発血管炎性肉芽腫症（Wegener 肉芽腫症）：両肺野多発結節影．

ニューモシスチス肺炎を示す．本疾患ではびまん性にスリガラス陰影を呈し，ウイルス性肺炎などでも同様の所見を示すことが多い．

肺水腫や ARDS（acute respiratory distress syndrome）では，間質性病変に加えて肺胞内への病変の拡がりを認めることから，間質性陰影と consolidation が混在するパターンとなる．心原性肺水腫では陰影が肺門部から末梢にバタフライ様に拡がり（図 2-26 (c)），ARDS では肺野全体に陰影が拡がる特徴をもつ（図 2-26 (d)）．

(5) 結節性陰影（図 2-27）

結核（腫）では，周囲に散布性陰影を伴う結節性陰影を呈し，内部に空洞や石灰化をみる（図 2-27 (a)）．肺腺癌は末梢に結節性陰影をみることが多い．辺縁の毛羽立ちや胸膜の引き込み像（胸膜陥入）などを伴う（図 2-27 (b)）．多発する結節性陰影は癌の肺転移や多発血管炎性肉芽腫症（図 2-27 (c)）などでみられる．

▶ 2) 透過性が亢進する病変

病変の部位によって分類できる．胸腔外では皮下気腫，胸腔内肺外の病変では気胸，縦隔気腫などがあげられる．肺内の病変では，囊胞，空洞，COPD

ARDS（急性呼吸窮迫症候群）: 敗血症，多発外傷，多臓器不全，大量輸血などで多量に分泌されたサイトカインが血管内皮細胞や肺胞上皮細胞を傷害し，呼吸不全となる病態である．

COPD: 慢性閉塞性肺疾患の意味．肺気腫と慢性気管支炎は同様の呼吸機能障害を示すことから，両者をあわせて COPD と表す．

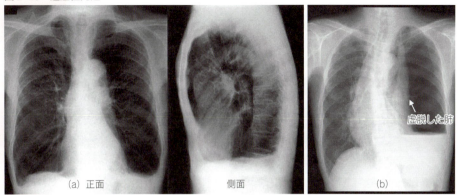

図2-28 透過性亢進

(a) COPD：両側肺野の透過性亢進，横隔膜の平低化，ビヤ樽様胸郭を認める．
(b) 自然気胸：左肺のほぼ完全な虚脱を認め，胸腔内に漏れた空気のために縦隔の右側偏位を認める．

CT値：CT画像におけるX線吸収率の表現方法で，水を0，空気をマイナス1,000（画像上黒く写る）と表し，骨はプラス1,000（画像上白く写る）となる．単位はHU（Hounsfield unit）として表す．

ウインドウレベル（window level：WL）とウインドウ幅（window width：WW）：1つの断面のCT画像には幅広いCT値の情報が含まれているため，幅広いCT値の画像として描出すると鮮明な画像が得られなくなる．そこで，診断の標的となる臓器や病変のCT値付近に集中させて描写することで鮮明な画像を作り出すことができる．その標的とするCT値の中央値をWL，CT値の幅をWWとして設定する．

(chronic obstructive pulmonary disease），肺血栓塞栓症などでみられる．

COPDでは肺野全体の過膨張により，両肺野の透過性亢進，両側横隔膜低位と平坦化，ビヤ樽状，肋間腔開大などがみられる（**図2-28 (a)**）．

気胸では，嚢胞などの破裂により肺内の空気が胸腔内に漏れる．画像上，肺は肺門側へ虚脱し，胸腔内の空気のみがみられる（**図2-28 (b)**）．

3 ― 胸部CT

▶ 1）胸部CTの基礎知識

CT撮影装置の進歩に伴い，現在，胸部CTに使用されるCT装置は多列検出器（スキャン方向に700～900の検出器を体軸方向に2～64列配列）をもつマルチスライスCT（multi detector row CT：MDCT）装置が主流となっている．MDCTでは同時に2～64のスライスデータの集積が可能で，これをらせんスキャンすることで高速化が実現され，撮影時間の短縮や広範囲を1mm以下の薄スライスの撮像である高分解能CT（high resolution CT：HRCT）が可能となっている．

CTの基本的な画像は画素（ピクセル）から構成されているデジタル画像で，ピクセルにスキャンによって得られたCT値が格納されている．臓器や病変のCT値に応じた鮮明な画像を得るために，ウインドウレベル（WL）やウインドウ幅（WW）などのウインドウ機能を設定して画像として描写する．

胸部CT画像は通常，縦隔条件と肺野条件の2種類の画像が読影に使用される．縦隔条件では心臓や大血管で構成される縦隔を目標とし，これらにコントラストを付けるためにWW350・WL＋25程度で画像を表示する．肺野条件では空気で占められている肺が中心となるが，血管影や間質の変化も表示

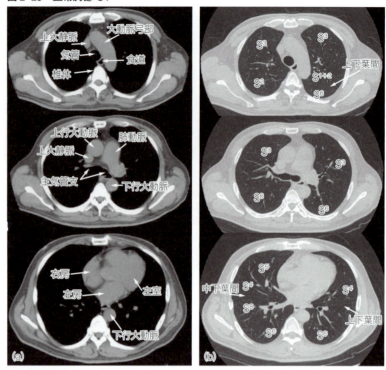

図 2-29　正常胸部 CT

(a) 縦隔条件, (b) 肺野条件.
上から, 大動脈弓部レベル, 気管分岐部レベル, 第 10 胸椎レベル.

可能にするために, WW1,600〜2,000・WL −550〜＋600 で表示する. さらに, 造影剤の使用により血管影や血流量の豊富な領域を明確に表示できる.

▶ 2) 胸部 CT 画像の所見

(1) 縦隔条件

縦隔の心臓, 血管, 椎体などの画像が得られるが, 造影剤を使用することで血管系が造影され, 他臓器と分離される. この条件では, 正常肺野は黒く表示され, その構造は得られない (図 2-29 (a)).

(2) 肺野条件

肺野の血管影, 気管支などの画像が得られるが, HRCT においては末梢の気管支肺動静脈の画像を得ることができ, 亜区域領域の判別も容易で, 葉間は線状影または無血管野として表現される (図 2-29 (b)).

▶ 3) 胸部 CT の異常所見

(1) 縦隔病変 (縦隔条件)

縦隔腫瘍 (図 2-30 (a)) や縦隔リンパ節腫脹などの診断に有用である. い

図 2-30 縦隔病変

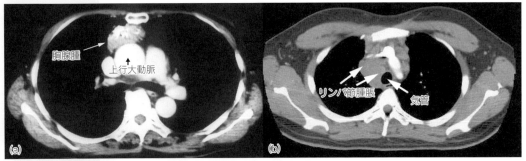

(a) 前縦隔腫瘍（胸腺腫）：上行大動脈前方に腫瘍を認め，内部に石灰化を認める．
(b) 縦隔リンパ節腫脹（サルコイドーシス）：数個の上部傍気管リンパ節の腫大を認める．

ずれも胸部 X 線写真では，病変がある程度増大しないと心陰影と重なり見逃されることがある．縦隔リンパ節腫脹は肺癌のリンパ節転移，サルコイドーシス（図 2-30（b））、けい肺，悪性リンパ腫などでみられるが，原発性肺癌では病期分類を行う際のリンパ節転移の評価に CT は必須の検査となる．縦隔腫瘍では，部位，内部構造や周囲臓器への浸潤などは鑑別診断に有用である．その他，胸水貯留は縦隔条件でより明瞭に描出される．肺血栓塞栓症では造影 CT で血管内の血栓を認めることがある．

(2) 肺野病変（肺野条件）

① consolidation（肺胞充満影，浸潤影）

肺胞性の陰影では，胸部 X 線写真に比較して陰影の拡がりや気管支の変化などが明瞭に描写される．肺胞性陰影では，空気気管支像を伴うことがしばしばみられる（図 2-31（a））．

② 無気肺

無気肺所見は前述のように胸部 X 線写真から情報を得ることができるが，気道閉塞では閉塞部位の気管支の状態をみることができる．

③ びまん性陰影

HRCT 画像はびまん性病変の鑑別診断に非常に有用であり，肺二次小葉レベルまでの画像を得ることで，陰影の分布や性質を詳細に解析することが可能となっている．特発性肺線維症に代表される，線維化をきたす間質性病変では小葉間隔壁の肥厚，牽引性気管支拡張，蜂巣肺（図 2-31（b））などがみられる．小葉中心性粒状影を呈する疾患としては，過敏性肺炎（図 2-31（c））や抗酸菌感染症などの肉芽腫性疾患があげられる．また，小葉辺縁部の小結節影，気管支血管束に沿う病変や小葉間隔壁の肥厚を伴う場合にはサルコイドーシス，リンパ増殖性疾患，癌性リンパ管症などが鑑別となる．また，広範囲にスリガラス影を呈する場合にはニューモシスチス肺炎（図 2-31

図 2-31 肺野病変

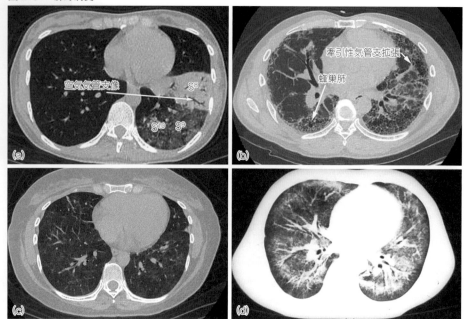

(a) 左下葉肺炎（図 2-23 と同一症例）：左 S^8 の consolidation と空気気管支像（矢印）．
(b) 特発性肺線維症：胸膜直下の蜂巣肺，牽引性気管支拡張．
(c) 夏型過敏性肺炎：びまん性小葉中心性粒状影．
(d) ニューモシスチス肺炎：びまん性スリガラス影．

図 2-32 結節病変

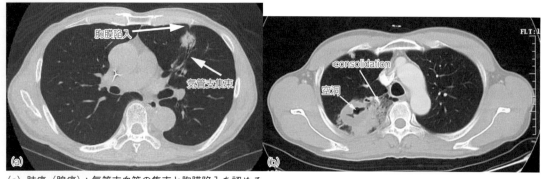

(a) 肺癌（腺癌）：気管支血管の集束と胸膜陥入を認める．
(b) 肺結核：内部に空洞を認め，結節の周囲に consolidation を伴う．

(d)），ウイルス性肺炎が鑑別疾患となる．

④結節影（表 2-9）

CT では結節影の形状，血管との関係，辺縁や周囲の病変など詳細な陰影の性質が観察でき，肺癌（図 2-32（a））や結核（図 2-32（b））などの結節影の診断に役立つ．さらに，結節影の CT 画像は陰影が存在する詳細な解剖学

的部位や領域を確認することができ，これは，確定診断に用いられる気管支鏡検査（細胞・組織の採取）を行う際に欠かすことのできない情報を与える．

　胸部X線や胸部CTの画像を読影，解析する際には，解剖学的，放射線学的知識が必要である．さらに，疾患ごとの特徴的な所見の理解も重要であるが，やはり多くの画像を実際にみることが必要不可欠である．さまざまな機会に胸部画像を自分の眼でみることをおすすめする．

参考文献
1) 片桐真人：胸部X線写真でみる肺の構造と読影の基本．呼吸器ケア，4：1246～1253，2006．
2) 松島敏春，江口研二，桑原正喜編：明解画像診断の手引き　呼吸器領域編．パターン分類による画像診断．国際医学出版，2002．
3) 中村　實監修：診療画像検査法．最新X線CTの実践．医療科学社，2006．

Tips

スリガラス状結節影（ground-glass nodules：GGN）

高分解能CTでみられる30 mm以下の大きさのスリガラス陰影をGGNとよぶ．GGNは限局性肺炎，器質化肺炎などの良性疾患の他に，前癌状態と考えられる異型腺様過形成や上皮内腺癌などにおいてもみられる所見である．しかし，画像による良悪の質的鑑別が困難で，サイズが小さい場合には気管支内視鏡などでの組織診断も困難なため，長期の経過観察が必要である．とくにスリガラス陰影の中に充実性成分を有するpart-solid GGN（**図2-33**）は悪性である可能性が高いといわれている．

図2-33　スリガラス状結節影

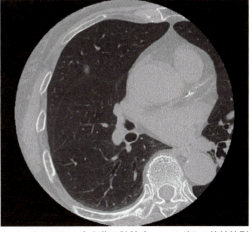

part-solid GGN：右上葉の肺腺癌．スリガラス状結節影内部に充実性部分がみられる．

第3章 呼吸不全の病態生理

1 呼吸不全の定義と診断

1—呼吸と呼吸不全

呼吸とは，生体を維持するのに必要なエネルギーを産生するために必要な酸素を外界から取り入れ，不必要な二酸化炭素を体外に排出することである．外界から肺を介して酸素を取り込んだ血液は心臓を介して末梢組織に運ばれる．運ばれてきた酸素と細胞レベルの代謝により産生された二酸化炭素は血液と細胞間でガス交換され，ガス交換後の血液はふたたび心臓を経て肺に運ばれる．大気と肺胞との間の呼吸を外呼吸とよぶ．一方で，呼吸生理の細胞呼吸，生化学では生命活動に必要なエネルギーである ATP（adenosine triphosphate）を産生するミトコンドリアの呼吸のことを内呼吸とよぶ．

室内気吸入下において，動脈血酸素分圧（Pao_2）が正常範囲以下に低下した状態を低酸素血症というが，原因の如何を問わず「動脈血液ガス（とくに，動脈血酸素分圧 Pao_2 と動脈血二酸化炭素分圧 $Paco_2$）が異常な値を示し，そのために生体が正常な機能を営みえない状態」にまでなった場合を呼吸不全という．

2—診断基準

呼吸不全の診断には，厚生省特定疾患「呼吸不全」調査研究班（班長：横山哲朗，1981）の基準が現在も用いられており，以下のとおりである．

① 室内気吸入時の Pao_2 が 60 mmHg 以下を呼吸不全とする．

② $Paco_2$ は蓄積するもの（> 45 mmHg：Ⅱ型呼吸不全）と，そうでないもの（$\leqq 45$ mmHg：Ⅰ型呼吸不全）とに分類する．

③ 慢性呼吸不全とは呼吸不全の状態が少なくとも1カ月持続するものをいう．

$Paco_2$ の値は呼吸不全であるか否かの基準そのものには含まれていないが，$Paco_2$ が貯留する状態（換気不全ともいう）では酸素療法よりも陽圧換気が有

効であるなど，同じ呼吸不全でも治療法に違いが出てくるので，$PaCO_2$の値による分類は重要である．

3 ― 内呼吸と呼吸不全

大気から細胞内に至る呼吸システム（図3-1）のいずれが破綻しても呼吸不全を呈することになるが，内呼吸である細胞の呼吸状態やミトコンドリアの機能を表す指標を得ることは容易ではなく，また，内呼吸が支障をきたす前段階であっても呼吸不全となるため，臨床的には酸素を末梢に供給する側である動脈血酸素分圧（PaO_2）が60 mmHg以下の低酸素血症をもって呼吸不全と考える．

PaO_2は換気と肺でのガス交換の結果を評価していることに他ならないが，一方で，内呼吸を維持するためにはPaO_2だけではなく，心・循環機能や貧血などの酸素運搬機能についても考慮しておく必要がある．

PaO_2が60 mmHg（標準酸素解離曲線で酸素飽和度90％）を下回ると，内呼吸を維持するために分時換気数の増加や心拍数の増加などの種々の生体防御反応が惹起されるようになる．さらにPaO_2が50 mmHg（酸素飽和度85％）を下回り始めると意識障害も出現し，内呼吸に支障をきたし始める．

一方，前述の診断基準③の慢性呼吸不全では慢性の経過のなかで代償機転がすでに働いており，多くの場合で内呼吸が正常に保たれ，急性呼吸不全と比較して生命への危険性は少ないが，予備能力はあまりない．

図3-1　酸素カスケード（酸素瀑布）

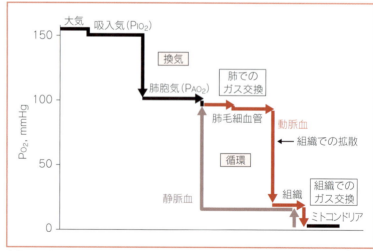

大気から内呼吸である末梢組織のミトコンドリアに至るまでの呼吸システム各部において酸素分圧は階段状に低下していく．おもに大気から肺胞気になるところで，酸素分圧は大きく減少する．内呼吸に支障をきたさないためには循環機能も重要である．赤：動脈血，茶：静脈血．

2 呼吸不全の原因と病態

　肺胞気酸素分圧（P_{AO_2}）を理解することは，呼吸不全の原因や病態を理解することに役立つ．肺胞気酸素分圧は，肺内が均一な理想的な状態と仮定した場合，以下の式で求められる．

$$P_{AO_2} = P_{IO_2} - \frac{P_{ACO_2}}{R} + \frac{P_{ACO_2}\, F_{IO_2}\,(1-R)}{R} \tag{3-1}$$

　これは，大気の主たる成分である酸素と二酸化炭素と窒素ガスそれぞれの質量保存の法則と，気相のガス分圧の和が大気圧に等しいこと（ダルトンの法則）から導かれる．厳密にはこの式（3-1）が肺胞気式であるが，室内気吸入下では式（3-1）の右辺の第3項目（補正項）は数 mmHg 程度であるので無視することが可能であり，また，P_{ACO_2} は動脈血二酸化炭素分圧（P_{aCO_2}）にほぼ等しいことから，

$$P_{AO_2} = P_{IO_2} - \frac{P_{aCO_2}}{R} \tag{3-2}$$

を肺胞気式とよぶことが多い．

　また，吸気と呼気の体積のわずかな違いを無視しても式（3-2）が得られる．P_{IO_2} は吸入気の酸素分圧であり，室内気吸入下において臨床的には 150 mmHg と仮定することが多い．R はガス交換率（分時二酸化炭素発生量／分時酸素消費量）で，恒常状態（steady state）では呼吸商にほぼ等しく，食事の内容に依存する．炭水化物の呼吸商は 1，脂肪は 0.71，タンパク質はアミノ酸組成により若干の誤差はあるがおよそ 0.85 である．また，ブドウ糖しか利用できない脳の R は 1 であるなど臓器によっても異なるが，体全体では 0.8（脂肪やタンパク質の多い洋食中心の食生活）～0.83（炭水化物の多い日本食中心の食生活）程度であり，日本のガイドラインでは欧米のガイドラインを踏襲して R＝0.8 と仮定している．

　以上より，室内気吸入下における肺胞気酸素分圧は

$$P_{AO_2} = 150 - \frac{P_{aCO_2}}{0.8} \tag{3-3}$$

となる．

P_{aO_2}＝{大気圧（P_B）－飽和水蒸気圧}×吸入酸素濃度（F_{IO_2}）＝（760－47）×0.21＝149.73 mmHg

日本のガイドライン：
日本呼吸器学会肺生理専門委員会編：呼吸機能検査ガイドラインⅡ─血液ガス，パルスオキシメーター，p.24.

1 —肺胞気ガス組成と換気血流比

　吸入気と混合静脈血のガス組成は，肺内のどのガス交換単位でも同じであるが，それぞれのガス交換単位におけるガス組成（P_{AO_2} と P_{ACO_2}）はそのガス交換単位の換気と血流の比（$\dot{V}_A/\dot{Q}$）により決定される（**図3-2**）．換気血流比が高い肺胞（$\dot{V}_A/\dot{Q}\uparrow$）では血流に比して換気が大きいため，酸素が多く取り込まれて，二酸化炭素は排出されるので，肺胞気および終末毛細管血の酸素分圧は高く，二酸化炭素分圧は低くなる（死腔効果）．逆に，換気血流比が低い肺胞（$\dot{V}_A/\dot{Q}\downarrow$）では血流に比して換気が小さいため，酸素の取り込みが少なく，二酸化炭素の排出も悪いので，酸素分圧は低く，二酸化炭素分圧は高くなる（シャント様効果）．

2 —換気血流比不均等分布

　理論上，肺全体の換気血流比が均一のときに Pa_{O_2} はもっとも高く，Pa_{CO_2} はもっとも低くなるが，実際の肺では換気血流比の分布には不均等がみられる．換気血流比の不均等分布がある一定以上になると，まず Pa_{O_2} が低下し，さらに不均等分布が増大すると Pa_{CO_2} も上昇するようになる．

　立位あるいは座位において，肺尖部と肺底部には高低差が生じ，重力の影響で安静呼気位での肺胞の大きさは肺尖部に比して肺底部で小さくなっている．このため，分時換気量は肺尖部で少なく肺底部で多くなっており，分時血流量も肺尖部で少なく肺底部で多くなっているが，その比（換気血流比）をみると肺尖部で高く（$\dot{V}_A/\dot{Q}\uparrow$），肺底部で低く（$\dot{V}_A/\dot{Q}\downarrow$）なっている（**図3-3**）．そのため，健常人であっても，肺尖部の肺胞気酸素分圧は肺底部の肺胞気酸素分圧よりも高くなる．

3 — $A\text{-}aD_{O_2}$（肺胞気-動脈血酸素分圧較差）

　$A\text{-}aD_{O_2}$ は P_{AO_2} と Pa_{O_2} との差であり，

$$A\text{-}aD_{O_2} = P_{AO_2} - Pa_{O_2} = \left(P_{IO_2} - \frac{Pa_{CO_2}}{R}\right) - Pa_{O_2} \tag{3-4}$$

で求められる．

　空気吸入下であれば，

$$A\text{-}aD_{O_2} = \left(150 - \frac{Pa_{CO_2}}{R}\right) - Pa_{O_2}$$

となる．換気血流比が肺内で均一で，拡散障害も右左シャントもない理想的な肺では $A\text{-}aD_{O_2}$ は 0 となるが，実際には正常肺でも肺循環と大循環系を直接つなぐシャント血が心拍出量の 2～4％あるため，$A\text{-}aD_{O_2}$ は 10 mmHg 以下を基準値とし，20 mmHg 以上を明らかな異常とする．換気血流比の不均等

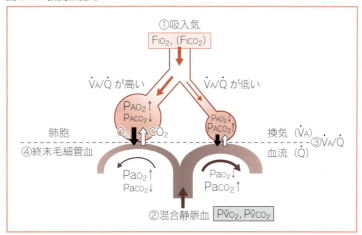

図 3-2 換気血流比

肺内のガス交換単位はすべて，同じ吸入気①と混合静脈血②で満たされている．ガス交換単位のガス組成は換気と血流の比（$\dot{V}_A/\dot{Q}$）③によって決定され，拡散障害がなければ，ガス交換単位のガス組成と終末毛細管血内のガス組成④は等しい．

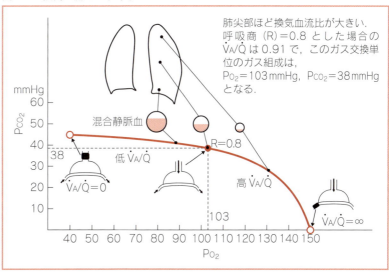

図 3-3 換気血流比の不均等

重力の影響で分時換気量は肺尖部で少なく，肺底部で多くなり，分時血流量は肺尖部で少なく，肺底部で多くなる．このため，換気血流比は肺尖部で高く，肺底部で低くなるという不均等を示す．

分布が大きくなると肺胞内の P_{AO_2} と実際に動脈血内に取り込まれた P_{aO_2} との間の較差が増大する（$A-aDO_2$ の開大）が，健常人であっても年齢とともに開大し，また，臥位と比較して立位ではとくに換気血流比の不均等分布が大きくなるため，$A-aDO_2$ は開大しやすい．

呼吸不全の原因と病態

A-aDo$_2$ は換気血流比の不均等分布だけではなく，拡散障害や右左シャントの影響も受ける．肺内に同程度の換気血流比の不均等分布，拡散障害，右左シャントがあった場合，高濃度酸素吸入時にはおもに右左シャントが，低酸素環境ではおもに拡散障害が A-aDo$_2$ に関与する．

4 — 病態生理からみた呼吸不全の原因

先に述べた式（3-2）と式（3-4）から，呼吸不全の原因を A-aDo$_2$ が正常の場合と，開大する場合に分けて病態生理学的に考えてみる．

▶ 1）A-aDo$_2$ が正常の場合

この場合の低酸素血症の原因としては，吸入気酸素分圧（P$_{IO_2}$）の低下と，Paco$_2$ の増加，すなわち肺胞低換気がある．

(1) P$_{IO_2}$ の低下（図 3-4 の①→②）

「高い山に登ると空気が薄い〔吸入気酸素濃度（F$_{IO_2}$）の低下〕」などという会話がなされることがあるが，実際には F$_{IO_2}$ の低下はなく，気圧の低下に伴う吸入気の酸素分圧（P$_{IO_2}$）が低下することで呼吸不全の原因となる．一方，高い山に登らなくとも硫化水素や二酸化硫黄ガスが発生しているような火山地帯では，窪地に空気よりも比重が重い火山性ガスがたまりやすいために酸素濃度の低下から P$_{IO_2}$ が低下しており，その窪地をトレッキングしていると呼吸不全となる危険性があるので注意が必要である．また，平地であっても船倉や鉄製のタンクの清掃作業や鉄分の多い土壌での井戸の掘削作業などで

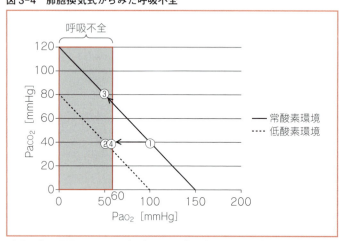

図 3-4　肺胞換気式からみた呼吸不全

呼吸不全の原因には，吸入気酸素分圧（P$_{IO_2}$）の低下（①→②）や Paco$_2$ が増加する肺胞低換気（①→③）といった A-aDo$_2$ が開大しない場合と，A-aDo$_2$ が開大する場合（①→④）がある．

は，酸素と鉄との反応のために作業環境中の酸素濃度が低下している場合があり，P_{IO_2} の低下に伴う呼吸不全をきたすことがある．

(2) Pa_{CO_2} の増加（肺胞低換気，図3-4の①→③）

換気と動脈血二酸化炭素分圧（Pa_{CO_2}）との間には，

$$Pa_{CO_2} = 0.863 \times \frac{\dot{V}_{CO_2}}{\dot{V}_A} \qquad (3-5)$$

STPD： standard temperature and pressure, dry. 0℃，1気圧（760 mmHg），乾燥状態のいわゆる標準状態での気体の体積．

という関係があり，この式は肺胞換気式とよばれる．$\dot{V}_{CO_2}$ は分時二酸化炭素排出量［mL/min, STPD］，$\dot{V}_A$ は分時肺胞換気量［L/min, BTPS］を表しているが，$\dot{V}_{CO_2}$ は恒常状態であればほぼ一定であるので，Pa_{CO_2} は $\dot{V}_A$ に反比例することがわかる．すなわち，高二酸化炭素血症と肺胞低換気は同義であり，低二酸化炭素血症と肺胞過換気は同義である．

BTPS： body temperature and pressure, saturated with water vapor. 体温（37℃）と測定時の大気圧で水蒸気飽和した状態での気体の体積．通常37℃，1気圧での飽和水蒸気圧は47 mmHg とする．

前述した式（3-2）から，Pa_{CO_2} が増加する場合，すなわち肺胞気の二酸化炭素分圧（P_{ACO_2}）が増加する場合には，肺胞気の酸素分圧（P_{AO_2}）が減少することになるため，結果として呼吸不全になる．

肺胞低換気は呼吸中枢，神経伝達系，神経・筋接合部，呼吸筋，胸郭，肺，上気道を含んだ気道など，換気に関連する呼吸システムのあらゆる部位の異常が原因となりうる．

▶ 2) A-aD_{O_2} が開大する場合（図3-4の①→④）

この場合の低酸素血症の原因としては病態生理学的にみて，①肺内の換気血流比の不均等分布，②拡散障害，③短絡（右左シャント）の3つがある．

(1) 換気血流比の不均等分布（図3-5（a））

先に述べたように，健常肺でも立位あるいは座位において肺尖部で換気血流比が高く，肺底部で換気血流比が低いという不均等分布があるが，疾患肺の換気血流比の不均等分布は健常肺に比べるとさらに大きくなり，その分布には疾患ごとに特徴がある．詳細は後述する．

(2) 拡散障害（図3-5（b））

酸素と二酸化炭素の交換は，肺胞気と肺毛細管血の間で拡散によって行われており，拡散障害があると肺胞気酸素分圧（P_{AO_2}）が正常でも肺毛細管血に酸素が移動しにくくなる．通常，健常者の肺の膜厚は0.5～1 μm 程度と薄く，また拡散面積はテニスコート（ダブルス）の1/2に達する程度に広い（約143 m^2）ため，健常者では高地で激しい運動をするような場合を除いては拡散障害による低酸素血症は通常認められない．しかし，拡散能力が低下している疾患肺では低酸素環境や運動時に著明な低酸素血症を生じる．これは，高地などの低酸素環境下では肺胞と毛細管血の酸素分圧の差圧（駆動圧）が低くなるために，拡散で酸素が肺胞から肺毛細血管内へ移動しにくくなるこ

呼吸不全の原因と病態　**67**

図 3-5 A-aDo₂ が開大する場合の呼吸不全

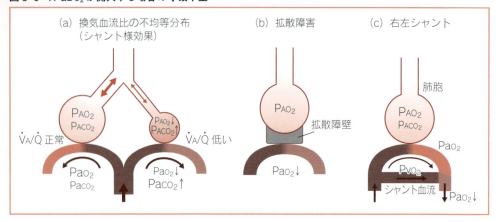

とや,運動によって肺内の血流速度が速くなり,十分なガス交換時間が確保できなくなるために,終末毛細管血で拡散平衡に達することができないことに起因する.

肺の拡散能力の評価には,肺毛細管血の酸素分圧の測定が困難なことから酸素拡散能力（D_{LO_2}）の測定は行われず,酸素と同程度の拡散能力がある一酸化炭素ガス（CO）を用いた一酸化炭素拡散能力（D_{LCO}）が用いられている.

D_{LCO} は,膜拡散能力（D_{MCO}）と赤血球のヘモグロビン（Hb）と結合するまでの血液中の拡散能力（D_{BCO}）からなる.厳密には,膜拡散能力には肺胞膜の他に血漿中や赤血球膜などヘモグロビンに至るすべての拡散障壁の拡散能力が含まれる.数式で表すと,

$$\frac{1}{D_{LCO}} = \frac{1}{D_{MCO}} + \frac{1}{D_{BCO}} \tag{3-6}$$

である.D_{MCO} は拡散面積と拡散距離に依存している.また,CO と Hb の反応速度を θ,肺毛細血管血液量を V_c とすると $D_{BCO} = \theta V_c$ の関係がある.したがって,肺拡散能力が低下する要因としては,D_M の減少あるいは D_B の減少が考えられる.D_M が減少する要因には,拡散面積の減少と拡散距離の増加があり,D_B が減少する要因には,有効ヘモグロビン量の低下あるいは反応速度の減少や肺毛細血管血液量の減少があげられる.

拡散能力の低下による呼吸不全には酸素吸入が有効であるが,これは,肺胞気の酸素分圧を高くすることで肺胞気から肺胞毛細管血までの駆動圧が高まり,多くの酸素が肺毛細血管内へ拡散移動できるようになるためである.

(3) 短絡（右左シャント）（図 3-5 (c)）

右左シャントでは,肺血流のうちでガス交換にあずからない静脈血が左心系に還流するために全体として低酸素血症を呈するようになる.拡散障害の

場合と異なりガス交換をする部分は正常であるので，酸素吸入をしても肺の終末毛細管血の酸素含量はほとんど増加せず，シャントを介した静脈血が混合する分，動脈血酸素分圧が低下する．つまり，右左シャントでは，酸素吸入による動脈血酸素分圧の改善効果はほとんどなく，シャント血流をなくすことが重要である．

5 —呼吸不全発症に関係する要因

COPD：chronic obstructive pulmonary disease

呼吸不全のうち，比較的短い期間で急速に起こる場合を急性呼吸不全とよび，その原因としては，肺炎や急性呼吸窮迫症候群（ARDS），急性肺血栓塞栓症，気管支喘息発作などがあげられる．また，慢性閉塞性肺疾患（COPD）や間質性肺炎などの慢性呼吸不全患者が感染や心不全などの合併を契機に急性増悪することや，神経・筋疾患の進行に伴って呼吸不全に至る場合もある．とくに慢性呼吸不全患者において低酸素血症の急性増悪をきたす場合は，もともとの予備能が少ないため早期より治療介入を行わないと予後不良となりやすい．慢性呼吸不全の急性増悪の原因としては，①高濃度の酸素吸入，②呼吸中枢抑制薬・睡眠剤などの投与，③呼吸器感染症，④心不全，⑤喘息発作，⑥全身麻酔および手術，などがあげられる．①，②，⑥は医原性であり，とくに①と②はⅡ型呼吸不全症例では注意を要する．

CO$_2$ ナルコーシス：血中に二酸化炭素が貯留し，意識障害，ふるえ，痙攣，昏睡など，精神・神経症状が出現した状態．

①による呼吸不全発症の機序は以下のように考えられている．肺胞低換気が慢性に続き，高二酸化炭素血症の状態が続くと，呼吸中枢は本来のPa_{CO_2}の刺激に対して反応しにくくなり，Pa_{O_2}の低下によって刺激されるようになる．この状態で高濃度酸素を吸入し，低酸素血症がある一定以上改善されると，低酸素だけによって刺激されていた換気がかえって抑制されてしまい，さらにPa_{CO_2}が蓄積することとなる．このような病態をCO_2 ナルコーシスという．とくに，Pa_{CO_2}が80 mmHg以上に蓄積すると麻酔効果が出現し，呼吸はさらに抑制される．

③の呼吸器感染症では，肺炎にまで至らない気道での感染症でも慢性呼吸不全の急性増悪を認めることがある．感染に伴う気道内分泌物の貯留は気道抵抗を増大させ，換気血流比の不均等分布，無気肺による短絡などを介してPa_{O_2}を低下させる．

6 —酸素運搬障害と組織の低酸素

前述したように呼吸不全は動脈血酸素分圧（Pa_{O_2}）の値をもって診断される．しかし，「生体が正常な機能を営みえない状態」という点に鑑みた場合，組織への酸素運搬障害や組織での低酸素の有無も重要な要因である．

組織への酸素運搬は以下の式で表される．

呼吸不全の原因と病態　**69**

$$Do_2 = Cao_2 \cdot \dot{Q} = \left(\frac{1.39 \times Hb \%飽和度}{100} + 0.0031 \times Pao_2 \right) \cdot \dot{Q} \qquad (3\text{-}7)$$

式中の Do_2［mLO_2/min］は組織への分時酸素運搬量,Cao_2［mLO_2/dL］は血液中の酸素濃度,$\dot{Q}$［dL/min］は心拍出量,$Hb\%$飽和度は酸素飽和度を表す.1.39［mLO_2/g］はヘモグロビン1gに結合しうる酸素量で,0.0031［$mLO_2/dL/mmHg$］は酸素の溶解度,すなわち1dLの血液に1mmHgの分圧あたり溶け込む酸素量である.

この式（3-7）をもとに,組織への酸素運搬が低下する原因を考える.

▶ 1）酸素分圧と酸素飽和度の低下

Pao_2 と酸素飽和度の低下についてはすでに述べた（p.62,3内呼吸と呼吸不全を参照）.

▶ 2）酸素運搬能の障害

(1) Hb 値の低下

貧血のない状態で動脈血酸素分圧が60mmHgに低下したときの動脈血酸素飽和度（Sao_2）は90％であり,酸素運搬が100％飽和時に比べて10％減になっているともいえる.すなわち,Hb値が10％低下することでも酸素運搬能に対して同等の影響があるので,呼吸不全患者での貧血の是正は重要である.

(2) 心拍出量の低下

心不全やショックなどにより血流量が低下する場合であるが,心拍出量が1割下がった場合も呼吸不全と同等の影響がある.左室拡張機能障害に伴う拡張不全では,左室駆出率が正常範囲内に保持されている場合もあるので注意が必要である.

(3) 末梢循環不全

動脈硬化,血栓塞栓症,血管の攣縮などにより局所の血流量が低下することで,組織の低酸素状態が生じることがある.組織の酸素状態は,その組織での酸素の消費量と供給量のバランスによって決定される.

▶ 3）組織の酸素消費量の増大

運動時や発熱時などでは酸素の消費量が増大し,供給量を上回る.発熱時には酸素解離曲線は右方へ偏移し,末梢組織での酸素供給を増加させようという代償機転が働くが,呼吸不全患者での発熱は容易に酸素の供給不足を引き起こす.

▶ 4) 組織の酸素利用障害

シアン中毒や一酸化炭素中毒，ミトコンドリアの密度低下や機能障害などで起こるが，頻度はまれである．混合静脈血の酸素飽和度（$S\bar{v}O_2$）は，組織が利用しなかったために肺毛細血管に戻ってきた酸素の量を表しており，その増加は組織での酸素利用障害を示している．

長期間の低酸素曝露では，エリスロポエチン産生刺激による Hb の増加，心拍出量の増加，肺と皮膚以外の組織では血管拡張による組織への酸素運搬量の確保など，さまざまな代償機転が働くため呼吸不全と組織の低酸素状態はかならずしもイコールではない．生体にとって，最終的には組織への酸素運搬量の維持が重要であるので，呼吸不全においては動脈血の酸素分圧や肺の状態だけではなく，貧血の有無や心拍出量，末梢組織の循環不全やそれらに対する代償機転の有無などといったことも意識しておく必要がある．

3 呼吸不全を呈するおもな疾患

呼吸不全を呈する疾患は数多くあるが（**表 3-1**），病態生理（**図 3-4, 5**）を中心に考えると呼吸不全の要因が理解しやすい．以下に呼吸不全を呈する代表的な疾患について，病態と病態からみた治療法について述べる．

1 — ARDS

▶ 1) 定義と重症度分類（ARDS 診療ガイドライン 2016 part 1 より）

Berlin 定義（2012 年）では以下のように定められている．

① 何らかの侵襲や急性あるいは増悪する呼吸症状があってから1週間以内に発症するもの．

② 胸部画像所見では，胸部 X 線写真あるいは胸部 CT において，胸水，肺葉あるいは肺全体の虚脱，結節影ではすべてが説明できない両側性陰影を呈する．

③ 肺水腫の原因として，心不全や輸液過剰ではすべてを説明できない呼吸不全である．危険因子がない場合には，静水圧性肺水腫を除外するための客観的評価（たとえば心エコー）を行う．

④ 重症度は酸素化能により，以下の3つに分けられる．

軽症：PEEP または CPAP 5 cmH$_2$O 以上で，200 mmHg $<$ Pao$_2$/Fio$_2$ $\leqq$

ARDS： acute respiratory distress syndrome. 急性呼吸窮迫症候群と訳される．単一の疾患ではなく，さまざまな原因によって起こる症候群．2012年の Berlin 定義により，ALI（acute lung injury：急性肺損傷）のカテゴリーは ARDS に含まれることとなった．

表 3-1　呼吸不全の原因

1. 低酸素環境

高地，船倉，鉄製密閉タンク，掘削作業，井戸，下水道，火山地帯の窪地など

2. 肺胞低換気のある疾患

A. 閉塞性換気機能障害のある疾患：慢性閉塞性肺疾患（COPD），気管支喘息など
B. 拘束性換気機能障害のある疾患
　a）肺の伸展障害：肺線維症の末期，胸膜肥厚，肺結核後遺症
　b）胸郭の伸展障害：脊椎彎曲症，肋骨骨折，胸郭の外科手術後（肺結核の胸郭成形術など），脊椎炎（脊椎カリエスなど）
　c）横隔膜の運動障害：大量腹水，肥満，横隔神経麻痺
C. 神経筋疾患：重症筋無力症，ポリオ，脳あるいは胸髄外傷，ギラン・バレー症候群，多発性硬化症，筋萎縮性側索硬化症など
D. 呼吸中枢障害：オンディーヌの呪い，ピックウィック症候群，原発性肺胞低換気症候群，脳外傷，脳梗塞，甲状腺機能低下症など

3. 換気血流比不均等分布の著明な疾患

COPD，細気管支炎，肺血栓塞栓症，気管支喘息，肺炎，心不全など，多くの呼吸器疾患には多かれ少なかれ換気血流比の不均等分布がある．

4. 拡散障害のある疾患

A. 拡散面積の減少：肺切除，無気肺，肺結核，慢性肺気腫などで肺組織量が低下した場合，間質性肺炎（特発性間質性肺炎，サルコイドーシス，膠原病の関連肺病変，じん肺，ヘモジデローシスなど）や表面活性物質の産生障害などで肺胞虚脱が多数生じた場合，間質性肺炎や特発性肺動脈性肺高血圧症などで肺血管床が減少した場合など
B. 拡散距離の増加：肺水腫（心不全，尿毒症，ARDS など），間質性肺炎など肺胞間質が肥厚した場合，肝肺症候群で肺毛細血管が拡張した場合
C. 肺毛細血管血液量の低下：肺気腫や間質性肺炎など肺毛細血管が破壊され減少した場合，心不全など心拍出量が低下した場合，肺塞栓（血栓，脂肪，羊水，転移性腫瘍，空気など）で血液が流れない場合，特発性肺動脈性肺高血圧症など異常な血管内皮の増殖により血管内腔が狭小化した場合
D. 有効ヘモグロビン量の低下：貧血，COHb の増加（喫煙などで一酸化炭素が結合したヘモグロビン），メトヘモグロビン（MetHb）の増加（アニリン中毒などでヘモグロビンの鉄が 2 価 Fe^{2+} から 3 価 Fe^{3+} になり，酸素と結合できないヘモグロビン）
E. ヘモグロビンと酸素の反応速度 θ の低下：異常ヘモグロビン血症

5. 右左シャント形成のある疾患

心房中隔欠損や心室中隔欠損など心疾患，肝硬変，肺動静脈瘻，無気肺など

300 mmHg

　　中等症：PEEP 5 cmH$_2$O 以上で，100 mmHg < Pa$_{O_2}$/F$_{IO_2}$ ≦ 200 mmHg

　　重症：PEEP 5 cmH$_2$O 以上で，Pa$_{O_2}$/F$_{IO_2}$ < 100 mmHg

　ARDS の誘発因子は多岐にわたるが，重症肺炎や誤嚥性肺炎など肺が原因の場合（肺の直接損傷）と，敗血症や多発外傷など，肺以外が原因の場合（肺の間接損傷）がある．

▶ 2）治療方針

　ARDS の死亡率は現在でも 40 ％程度あり，死亡の直接的原因は肺水腫による呼吸不全よりも，ARDS の基礎疾患や敗血症に伴う多臓器不全がもっとも

DIC：disseminated intravascular coagulation. 播種性血管内凝固症候群.

多いとされる．したがって，呼吸不全への対応とともに，原因疾患の治療だけでなく，DIC や敗血症性ショックの治療，院内感染への対策，多臓器障害の治療・管理が重要である．

ARDS に対する薬物療法はこれまでにいろいろ試みられており，現状では生存率に寄与できる確立した薬物療法はないが，グルココルチコイド少量療法（メチルプレドニゾロン 1 mg/kg/日）や好中球エラスターゼ阻害薬は発症後早期の症例に対しては使用を考慮してもよい薬剤とされている．現在までのところ，下記の換気条件による人工呼吸器管理だけが有効性を証明されている．とくに，人工呼吸器による過剰な換気条件による圧損傷と高濃度酸素吸入による肺傷害により，治療がかえって肺損傷を増悪していることがわかり，肺保護的人工呼吸管理の有効性が確立されている．

(1) ARDS の人工呼吸器の換気条件（低容量換気）

① F_{IO_2} は 1.0 で開始するが，Pa_{O_2} が 55〜80 mmHg に維持できれば F_{IO_2} は 0.6 を目安に漸減する．一回換気量は 6〜8 mL/kg に制限し，12 mL/kg 以上にはしない．PEEP は 5 cmH$_2$O 以上で開始して肺胞虚脱を防ぐが，プラトー圧は 30 cmH$_2$O 以下とする．なお，量規定換気（volume controlled ventilation：VCV）では吸気流速が 0 になるプラトー圧が，圧規定換気（pressure controlled ventilation：PCV）では吸気流速が吸気終末で 0 になる場合の吸気圧が，肺胞内圧を表している．

permissive hypercapnia：陽圧人工呼吸管理において肺損傷を防ぐため，ある程度の高二酸化炭素血症を容認する立場のこと.

permissive hypoxemia：同様に，ある程度の低酸素状態を容認する立場.

② 人工呼吸器関連肺損傷の発生を回避するため，①の換気条件で生命維持に必要最低限度の酸素化と酸塩基平衡を確保する．つまり，permissive hypercapnia（pH ≧ 7.2），permissive hypoxemia（55 ≦ Pa_{O_2} ≦ 80 mmHg）とする．

さらに，分時換気回数を 30 回/分以下にして換気の不均等分布を防ぎ，また，呼気終末にも肺胞内圧が PEEP 圧よりも高くなる auto-PEEP の発生を防ぐ．

ARDS 患者では，肺コンプライアンスが低下し気道抵抗は増大しているが，時定数の不均等分布で換気は不均等になりやすい．換気は肺の病変部位では行われにくく，わずかに残った正常部分で過剰な換気が行われ，肺局所の過膨張をきたし，その部分の損傷が起きやすくなるので注意を要する．

2 — 急性肺血栓塞栓症

▶ 1) 定義と病態（肺血栓塞栓症および深部静脈血栓症の診断，治療，予防に関するガイドライン 2017 年改訂版より）

静脈，心臓内で形成された血栓が遊離して急速に肺動脈を閉塞することによって生じる疾患である．原因としては，下肢深部静脈あるいは骨盤内静脈からの血栓が多い．男性よりも女性に多く，60〜70 歳代にもっとも多い．急

呼吸不全を呈するおもな疾患　　**73**

性肺血栓塞栓症の主たる病態は，急速に出現する肺高血圧および低酸素血症である．肺高血圧をきたすおもな原因は，血栓塞栓による肺血管の機械的閉塞，および血栓より放出される神経液性因子と低酸素血症による肺血管攣縮と考えられている．

▶ 2）呼吸不全の病態生理

血栓による肺動脈の閉塞や狭窄のために肺血管床の減少が生じ，非閉塞部の代償性血流増加と気管支への血流低下に伴う気管支攣縮によって著明な換気血流比の不均等分布が生じ，低酸素血症を呈する（図 3-6（b））．また，血流の低下した肺区域での表面活性物質の産生低下から無気肺が生じることでシャント血の増加も認められる（図 3-6（b））．これらの結果，$Paco_2$ の低下を伴う低酸素血症（I 型呼吸不全）を呈し，A-aDo_2 は開大する．

▶ 3）治療

二酸化炭素が蓄積する呼吸不全ではないため，酸素吸入療法が基本となる．原疾患の治療としては，抗凝固薬（未分画ヘパリン，ワルファリン），血栓溶解薬（モンテプラーゼ，遺伝子組換え組織プラスミノーゲンアクチベータ）の投与が行われ，換気血流比不均等の原因を改善することが重要である．一方，弾性ストッキングの装着や術後リハビリテーションを早期に開始するなど，発症の予防も大切である．ロングフライト血栓症は急性肺血栓塞栓症の一つで，長時間の下腿への血流貯留と脱水が原因となるので，十分な水分補給や下肢の運動などでの予防が大切である．

ロングフライト血栓症：以前はエコノミークラス症候群ともよばれていたが，座席がエコノミークラスでもファーストクラスでも発症の頻度は同等であることから，近年は旅行者血栓症やロングフライト血栓症などの用語が用いられる．

3 —気管支喘息

▶ 1）定義（喘息予防・管理ガイドライン 2018 より）

気管支喘息は，気道の慢性炎症を本態とし，臨床症状として変動性をもった気道狭窄（喘鳴，呼吸困難）や咳で特徴づけられる疾患である．可逆性を示す気道狭窄は，気道炎症や気道過敏性亢進による．

▶ 2）呼吸不全の病態生理

気管支喘息発作時には気道の攣縮が不均等に起こり，著明な換気血流比の不均等分布が生じる．また，粘稠な喀痰が細気管支を閉塞して末梢の肺胞が虚脱すると，その部分の血流は酸素化を受けないシャント血となり，低酸素血症を助長する．

一方，非発作時にも肺内の不均等分布が大きいことが指摘されている（図 3-6（c））．また，気管支拡張薬を吸入した際に，気管支拡張薬が気道収縮が

図 3-6 健常者と肺疾患患者の換気血流比分布

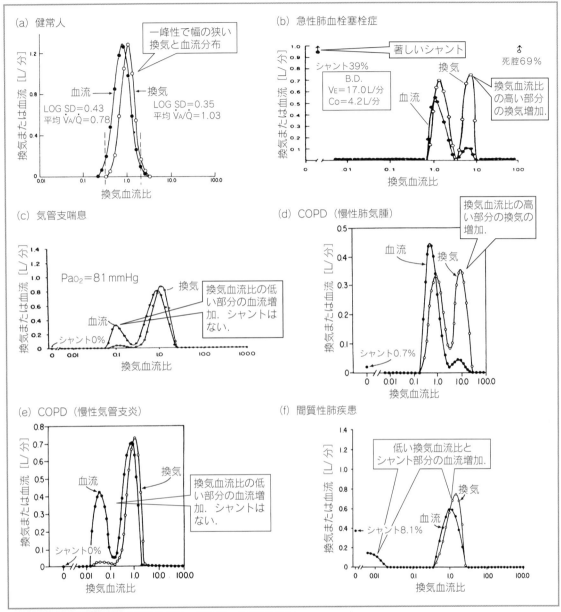

a：健常人における換気と血流の分布は一峰性で，その幅も狭い．
b：急性肺血栓塞栓症患者では血流がない肺での無効換気が増え，著しい換気血流比の不均等分布が認められる．また，無気肺などによるシャント血流も低酸素血症の原因になる．
c：気管支喘息患者では，非発作時にも換気血流比の低い部分への血流が認められている．病勢コントロールが不十分で，粘稠な喀痰が細気管支を閉塞して肺胞の虚脱が起こると，その部分の血流は酸素化を受けないシャント血となる．
d, e：COPD 患者のうち，肺気腫は換気血流比の高い部分での換気が多く (d)，慢性気管支炎は換気血流比の低い部分での血流が多くなっているが (e)，シャント血流は認められない．
f：間質性肺炎患者の肺では低い換気血流比の分布が多く，また，肺底部の肺胞虚脱，微小無気肺に伴うシャント血の増加がみられる．

(Wagner, P.D.: Regulation of ventilation and gas exchange (Ed: Davies, D.G., Barnes, C.D.). Academic Press, 1978, および Rodriguez-Roisin, R., Wagner, P.D.: Clinical relevance of ventilation-perfusion inequality determined by inert gas elimination. Eur. Respir. J. 3(4): 469～482, 1990 より)

強い部分には行き渡りにくく，気道収縮が弱い部分をより拡張するために，かえって不均等分布が増大して低酸素血症を遷延させる原因となることがある．

▶ 3）治療

気管支喘息は気道の慢性炎症疾患であり，抗炎症効果が認められるステロイド製剤の吸入が治療の基本で，それに加えて β_2 刺激薬の吸入・貼付・内服や長時間作用性抗コリン薬の吸入，抗ロイコトリエン薬の内服を併用することもある．また，難治性気管支喘息には抗 IgE 抗体薬や抗 IL-5 抗体薬が用いられることがある．近年，薬物療法で十分にコントロールできない場合，気管支鏡を用いて肥厚した気道壁平滑筋を減少させる気管支サーモプラスティ療法も行われている．いずれにせよ，呼吸不全時には気道の閉塞を改善し，換気血流比の不均等を是正することが重要である．

▶ 4）人工呼吸器管理

ステロイド吸入が標準治療になってから，呼吸不全をきたす気管支喘息患者は減少してはいるが，積極的な薬物治療にもかかわらず喘息発作がコントロールできず悪化する場合や，気管挿管の適応基準に該当する場合は気管挿管を行い人工呼吸器管理を開始する．喘息発作時の人工呼吸器管理では気道抵抗が高いため，陽圧換気に伴う圧損傷（barotrauma）を回避するために，量規定換気（VCV）を基本とする．その他にも①気道抵抗が高いために，換気不全で高二酸化炭素血症となりやすく，また auto-PEEP が生じやすい，②時定数の不均等分布のため，換気が不均等に行われやすい，③肺は過膨張で胸腔内圧は高く，PEEP や CPAP を加えると循環不全に陥りやすい，などの点に注意が必要である．

4 ─ 慢性閉塞性肺疾患（COPD）

▶ 1）定義（COPD 診断と治療のためのガイドライン 第5版より）

タバコ煙を主とする有害物質を長期に吸入曝露することで生じた肺の炎症性疾患である．呼吸機能検査で正常に復することのない気流閉塞を示す．気流閉塞は末梢気道病変と気腫性病変がさまざまな割合で複合的に作用することにより起こり，通常は進行性である．臨床的には徐々に生じる労作時の呼吸困難や慢性の咳，痰を特徴とするが，これらの症状に乏しいこともある．

COPD には肺気腫と慢性気管支炎がある．

①肺気腫：終末細気管支より末梢の気腔が肺胞壁の破壊を伴いながら異常に拡大しており，明らかな線維化は認められない病変を指す．

② 慢性気管支炎：喀痰症状が年に3カ月以上あり，それが2年以上連続して認められることが基本条件となる．この症状が他の肺疾患や心疾患に起因する場合には，本症として取り扱わない．

COPDの病型として，胸部単純X線および胸部CT所見をもとに，気腫性陰影が優位に認められる気腫型COPD（肺気腫病変優位型）と，気腫性陰影がないか微細に留まる非気腫型COPD（末梢気道病変優位型）がある．

▶ 2) 呼吸不全の病態生理

慢性肺気腫では，換気血流比の高い部分での換気の増加がみられ，換気血流比が正常な部分と二峰性の分布になっている．肺胞破壊により，換気血流比が高い部分が増加する（図3-6（d））．

慢性気管支炎では，換気血流比の低い部分の血流分布が多く，正常の換気血流比の部分と二峰性の分布になっている．過剰な気道内分泌物のために，換気が十分でない部分が生じている可能性がある（図3-6（e））．

▶ 3) 治療

安定期COPDの治療は基本的には抗コリン薬やβ_2刺激薬を吸入することによる気道拡張が中心であるが，進行して慢性呼吸不全になった場合には在宅酸素療法を導入する．Pao_2が増加するⅡ型呼吸不全も多く，その場合には高濃度酸素を吸入させるとCO_2ナルコーシスを呈する危険性があり，酸素流量は低流量あるいはベンチュリーマスクを使用して必要最小限度とし，頻繁に動脈血ガス分析を行って慎重に酸素投与量を設定する必要がある．

COPDの急性増悪は直接死亡に繋がるだけでなく，呼吸機能の低下も促進するため，気流閉塞に増悪が加わり，悪循環を加速させる．すなわち，急性増悪の予防と管理が患者の予後に大きく関係する．通常の変動を超えた呼吸器症状の増悪時には，抗菌薬やステロイド製剤を投与し，呼吸不全を呈している患者や病期がⅢ期（高度な気流閉塞）以上の患者では早めに入院治療が勧められる．

酸素療法のみで呼吸管理ができない場合には，ショックや意識障害を伴う重篤な呼吸不全や大量喀痰などの使用禁忌がなければ，非侵襲的陽圧換気療法（noninvasive intermittent positive pressure ventilation：NPPV）を試みるが，呼吸状態が改善しなければ挿管しての人工呼吸管理を行う．人工呼吸管理下では，①時定数の不均等分布のために換気が不均等に行われやすいことや，②末梢気道抵抗が高いためにauto-PEEPが生じやすいこと，③肺過膨張のためにはじめから胸腔内圧が高く，PEEPを使うと循環不全に陥りやすい，といった点に注意が必要である．また，ネーザルハイフロー®などのハイフ

ベンチュリーマスク：細いノズルを通して一定流量の酸素を流し，ベルヌーイの効果で圧を下げることで，周囲の空気を一定量取り込む"ベンチュリー効果"を利用した酸素マスク．安定した吸入気酸素濃度（Fio_2）を得られるが，高流量の酸素を必要とする．

auto-PEEP：気道抵抗が高いために時定数が長くなり，呼気時間内に十分に呼出することができず，呼気終末に肺胞内圧と口腔内圧との圧較差が残ってしまう現象．

呼吸不全を呈するおもな疾患　**77**

ハイフローセラピーの効果： 高流量で高濃度の酸素を鼻カニューラから投与するために，高濃度で正確なF_{IO_2}を設定することが可能で，死腔内CO_2の洗い出し効果，PEEP効果，肺胞リクルートメントの改善，上気道抵抗の軽減により，換気効率が上がって酸素化を改善する．また，加温加湿器により鼻腔粘膜乾燥に伴う疼痛を軽減し，線毛機能を維持する．

ローセラピーは高流量の酸素投与を行うため，Ⅰ型呼吸不全患者がよい適応となるが，急性増悪時のⅡ型呼吸不全患者などの換気補助が必要な病態には使用できない．

5 —間質性肺疾患

▶ 1) 定義（特発性間質性肺炎診断と治療の手引き 改訂第3版より）

肺の間質を炎症や線維化病変の基本的な場とする肺疾患の総称である．肺の間質とは，狭義には基底膜で境された肺胞壁の結合組織よりなる部分であるが，広義には気管支周囲組織や毛細血管網を含む血管周囲組織，肺胸膜下層，小葉間隔壁の結合組織を含む広範な領域を意味する．

間質性肺炎には膠原病によるもの，じん肺，薬剤性，放射線性，サルコイドーシス，過敏性肺臓炎などの原因が明らかなものと，原因が不明なもの（特発性間質性肺炎）とがある．

▶ 2) 呼吸不全の病態生理

健常肺でも換気血流比の不均等分布はあるが，その程度は疾患肺に比べると少ない（**図3-6 (a)**）．間質性肺炎患者では低い換気血流比の分布とシャント血が多い（**図3-6 (f)**）．とくに肺底部は重力の影響で肺胞が小さく，換気が悪くなりやすく，肺底部の肺胞が虚脱すると右左シャントの原因になる．間質肥厚に伴って肺胞でのガス拡散速度は減少しており，かつ労作時には心拍数増加に伴って肺毛細血管通過時間が短縮するため，労作時に低酸素血症や呼吸困難が著しくなる．

▶ 3) 治療

安定している間質性肺疾患患者の特徴は，安静時の血液ガスは正常であっても，労作に伴って著しい低酸素血症を呈することである．このため，在宅酸素療法のよい適応となり，安静時と比較して運動時に投与酸素流量の増量が必要となる場合がある．一般にPa_{CO_2}の増加はみられず，吸入酸素流量を増量してもCO_2ナルコーシスの危険性は少ない．ただし，呼吸不全の原因としてシャント血が多い場合には酸素投与は効果が乏しい．

急性増悪時には人工呼吸管理が必要となる場合があるが，その方法はARDSの呼吸管理に準ずる．間質性肺炎では，①線維化のため肺は硬く，気道内圧が上昇しやすいため圧損傷に注意が必要であることや，②肺は膨張不全で無気肺が多く，つぶれかけた肺胞を開くためにPEEPが必要になりやすいことに留意する．

6 ─ 心不全（左心不全）

▶ 1）定義（急性・慢性心不全診療ガイドライン 2017 年改訂版より）

何らかの心臓機能障害，すなわち，心臓に器質的および/あるいは機能的異常が生じて心ポンプ機能の代償機転が破綻した結果，呼吸困難・倦怠感や浮腫が出現し，それに伴い運動耐容能が低下する臨床症候群を心不全という．

急性左心不全の場合，代償機転が十分に行えず，うっ血に基づく症状として易疲労感，運動耐容能の低下，発作性夜間呼吸困難，起座呼吸，肺毛細血管の静水圧上昇に伴う肺水腫がみられる他，乏尿，チアノーゼ，四肢冷感などの低心拍出・低灌流に伴う症状もみられる場合がある．

慢性左心不全は代償機転が働いているが，心拍出量の増加余力に乏しく，生活の質（QOL）が低下し，種々の誘因で急性増悪を起こし，生命予後も短縮する．

▶ 2）呼吸不全の病態生理

左心不全における肺水腫は，換気血流比の不均等分布や拡散障害を引き起こし，Ⅰ型呼吸不全となる．一方，心拍出量の低下は組織への酸素運搬能力を低下させ，多臓器の機能低下を惹起する．また，心ポンプ機能の低下に伴う循環時間の延長により，呼吸調節に遅れが生じ，過呼吸と呼吸停止を繰り返すチェーンストークス呼吸がみられる．とくに睡眠中には中枢性無呼吸とそれに伴う低酸素血症が周期的に起こる．

▶ 3）治療

急性左心不全の治療には酸素投与が必要であり，症状の改善がみられない場合には NPPV を開始する．使用するモードは持続的陽圧呼吸（continuous positive airway pressure：CPAP）が第一選択とされるが，高二酸化炭素血症が持続する場合には，吸気圧（inspiratory positive airway pressure：IPAP）と呼気圧（expiratory positive airway pressure：EPAP）で異なる圧を設定できる持続陽圧換気（bi-level PAP）に変更する．NPPV による心原性肺水腫の治療は，肺間質の拡張障害，肺コンプライアンス低下，気道抵抗上昇に伴う機能的残気量の減少，肺胞内浮腫液漏出による死腔換気の増加，呼吸筋疲弊に伴う低換気による酸素化および換気障害への進展，低酸素血症に伴う心収縮力低下や肺血管抵抗上昇，さらに右室後負荷増大という悪循環を断ち切ることを目的としている．

NPPV で呼吸状態が改善できない場合や，ショックや意識障害のある場合，咳反射や喀痰喀出困難な場合には，挿管下で人工呼吸器管理になることもある．

慢性重症心不全では，治療の最適化が行われてもなお，肺うっ血が十分に
コントロールできずに呼吸困難などの症状が持続する患者に対して，陽圧呼
吸療法によって症状が改善することが経験される．最近では睡眠時呼吸障害
の程度にかかわらず，心不全の病態を改善するのではないかとも考えられ，
CPAP や IPAP を無呼吸の状態により自動的に調節できる適応補助換気
（adaptive servo-ventilation：ASV）が在宅でも使用される．

7 ─ 神経疾患と筋疾患

1）定義

神経疾患や筋疾患には多くの疾患があり，疾患それぞれに定義がある．

2）呼吸不全の病態生理と治療

呼吸中枢の疾患では肺胞低換気症候群が有名で，呼吸器，胸郭，神経，筋
肉系に異常がなく，肺機能検査上明らかな異常が認められないにもかかわら
ず，日中および睡眠中に高度の高二酸化炭素血症と低酸素血症を呈する．

運動ニューロンには上位運動ニューロンと脳幹運動神経核・脊髄前角に存
在する下位運動ニューロンがあり，その両者が冒される疾患に筋萎縮性側索
硬化症（amyotrophic lateral sclerosis：ALS）がある．ALS は進行すると横隔
膜や肋間筋などの呼吸筋の運動が障害されるようになり，II型呼吸不全を呈
するようになる．

筋疾患には，筋を支配している末梢神経が冒される神経原性疾患（ニュー
ロパチー）と筋のみが冒される筋原性疾患（ミオパチー）があり，両者は神
経筋疾患と総称されている．神経原性疾患でもっとも頻度が高いのは糖尿病
性ニューロパチーであるが，呼吸筋が障害されることは少ない．感染症が先
行した後に，自己免疫機序によって発症する免疫性ニューロパチーに Guil-
lain-Barré（ギラン・バレー）症候群があるが，呼吸筋障害による呼吸不全を
呈することがある．筋原性疾患のなかでもっとも頻度が高く代表的なのは筋
ジストロフィで，骨格筋の壊死・再生を主病変とする遺伝性筋疾患である．
筋ジストロフィには多数の疾患が含まれるが，病状の進行に伴って呼吸不全
が出現する．

いずれの疾患においても，肺は正常であっても，呼吸筋運動が障害される
ために換気不全となり，呼吸不全を呈する．また，喀痰の喀出困難のため誤
嚥性肺炎になりやすく，換気血流比不均等分布，拡散障害，無気肺のための
右左シャントも呼吸不全の原因となる．

換気不全に対しては，NPPV などの人工呼吸管理が行われる．

第4章 酸素療法

1 酸素療法

1—酸素療法とは

酸素はヒトの生命維持に必須の気体である．生体の酸素需要に対し酸素供給が不足した際に，吸入酸素濃度（F_{IO_2}）を高め，酸素欠乏の程度に応じた適切な酸素量を投与する治療法を酸素療法という．具体的には，血液ガス分析による動脈血酸素分圧（Pa_{O_2}）あるいはパルスオキシメータによる酸素飽和度（Sp_{O_2}）の基準値と測定値との較差を指標に，投与する酸素濃度と酸素流量を調節して，生体の需要を満たすのに十分な酸素を供給する．

2—酸素療法に関連するガスの供給源

酸素の供給源として，中央配管方式によるものと個別のものとの大きく2つに区分できる．前者は，医療ガス配管設備（JIS T 7101）により，大量に酸素を使用する施設に供給源を設けて，必要箇所に酸素を供給する方式である．医療ガスごとに専用の設備を用い，マニフォールド方式と定置式超低温液体酸素方式がある．後者には，在宅用と携帯用酸素供給装置として，高圧ガスボンベ，可搬式液化ガス容器，酸素濃縮装置がある．

マニフォールド式供給装置： ガス容器を2バンク（第一供給，第二供給）に分けて設置し，一方の供給がなくなると他方の供給が始まるように交互にガスを供給する自動切換器でコントロールして，連続供給できるガス供給方式をいう．

▶ 1）ボンベ

酸素ボンベは，入院，在宅を問わず設備用および緊急用として欠かせない．ガス容器は内容量により数種類ある（**表4-1**）．また，容器の材質は鋼製のものが長年使用されてきたが，在宅患者のQOLを上げるため軽量化されたFRP（繊維強化プラスチック）容器や炭素繊維複合容器が利用されるようになった．

▶ 2）定置式超低温液化ガス貯槽による供給装置（CE）

CE： cold evaporator

CEは，－183℃の液化酸素を貯蔵する装置で，蒸発器で気化させた常温の酸素を医療ガス配管設備によって供給する．

酸素療法　**81**

表 4-1　酸素ボンベの種類

	ガス容量 [L]	内容積 [L]
金属ボンベ	500	3.4
	1,500	10.0
	6,000	40.0
	7,000	47.0
FRP 複合容器	220	1.1
	400	2.0
	560	2.8

▶ 3) 超低温液化ガス容器（LGC）

LGC：liquid gas container

LGC は，CE と同様に液化酸素を貯蔵するが，容器は可搬式である．ボンベと同じく，容器を交換しながら使用する．医療用施設では，マニフォールド方式を用いて酸素が供給される．在宅酸素療法用としては，設置型液化酸素装置（親容器）と携帯型液化酸素装置（子容器）がある．液体酸素は少しの熱を受けるだけで 800 倍の体積の気体酸素*となる．また，その圧力は容器内では大気圧に近いため比較的安全に使用できる．療養者は，外出時などに携帯用酸素供給装置に設置型液化酸素装置から液体酸素を少量移して使用する．軽量で長時間の使用が可能である．

＊：気体の状態方程式 $PV=nRT=(W/M)RT$ に，$P=1$ [気圧]，$M=32$（酸素の分子量），$W=1$ [g]，$R=0.082$，$T=273$ [K] を代入すると $V=0.699$ [L] となる．これに比重 1.105 を乗じると 0.773 L となる．1 g を 1 mL とするとこれが 773 mL の気体になる．したがって約 800 倍となる．

▶ 4) 酸素濃縮装置（表 4-2）

(1) 吸着型酸素濃縮装置

酸素と窒素を分離する性質をもつ吸着材（ゼオライト）を用いて，高濃度の酸素を発生させる装置である．ゼオライトに加圧した空気を流し，窒素を吸着させ，酸素のみを取り出す（図 4-1）．その後，減圧した空気を流し，窒素をゼオライトから遊離・排気する（図 4-2）．現在では，吸着型酸素濃縮装置は，88〜95％の濃度の酸素を最大 2〜7 L/分で供給可能なものがある．

ヘモグロビン酸素解離曲線

肺から取り込まれた酸素は，ほとんどが赤血球中のヘモグロビンと結合して末梢組織へ運搬される．酸素がヘモグロビンにどの程度結合しているかを，動脈血酸素分圧と動脈血酸素飽和度の関係として表したものが，ヘモグロビン酸素解離曲線である．この曲線は，動脈血二酸化炭素分圧，pH，体温などの変化により左右に移動する．

また，この曲線は S 字状にカーブすること，動脈血酸素分圧が 100 mmHg を超えた場合には動脈血酸素飽和度は 100％として示されることから，この 2 つの指標の違いを十分に理解しておく必要がある．

表 4-2 酸素濃縮装置の種類

吸 着 型	膜 型
酸素濃度　≒ 90％ ガス流量　≦ 5L/分 空気から窒素を吸着し，酸素を分離 モジュールは 1〜数年で取り替え 加湿器が必要	酸素濃度　≦ 40％ ガス流量　≦ 6L/分 篩の原理 高分子膜透過速度の差を利用 モジュールの取り替えは不要

図 4-1 吸着型酸素濃縮装置の原理

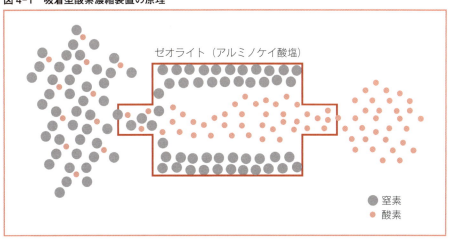

図 4-2 吸着型酸素濃縮装置の構成

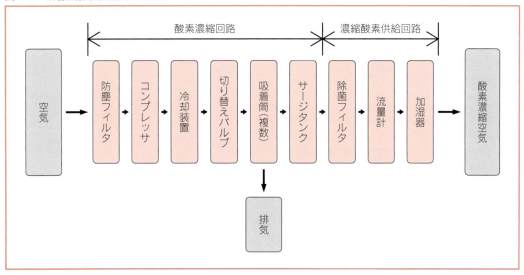

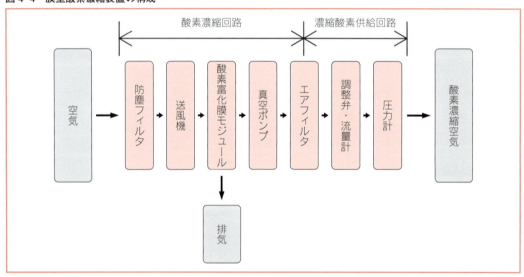

図 4-3 膜型酸素濃縮装置の原理

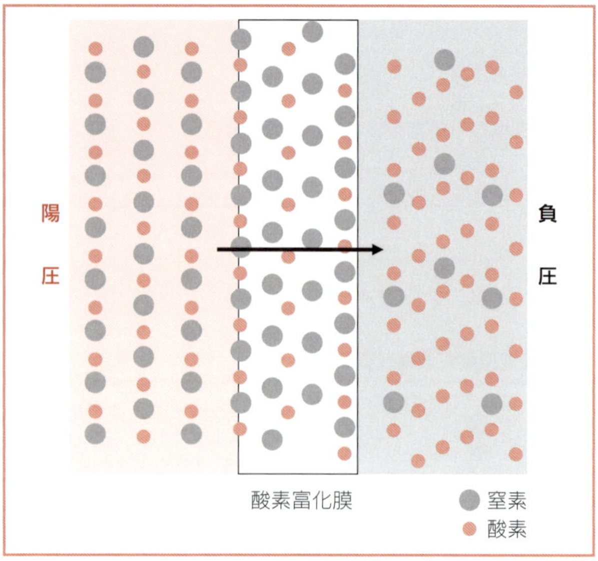

図 4-4 膜型酸素濃縮装置の構成

(2) 膜型酸素濃縮装置

酸素透過性に優れた高分子膜（ポリマー）を用いて，空気中の酸素を効率的に分離する（**図 4-3**）．送風機から送られる空気が高分子膜内に拡散し，酸素を多く含んだ空気が得られる（**図 4-4**）．膜型酸素濃縮装置では，40％程度の酸素を最大 6 L/分で供給可能である．

3 ─ 酸素療法で使用する機器の原理と構造

1) 低流量器具

(1) 鼻カニューラ

プロングを患者の鼻孔に設置し，チューブから供給される酸素を患者の吸気時に供給する器具で，酸素を吸入しながら会話や食事が可能なため広く使用されている（図4-5）．材質はポリ塩化ビニル樹脂である．安価で，使用方法が簡便であり，鼻腔の両側あるいは片側からの低濃度の酸素吸入に適している（表4-3）．

(2) マスク

マスクで患者の鼻および口を覆い，酸素チューブにより供給された酸素を患者に効率的に供給する器具で，マスク部分はポリ塩化ビニル樹脂でできている．吸入酸素濃度を調節できないマスクであるが，広く使用されている（図4-6）．

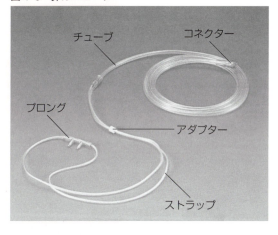

図4-5 鼻カニューラ

表4-3 鼻カニューラの酸素流量と吸入酸素濃度

純酸素流量 [L/分]	吸入酸素濃度の目安 [%]
1	24
2	28
3	32
4	36
5	40
6	44

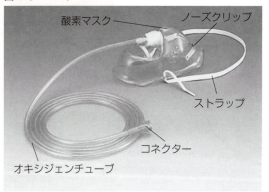

図4-6 マスク

表4-4 マスクの酸素流量と吸入酸素濃度

純酸素流量 [L/分]	吸入酸素濃度の目安 [%]
5〜6	40
6〜7	50
7〜8	60

酸素療法

酸素流量は通常5L/分以上を用い，マスク内に排気された呼気ガスを再呼吸しないようにする．このため，吸入酸素濃度は40％以上となり，低濃度酸素吸入には適さない（表4-4）．

▶ 2）高流量器具
(1) ベンチュリーマスク
酸素チューブにより供給される酸素が，ダイリュータ（図4-7）によるベンチュリー効果によって，酸素流量に依存した吸入酸素濃度の安定した酸素として供給される．酸素濃度はダイリュータの細径のサイズによって異なり，目的の酸素濃度を設定するには，適切なダイリュータを選択して酸素チューブに接続する（図4-8）．設定する酸素濃度ごとに酸素流量が決められている

図4-7　ダイリュータ
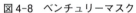

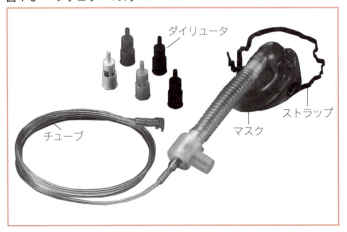

図4-8　ベンチュリーマスク

表 4-5　ベンチュリーマスク設定酸素濃度と酸素流量・総流量

酸素濃度 [%]	純酸素流量 [L/分]	総流量 [L/分]
24	4	105
28	4	45
31	6	47
35	8	45
40	8	33
50	10	27

（表 4-5）．この酸素流量により，酸素と空気の混合ガス流量（総流量）が約 30 L/分以上になる．

総流量を求めるには次の式を用いる．

$$総流量[L/分] = \frac{100 - Ox}{Ox - A} \times F[L/分] + F[L/分] \tag{4-1}$$

Ox：目的の酸素濃度［%］，A：空気の酸素濃度（21 %），F：酸素流量［L/分］．

▶ 3）リザーバ器具

(1) リザーバ付酸素マスク

リザーババッグおよびマスクに一方弁が取り付けられており，高濃度の酸素を吸入できる．吸気時には，マスクの一方弁が閉じ，リザーババッグの一方弁が開き，リザーババッグに蓄えられた酸素が供給される．呼気時には，リザーババッグの一方弁は閉じられ，リザーババッグに酸素チューブから酸素

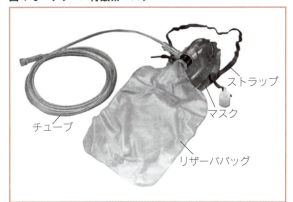

図 4-9　リザーバ付酸素マスク

表 4-6　リザーバ付酸素マスクの酸素流量と吸入酸素濃度

純酸素流量 [L/分]	吸入酸素濃度の目安 [%]
6	60
7	70
8	80
9	90
10	90 <

が供給される．そして，マスクの一方弁が解放されて呼気ガスが排気される（図4-9）．

マスク内にたまった呼気ガスの再呼吸を防止するため，酸素流量は6L/分以上に設定し，リザーババッグが空にならないように酸素流量を調節する（表4-6）．

▶ 4) その他の器具

(1) 酸素テント，酸素フード

酸素マスクや酸素カニューラでの酸素吸入を拒否する患者，熱傷などで酸素マスクの装着が困難な患者や，新生児・乳児・小児に酸素を供給する場合に用いる．テントを組み立て，それをベッド上で患者の頭部を中心にして肩まで覆い，テント内に酸素を供給する．供給する酸素は，持続的に10～15L/分以上の高流量で流す．

酸素フードは酸素テントの一種で，患者の頭部のみを覆うものである．フードの容積はテントよりもはるかに小さく，呼気ガスの貯留による二酸化炭素の蓄積を防ぐため，6L/分以上の高流量の酸素を供給する．

(2) 保育器（クベース）

保育器には，閉鎖式，開放式，搬送用があり，低出生体重児を保育するための装置である．内部の温度，湿度や酸素供給量を調整でき，外部から患児を観察できる．

(3) 流量計

流量計は，酸素アウトレットや酸素ボンベに接続して用いるが，流量を正確に測定するには，目盛り部分が垂直になっていなければ誤差が生じる．また浮子には2種類あり，回転型（ボビン型ロタメータ）の場合は浮子の上端で流量計の目盛りを読む．ボール型の場合には，ボールの中央部で目盛りを読む．

(4) 酸素ブレンダ

医療ガス供給装置から供給される酸素と空気を混合して，21～100％の任意の酸素濃度を設定できる装置である．

4 ─ 酸素療法（低圧）技術

生体を構成する組織中の酸素が欠乏している状態を低酸素症という．低酸素症を起こす原因には，低酸素血症，酸素運搬障害と酸素利用障害がある．

低酸素血症の原因でもっとも頻度の高いものは，肺炎，肺水腫，無気肺や閉塞性肺疾患などによる換気血流比不均等である．この他には，高山病などの吸入酸素濃度の低下，換気量の減少による肺胞低換気，先天性心疾患や肺

内動静脈シャントによる動静脈シャントがある．

酸素運搬障害や酸素利用障害の原因は，貧血，心不全やショックなどによる心拍出量の減少，悪性高熱や甲状腺機能亢進などによる組織での酸素消費の増加，シアンや一酸化炭素などによる中毒がある．

手術後の患者は低酸素血症と臓器障害を招くことがあり，酸素療法の対象になる．原因として，無気肺などによる機能的残気量の減少，気道内分泌量の増加，気道内清浄機能の障害，換気量の減少，深呼吸の制限，長期臥床，体の震え（シバリング），睡眠時無呼吸がある．

このような低酸素症を呈した患者に対し，前述の原因を取り除き，低酸素状態を改善することが酸素療法の目的である．

▶ 1）適応基準

酸素療法の適応となる目安は，一般的に PaO_2 ＜約 75 mmHg あるいは SpO_2 ＜94％である．低酸素血症が急性に生じたか，慢性であるか，また基礎疾患の病態によって対処は異なるが，酸素療法によって PaO_2 が約 80 mmHg（SpO_2 94 〜 98％）になるようにすることが目標である（図 4-10）．

Ⅰ型呼吸不全（高二酸化炭素血症を伴わない呼吸不全）では，PaO_2 が 60 〜 80 mmHg 程度に維持できるように酸素を投与する．

Ⅱ型呼吸不全（高二酸化炭素血症を伴う呼吸不全）では，PaO_2 が 50 〜 60 mmHg，SpO_2 が 85 〜 90％程度に維持できるように酸素を投与する．急激な PaO_2 の上昇は，低酸素状態による換気促進刺激を消失させ，換気量が低下し，$PaCO_2$ の上昇と pH の低下を招き，CO_2 ナルコーシスになることがしばしばあるので，不用意な高濃度酸素を投与しない．

PaO_2 が 60 mmHg 以下の慢性呼吸不全のうち，在宅酸素療法の適応は，PaO_2 ＜ 55 mmHg とされている．PaO_2 が 60 mmHg 以上であっても，一酸化炭素中毒，急性心筋梗塞やショックなどでは酸素を投与する．

在宅酸素療法（home oxygen therapy：HOT）： 呼吸器疾患などの患者のうち，医師の指導により自宅で日常生活をしながら酸素を吸入する療法．

▶ 2）酸素投与の方法

酸素療法は，投与すべき FIO_2 をおおよそ決定し，処方することから開始する．次に，呼吸不全がⅠ型かⅡ型か，あるいは患者の呼吸状態によって FIO_2 が一定である高流量酸素投与か，FIO_2 が変動する低流量酸素投与かを判断して，吸入に必要な器具を選択する．経口・経鼻投与では，FIO_2 が 40％以下であれば鼻カニューラがよい適応となる．FIO_2 が 40 〜 60％を期待する場合は，マスクあるいはリザーバマスク（再呼吸式）を利用する．FIO_2 60％以上を期待するときは，リザーバマスク（非再呼吸式）で酸素流量 6 L/分以上を使用する．高流量酸素投与が必要な場合にはベンチュリーマスクを使用する．

酸素療法　**89**

図 4-10 酸素投与の手順例

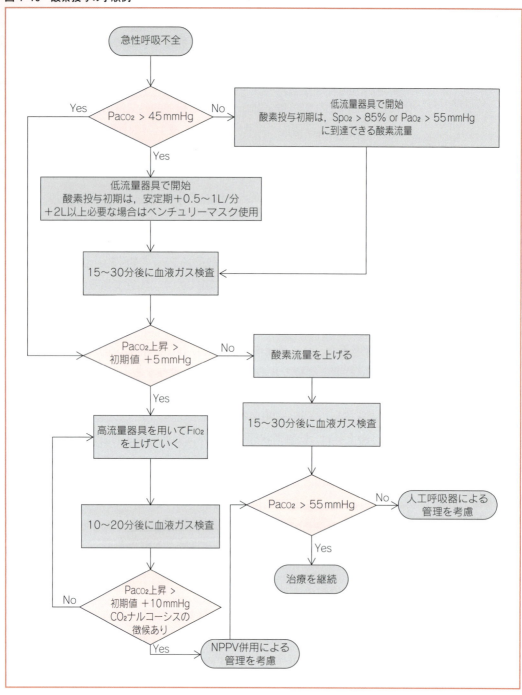

(1) ハイフローセラピー

高流量で吸入酸素濃度50％以上の酸素療法を行うには，送気ガスの加温加湿が必要となる．2000年代にこれに対応した装置が上市され，利用されている．この装置は，鼻カニューラ，流量計，酸素ブレンダ，加温加湿器で構成される．これらのデバイスは高流量用で，この装置を用いることで，60 L/分までの高流量送気と送気ガスの加温加湿ができ，患者は安定した酸素濃度で換気できる．安静時の最大吸気量は1分あたり30〜40 L程度とされ，それを十分にカバーできる．ただし，換気頻度が上昇すれば自発吸気量は60 L/分を超える．

ハイフローセラピーの効果として，生理学的に呼吸仕事量の減少による一回換気量の増加，呼吸数の減少が期待できる．しかしながら，臨床的効果についてはエビデンスが少ない．

5 —安全管理

▶ 1) 酸素療法の合併症

(1) CO_2 ナルコーシス

慢性呼吸不全や慢性閉塞性肺疾患の急性増悪時には，CO_2 ナルコーシスへ進展する可能性がある．酸素療法を開始後頻回に血液ガス分析を行い，臨床症状（錯乱・混迷，昏睡など）を十分に観察し，CO_2 ナルコーシスの3主徴である意識障害，自発呼吸の減弱，高度呼吸性アシドーシスに注意を要する．

(2) 酸素中毒

酸素中毒は，酸素フリーラジカル（活性酸素）による細胞あるいは組織の傷害が主因である．酸素中毒の経過では，高濃度酸素（＞80％）を12時間以上吸入した場合に気管・気管支炎症状と胸骨下に疼痛が出現する．新生児では酸素中毒による急性肺傷害に注意が必要である．

低出生体重児に対する過度の酸素投与は，未熟児網膜症の原因となる．酸素投与量に注意し，血液中の酸素濃度が過剰にならないように注意する．

▶ 2) 酸素の化学的・物理的危険性

酸素は，それ自身は燃焼しないものの，燃焼を助ける支燃性がある．火気には十分な注意が必要で，酸素療法に用いる器具のほとんどが塩化ビニルなどの燃焼しやすい製品を取り扱っていることを認知しておかなければならない．

ボンベに蓄えられた酸素は大きな圧力をもっており，ボンベおよび取り付け器具などに大きな力が加わった場合には，大きな破壊力をもつ．このため，転倒防止の措置をとり，高温・直射日光を避けた場所への保管に十分に注意する．

ボンベのガス圧力：高圧ガス容器（ボンベ）により供給される場合，ボンベ内には医療ガスが気体の状態で，かつ高い圧力で充塡されている．

液体酸素を取り扱う場合は，漏れ出た液体は超低温であるため，触れると凍傷などを起こす危険性がある．

▶ 3）人的エラー対策

酸素療法を受ける療養者の平均年齢は徐々に上昇する傾向にあるため，安全で正しい治療を受けるための説明を繰り返し行う必要がある．その内容は，酸素療法の効果・副作用や医療機器・器具の取り扱い・危険性とそれに対する予防・回避の方法にまで及ぶ必要がある．

スタッフには，ボンベの取り扱い方法から具体的な事故事例などを示し，安全な医療が遂行できるよう教育が必要である．

2 高気圧酸素治療

1 ─ 高気圧酸素治療とは

▶ 1）はじめに

HBOT：hyperbaric oxygen therapy

高気圧環境医学のなかでも現在の高気圧酸素治療（HBOT）は，1962 年にオランダの Boerema が救急・集中治療の領域で高気圧酸素治療を応用した心

Tips　ゲージ圧と絶対気圧の考え方

1 ATA（1 絶対気圧）≒ 0.101 MPa ≒ 760 mmHg ＝大気圧（ゲージ圧では 0 気圧）である．

ゲージ圧とは，人が受けている大気圧に対して相対的に計測される圧力である．海面上ではゲージ圧は絶対気圧より 1 気圧だけ低い（図 4-11）．血圧計などで使用する圧力表示はゲージ圧である．ゲージ圧では大気圧を基準点（0）として表示し，それ以上は正圧（陽圧），以下は負圧（陰圧）としている．

絶対気圧（atmosphere absolute：ATA）とは，絶対真空を 0 として表示し，大気圧も陽圧（1 気圧）とする考え方である（図 4-11）．

例）3 絶対気圧（3 ATA）：大気圧を加えて計算することから，ゲージ圧の表記では 2 気圧の陽圧という解釈になる．

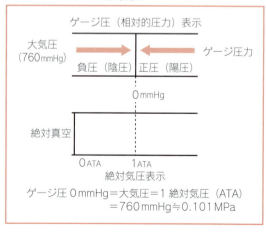

図 4-11　ゲージ圧と絶対気圧

疾患の治療を行ったことが始まりであろう．この時期には嫌気性菌感染症に対する有効性の報告もあり，高気圧酸素治療は虚血性疾患や一酸化炭素中毒および外傷などさまざまな疾患に対する救急・集中治療へと拡大した[11]．

わが国では，1966年に高圧環境研究会（現在の日本高気圧環境・潜水医学会）が発足し，1967年にはアメリカでUHMS（Undersea and Hyperbaric Medical Society），1973年にはヨーロッパでEUBS（European Underwater and Baromedical Society）が相次いで発足した．こうして高気圧環境医学が急速に普及した．

高気圧酸素治療は，閉鎖された2絶対気圧（2 ATA）以上の圧力環境下で高濃度の酸素を60分間以上吸入する特殊な酸素療法である．この治療は，高い圧力環境と高分圧酸素環境との二重の異常な環境に生体をさらし，生体内での非生理的現象を強いるものである．

▶ 2) 定義

大気圧よりも高い気圧環境の装置内に患者を収容して，その患者に高濃度の酸素を吸入させることにより，血液中に多量の酸素を溶解させ，各種の低酸素症状の改善を図る治療方法である．

▶ 3) 目的

血液中の酸素含有量，とくに溶解型酸素の量を増やし，酸素供給を行いながら高酸素分圧較差による酸素拡散能を著しく高め，生体および組織の低酸素状態や虚血状態を改善する．さらに，圧力が加わることによる物理的作用の効果や酸素のもつ毒性（嫌気性菌の殺菌作用）を利用して病態の治療および改善を目的としている．

(1) 低酸素改善効果
　① 動脈血酸素分圧（PaO_2）の増加
　② 溶解型酸素濃度の増加
　③ 血液中の酸素含有量の増加

(2) 物理的効果
　① ガス洗い出し（不活性ガス）
　② 体内ガスの圧縮

(3) 薬理効果
　① 酸素の毒性効果（嫌気性菌に対する殺菌作用）

これらの目的を達成するための治療法には，高気圧酸素治療と再圧治療がある．

高気圧酸素治療は，2.0〜3.0 ATAの環境下にて高濃度酸素を投与（吸入）

することで酸素分圧を人工的に上昇させ，血液中の溶解型酸素の量を増やして組織に十分な酸素を供給し病態の改善を図る治療である．

これに対して再圧治療とは，組織に発生・形成された気泡により，循環血液量不足となり組織が酸素欠乏に陥る病態に対して行う治療であり，高気圧環境下にて気泡の消失を第一に行い，その後に酸素欠乏の改善を図る治療である．再圧治療は前述の高気圧酸素治療とは，治療に用いる圧力や治療時間が異なることになるが，再圧治療も高気圧酸素治療装置内において高濃度の酸素を投与（吸入）する治療となるため，広義には高気圧酸素治療に含まれるものと解釈してよい．

2 ─ 高気圧酸素治療の原理とその効果

▶ 1) 高気圧環境による物理的効果

大気圧下での酸素濃度は21％（F_{IO_2}：0.21）であるが，高気圧環境下で高濃度酸素100％（F_{IO_2}：1.0）を吸入することで，動脈血酸素分圧が増加し，ヘモグロビン（Hb）と結合した結合型酸素（O_2－Hb）が完全飽和（S_{pO_2}：100％）となる．また，血漿に溶け込む酸素の量が著しく増加する．

大気圧下の血中酸素は，Hbやわずかではあるがミオグロビンと結合してい

各部の酸素分圧の求め方

- 環境（大気）圧力下の酸素分圧［mmHg］：
  $P_{O_2} = F_{IO_2} \times P_B$
- 吸入気酸素分圧［mmHg］：$P_{IO_2} = F_{IO_2} \times (P_B - P_{H_2O})$
- 肺胞気酸素分圧［mmHg］：
  $P_{AO_2} = F_{IO_2} \times (P_B - P_{H_2O}) - P_{aCO_2}/RQ$
- 動脈血酸素分圧［mmHg］：

$P_{aO_2} = F_{IO_2} \times (P_B - P_{H_2O}) - P_{aCO_2}/RQ - A\text{-}aDO_2$
F_{IO_2}：吸入気酸素濃度，P_B：環境（大気）圧力，P_{H_2O}：飽和水蒸気圧，P_{aCO_2}：動脈血二酸化炭素分圧，RQ：呼吸商．
※高気圧酸素治療では，P_Bが変化（上昇）するため各分圧が高くなる．

血液中の酸素含有量（酸素運搬量）について

高気圧酸素治療では，血液中の酸素含有量を増加させる．血液中の酸素は，結合型酸素と溶解型酸素の総和である（酸素含有量＝結合型酸素＋溶解型酸素）．

- 結合型酸素：血液中では，赤血球中のヘモグロビンが酸素と結合している．これを結合型酸素という．通常の大気圧呼吸下ではヘモグロビンの98〜100％がすでに酸素と結合（酸素飽和度）しており，その後いくら酸素を吸入しても，酸素飽和度は100％を頭打ちに増加しない．
- 溶解型酸素：血液の液体成分である血漿自体に溶け込む酸素を溶解型酸素という．溶解型酸素は酸素分圧に比例して溶け込むため，酸素分圧が2倍になれば，溶解型酸素の量も2倍になる．しかしながら，溶解型酸素は結合型酸素に比べ少量であり，大気圧では溶解型酸素0.3 vol％，結合型酸素20.7 vol％（vol％＝mL/dL）である．

図 4-12 血管内の結合型酸素と溶解型酸素

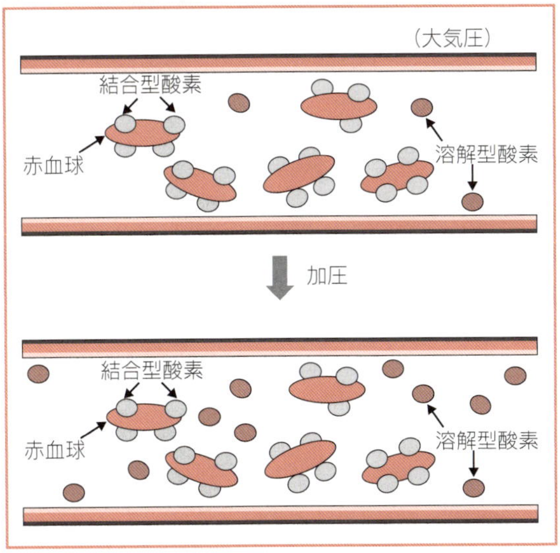

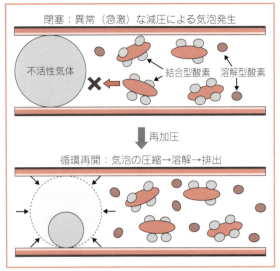

図 4-13 気泡の発生と再加圧による圧縮

ヘンリーの法則：一定の温度で一定量の液体に溶解する気体の量は，気体の圧力に比例する．

ボイルの法則：一定の温度では気体の圧力と容積は反比例する．

る結合型酸素と，Hb などと結合せず遊離（溶解）している溶解型酸素の 2 つのタイプで存在している．この結合型酸素と溶解型酸素を合わせたもの（総和）が血液中の酸素含有量（動脈血酸素含有量）[vol%] となる．結合型酸素は，血液中の Hb が結合できる酸素量に限界があるため，決められた量以上には増加しない．これに対し，溶解型酸素は「気体（酸素）が液体（血液）に溶け込む量は圧力が高ければ高いほど多い」というヘンリーの法則を利用し，より多くの酸素を体内に取り込むことで低酸素状態の改善が期待できる（図4-12）．すなわち，高気圧酸素治療では，2.0〜3.0 ATA（絶対気圧）の高気圧環境下で高濃度の酸素投与を行い吸入することで酸素分圧を高くし，血液中の溶解型酸素量を増加させることで，虚血（低酸素）状態に陥っている身体の各組織に十分な酸素を供給している．また，高気圧環境下では，異常（急激）な減圧（減圧症，潜水病）により泡沫化した窒素などのガスの体積を圧縮し（ボイルの法則），溶解および循環障害の改善が期待できる（図 4-13, 14）．腸閉塞では，腸管内ガスの圧縮・溶解および腸管の循環障害の改善が期待できる．

▶ 2）酸素供給の概念

動脈血に含まれる酸素量は，結合型酸素＋溶解型酸素の和である．以下の関係式で示される．

$$酸素含有量 [vol\%] = Hb \times 1.39 \times SaO_2 / 100 + 0.0031 \times PaO_2 \quad (4-2)$$

Hb：ヘモグロビン [g/dL], SaO_2：動脈血酸素飽和度 [%], PaO_2：動脈血酸素分圧 [mmHg]

図 4-14 再溶解した不活性ガスの肺循環からの排出

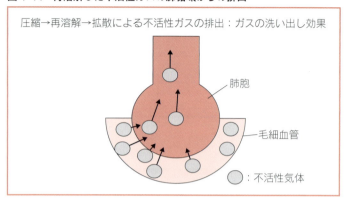

図 4-15 圧力と動脈血酸素含有量の変化

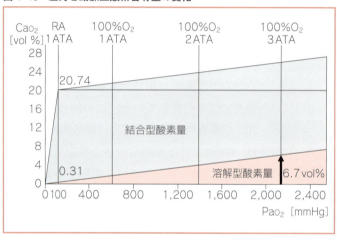

大気圧力下の溶解型酸素量＝0.0031×Pa_{O_2} [mmHg]＝0.0031×100＝0.3 [vol%].
3 ATA 下の溶解型酸素量＝0.0031×Pa_{O_2} [mmHg]＝0.0031×2,193≒6.7 [vol%].

　すなわち，肺の酸素化能が正常であれば，3 ATA の高気圧酸素治療下で増大するのは動脈血酸素分圧であり，溶解型酸素量が 0.3 → 6.7 [vol%] に増加し，最終的に酸素含有量が増加することになる（図 4-15，16）．

　ここで，生命を維持するのに必要な酸素の量を考えてみる．Hb 濃度を 15 g/dL，動脈血酸素飽和度を 100%，静脈血酸素飽和度を 75%，動脈血酸素分圧を 100 mmHg，静脈血酸素分圧を 40 mmHg とし，動脈血酸素含有量と静脈血酸素含有量の差より消費する酸素量を式（4-2）から求めると，

　　動脈血酸素含有量＝15×1.39×100/100＋0.0031×100≒21 [vol%]
　　静脈血酸素含有量＝15×1.39×75/100＋0.0031×40≒16 [vol%]
　　生命維持に必要な酸素量＝動脈血酸素含有量－静脈血酸素含有量
　　　　＝21－16＝5 [vol%]

となる．

図4-16 大気圧下の空気呼吸と高気圧下100％酸素吸入時の肺胞内ガス分圧

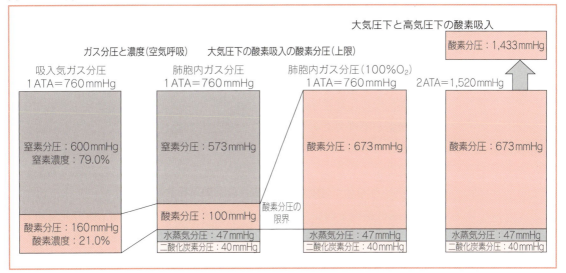

これらより3ATAで増加する酸素量が6.7［vol％］ならば，溶解型酸素のみで生命維持に必要な酸素の量をまかなえることになる．

▶3）酸素摂取量と組織の酸素加効果

動脈血の溶解型酸素量が増加すると，毛細血管内の酸素量が増加し，末梢血管が収縮し血流量が制限される．末梢血管の収縮は，酸素の過剰摂取を抑制して酸素中毒を防いでいるといえる．低酸素状態の組織では，低酸素状態が修復され回復するまで末梢血管は収縮せず血流量および酸素供給が維持される．酸素供給が維持された結果，動脈血の溶解型酸素量が増大すると，

① 血液と組織の酸素分圧較差による，組織へ拡散による酸素の移動（増大）
② 拡散速度の上昇
③ 拡散距離の延長（3ATAで4.7倍）による末梢組織での酸素摂取量の増大

の機序により，末梢組織での酸素摂取量が増大する．これを酸素加効果という．

溶解型酸素の拡散速度と拡散酸素量は臓器，組織により異なり，体循環，局所循環，酸塩基平衡，代謝環境，酸素需要に依存する．

これら酸素加効果と物理的効果が相乗し，組織酸素代謝の改善，抗浮腫効果，創傷治癒の促進効果，不活性ガス洗い出し効果，酸素毒性による殺菌効果などをもたらす．

(1) 抗浮腫効果

末梢血管の収縮効果，リンパのドレナージ促進，乳酸（代謝性）アシドーシスの改善，血管壁透過性亢進の抑制，血管内皮細胞障害の抑制により，抗浮腫効果をもたらす．

(2) 創傷治癒の促進効果

創傷治癒では線維芽細胞によるコラーゲンの合成が必要であり，その合成には酸素が不可欠である．HBOT は線維芽細胞によるコラーゲンの合成を促進するとともに，虚血組織へ酸素供給することにより血管新生を促し創傷治癒を促進する．また，HBOT は組織酸素分圧を上昇させ，感染防止効果をもたらす．さらに，HBOT は骨髄から末梢循環に幹細胞を放出し末梢血中の CD43 陽性細胞を増加させることが報告されており，創傷治癒の促進効果は骨髄から幹細胞を末梢循環に動員する機序が関係していると考えられている．

(3) 不活性ガスの洗い出し効果

毛細血管レベルの酸素分圧を上昇させ，分圧差により酸素の拡散を行う．組織酸素分圧の上昇により，組織中の不活性ガスは血液へ移行し，肺循環を介して肺から洗い出される．この洗い出し効果は局所の血流量に依存する．

洗い出し効果が期待される疾患は，急性一酸化炭素中毒，減圧症，動脈ガス塞栓症，空気塞栓症，腸閉塞などである．

一酸化炭素（CO）は，酸素より 250 倍も Hb に結合しやすいため，酸素と Hb の結合を阻害して，一酸化炭素ヘモグロビン（CO-Hb）となる．それにより赤血球は，酸素を全身に運ぶことができなくなり，全身の組織では酸素不足に陥ってしまう．CO-Hb 濃度が 10〜20％の中等症なら 100％酸素を吸入させる．CO-Hb 濃度が 20％以上の重症であれば，高気圧酸素治療が必要になる．酸素分圧を増加させて，Hb と結合している CO が，酸素に置き換わりやすい条件にするわけである．

(4) 酸素の毒性を利用した殺菌効果

HBOT により圧力依存性に生成された活性酸素は体内では処理しきれず細胞外へ遊出する．この活性酸素は殺菌効果を有する．嫌気性菌には活性酸素

> **嫌気性生物**：増殖に酸素を必要としない生物である．多くは細菌であるが，古細菌や真核微生物のなかにも存在する．

Tips ● リンパのドレナージ促進

生体内では，リンパ球が血管とリンパ管を通って循環し，リンパ組織を巡っている．末梢組織では，リンパ球は毛細血管を通過してリンパ組織に分布する．そこで抗原刺激に反応して免疫を発現する．抗原がなければ，リンパ組織を出てリンパ管に入り，最終的に血流に戻る．リンパ組織を出てリンパ管に流入することをドレナージという．組織の傷害や感染がある場合や末梢循環が障害された場合は，リンパ球を含む細胞外液が貯留しリンパ浮腫を形成する．HBOT は細動脈の収縮や組織の酸素加効果により末梢のリンパの流れを改善し，ドレナージを促進する．

の不活性化酵素がないためHBOTが有効となる．その他，高気圧環境の高酸素分圧は多核白血球を活性化させ，食細胞の殺菌作用を増強させる．さらに，ガス壊疽菌の毒素も抑制する．

3 ― 高気圧酸素治療装置

高気圧酸素治療を行うには，専用の装置を使用して高い気圧環境を作り出す必要がある．装置加圧部本体の形状は，原則として円筒形または楕円筒形であり，装置の扉は，容易な操作で完全に閉鎖し，開放できるものでなければならない．また，装置内部の圧力が大気圧より高い場合には，扉を開放できない安全装置を設けなければならない．大別すると単室構造で1人用の第1種装置（図4-17）と，複数室構造で2人以上が同時に入室可能な第2種装置がある（図4-18）．第2種装置では，医療スタッフも患者とともに入室が可能である．治療条件として，2絶対気圧以上の圧力環境下で60分以上の純

図4-17　第1種装置

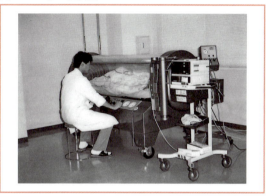

図4-18　第2種装置

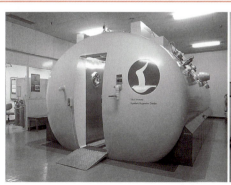
（東海大学医学部付属病院高圧酸素治療室）

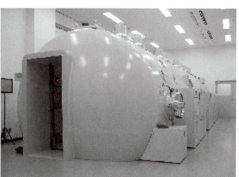
（東京医科歯科大学医学部附属病院高気圧治療部）

酸素吸入を行う．さらに，患者の呼吸により発生する装置内の二酸化炭素分圧は 3.68 mmHg（490 Pa：大気圧換算 5,000 ppm）を超えないようにしなければならない（二酸化炭素の抑制）．

　2017 年 12 月現在これらの装置を設置している施設は 568 施設であり，第 1 種装置 638 台，第 2 種装置 47 台となっている．

▶ 1）第 1 種装置

　第 1 種装置は，原則単室構造として 1 名の患者を収容する装置である．目的の治療圧力にするため，酸素による加圧方式または空気による加圧方式の両方を使用することが可能である．酸素加圧方式では，患者は加圧用の酸素を直接吸入するため酸素マスクの装着をしなくてよい．空気加圧方式では，酸素マスクを装着し空気加圧により，高濃度の酸素分圧の吸入を確保する．しかしながら，装置内の酸素分圧が異常に高くなるため，とくに酸素加圧方式では火災防止の安全管理に十分な配慮が必要となる．

(1) 治療概要[12]〜[15]

　① 空気加圧方式の装置では，顔面に密着または頭部全体を気密に被包するマスクによって酸素を投与する方式，またはこれらと同等以上の濃度の酸素吸入が可能な方式により患者に酸素を吸入させる．

　② 治療圧力は 2 ATA（0.102 MPa，1.033 kgf/cm^2）以上，2.8 ATA（0.182 MPa，1.860 kgf/cm^2）以下とし，いかなる場合も治療圧力は 2.8 ATA を超えてはならない．ただし，酸素加圧方式は 2 ATA とする．

　③ 治療時間は 60 分以上 90 分以内とする．

　④ 加圧・減圧の速度は毎分 0.078 MPa（0.8 kgf/cm^2）以下とする．

(2) 設備

　① 装置内の患者環境が 2 m^3 以下であること．

　② 第 1 種装置の排気系には，通常使用される排気弁のほかに，最高使用圧力から 0.0098 MPa（0.1 kgf/cm^2）まで 60 秒以内に減圧できる緊急減圧用排気弁またはこれに代わる緊急減圧装置を備えていること．

(3) 装置内環境の監視（モニタリング）

　① 圧力

　② 温度

　③ 換気流量

　備考：第 1 種装置内雰囲気の酸素および二酸化炭素濃度についても監視できることが望ましい．

(4) 患者側の監視（モニタリング）

　① 心電図

第 4 章　酸素療法

②脳波

備考：装置内には電極のみ持ち込み，モニタ本体は装置外に設置する．

(5) 禁止事項

第1種装置では以下の場合に治療を行ってはならない．

① 人工呼吸器による呼吸管理を必要とする場合

② 他の医療行為を必要とする，もしくは医療スタッフによる処置・看護を必要とする場合

③ 自然気胸または気管支喘息，開胸手術などの既往を有し，急性の換気障害を発症するおそれがある場合

④ 誤嚥，窒息もしくは重篤な不整脈，その他重大な呼吸・循環障害を発症するおそれがある場合

▶2）第2種装置

第2種装置は少なくとも主室（治療室）および副室（予備室）の2室構造である（**図4-19**）．主室は単独で加圧・減圧が可能であり，また，主室と副室を同時に加圧することもでき，かつ，主室が加圧された状態において副室の加圧・減圧が単独でできる構造としなければならない．同時に2名以上の患者または患者とともに治療に従事する医療スタッフの収容が可能である．目的の治療圧力にするのは空気加圧方式のみのため，装置内の患者およびスタッフが酸素吸入を行える設備を備えていなければならない．主室と副室間は人，医療機器，薬剤，物品の移動が可能である．

持ち込む医療機器の条件：高気圧酸素環境下で所定の機能と安全性を備え，かつ気圧変動に対応できる精度が保証されているもの[14]．

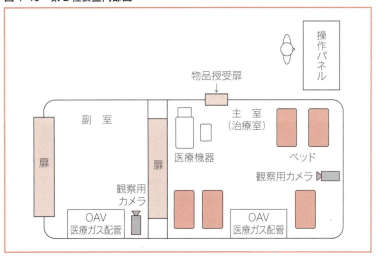

図4-19　第2種装置内部図

(1) 治療概要[12]～[15]

　①治療圧力は，2 ATA（0.102 MPa，1.033 kgf/cm^2）以上，3 ATA（0.203 MPa，2.066 kgf/cm^2）以下とし，いかなる場合も治療圧力は 3 ATA を超えてはならない.

　②治療時間は 60 分以上 90 分以内とする.

　③加圧・減圧の速度は毎分 0.078 MPa（0.8 kgf/cm^2）以下とする.

　④治療中，酸素吸入を中断して空気呼吸に変更できなければならない.

　⑤装置内では，必要に応じて酸素吸入および新鮮空気吸入が可能でなければならない.

(2) 設備

　①装置内の患者 1 人の環境が 4 m^3 以上とし，主室，副室の少なくとも 2 室構造とする.

　②装置内の酸素濃度は 23％を超えないように排気量を調節する.

(3) 装置内環境の監視（モニタリング）

　①圧力

　②温度

　③換気流量

　④装置内雰囲気の酸素濃度

　⑤装置内雰囲気の二酸化炭素濃度

　⑥装置内雰囲気の湿度

(4) 患者側の監視（モニタリング）

　①心電図

　②脳波

　③血圧

　④経皮的動脈血酸素分圧（Tcpo$_2$）

　⑤体温

　⑥経皮的動脈血酸素飽和度（Spo$_2$）

　備考：一定の基準を満たしたモニタは装置内に持ち込むことができる.

(5) 注意事項

　第 2 種装置では，以下の場合において術前より準備を行い，治療中は医師および医療スタッフにより適切な管理，緊急の対応を実施しなければならない.

　①人工呼吸器による呼吸管理を必要とする場合

　②他の医療行為を必要とする，もしくは医療スタッフによる処置・看護を必要とする場合

　③自然気胸または気管支喘息，開胸手術などの既往を有し，急性の換気障

害を発症するおそれがある場合

④誤嚥，窒息もしくは重篤な不整脈，その他重大な呼吸・循環障害を発症するおそれがある場合

(6) その他

減圧症に対する再圧治療は第2種装置を使用しなければならない．しかしながら，治療圧力や治療時間は，上記条件にはあてはまらない．治療方法は米国海軍再圧治療表（1999年度版以降）に準拠しなければならない．

4 — 高気圧酸素治療の適応

適応疾患は2018年の診療報酬改定により，全身的と局所的を問わず，さまざまな低酸素症に有効とされている．診療報酬算定において，減圧症またはガス塞栓に対する治療とその他の治療に分類された（表4-7）.

このように，現在の医療制度改革のなかで高気圧酸素治療の適正化，医療の質の向上を図ることがこれからの課題である．

表 4-7 適応疾患および治療回数

適応疾患	点数および治療回数	備考
・減圧症 ・ガス塞栓症	5,000 点，7 回	発症後 1 カ月以内
・急性一酸化炭素中毒その他のガス中毒（間歇型を含む） ・ガス壊疽 ・壊死性筋膜炎 ・広範挫傷 ・中等度以上の血管断裂を伴う末梢血管障害 ・コンパートメント症候群 ・圧挫症候群 ・重症熱傷・凍傷 ・頭蓋内腫瘍 ・脳梗塞 ・重症頭部外傷後もしくは開頭術後の意識障害または脳浮腫 ・重症の低酸素脳症 ・腸閉塞（イレウス） ・スモン	3,000 点，10 回	
・骨髄炎 ・難治性潰瘍を伴う末梢循環障害 ・脊髄神経疾患 ・放射線障害 ・特発性難聴 ・皮膚移植 ・放射線または抗がん剤と併用される悪性腫瘍 ・網膜動脈閉塞症	3,000 点，30 回	

▶ 1）適応病態

① 環境圧力の物理的上昇によりもたらされる効果を期待する病態

・減圧症，動脈性ガス塞栓症，イレウスなどのガスまたは空気の圧縮効果を期待する．

② 増加した動脈血酸素分圧（溶解型酸素）の拡散による低酸素症の改善を期待する病態

・一酸化炭素中毒，出血性ショック，末梢血行障害，減圧症，急性期脳塞栓

③ 増加した動脈血酸素分圧（溶解型酸素）の拡散と環境圧力の物理的上昇との相乗効果を期待する病態

・減圧症，重症ガス塞栓，麻痺性イレウス

④ 酸素の毒性を逆利用して効果（薬理効果）を期待する病態

・ガス壊疽，重症感染症，放射線や抗がん剤と併用される悪性腫瘍

3 高気圧酸素治療の実際

　高気圧酸素治療は高気圧環境下で患者に高濃度の酸素を吸入させて血液中に溶解する酸素量を増加させる特殊な治療法である．全身および局所のさまざまな低酸素症に有効ではあるが，患者を異常な環境にさらす治療法であるため，疾患部位には有効であっても患者自身の身体への負担が増加して，逆に生命にかかわる不具合が生じる可能性もある．したがって，患者への負担は最小限で治療効果は最大限となるように治療条件を選択しなければならない．

　さらに，装置内の環境雰囲気の酸素分圧上昇は，発火源となる物体を持ち込めば火災発生の原因となり，患者および医療スタッフを危険に陥れる可能性が高いので注意を要する．このことから，あらゆる危険から患者を守るために万全の注意を払わなければならない．

1─高気圧酸素治療の安全管理

　高気圧酸素治療では，患者に対する治療の安全確保のために，「臨床工学技士基本業務指針 2010：（公社）日本臨床工学技士会」，「高気圧酸素治療の安全基準：日本高気圧環境・潜水医学会 2014」の安全基準に従って，治療前後の装置の点検，加圧，圧力の維持，減圧操作，患者持ち物点検，治療中の患者監視などを厳重に行わなければならない．その担い手として臨床工学技士が

医師との協力のもと安全管理に努めるべきである[16].

▶ 1) 高気圧酸素治療装置と関係法規（抜粋）

(1) 医薬品医療機器等法（旧薬事法）

第2条5項：副作用や機能に障害が生じた場合，人の生命に重大な影響を与える恐れがあるものを高度管理医療機器という．

第2条8項：保守点検，修理その他の管理に専門的な知識および技能を必要とすることからその適正な管理が行われなければ，疾病の診断，治療または予防に重大な影響を与える恐れがある医療機器を特定保守管理医療機器という．

(2) 労働安全衛生法施行令

第1条第7号：第2種圧力容器はゲージ圧力0.2 MPa以上の気体をその内部に保有する容器

イ．内容積が0.04 m³以上の容器

ロ．胴の内径が200 mm以上で，その長さが1,000 mm以上の容器

(3) 日本産業規格（JIS）

JIS T 7321 1989：高気圧酸素治療装置

JIS T 0601-1 2017：医用電気機器─第1部：基礎安全及び基本性能に関する一般要求事項

(4) 消防法施行令

第2章第3節：設置および維持の技術上の基準

(5) 建築基準法

第2条第7号：施行令第107条：耐火性能に関する技術的基準

(6) 高圧ガス保安法（参考）

第2条1項：高圧ガスとは1 MPa以上の圧縮ガスと定義される．

通常，高気圧酸素治療の場合は，酸素および空気の元圧は1 MPa以下のため対象外である．

以上，安全管理のためには多くの関係法規を遵守しなければならない．

▶ 2) 装置の点検

(1) 日常点検

日常点検には，使用前点検，使用中点検，終業点検がある．

① 確認項目

ア．交話および通信装置の動作

イ．送気弁，排気弁，緊急減圧用排気弁および換気弁の動作

ウ．空気圧縮機および空気清浄装置の動作

エ．酸素源および空気源の供給圧力または残量の目視

オ．圧力計，温度計，換気流量計，酸素濃度計および二酸化炭素濃度計の動作

カ．観察窓の異常の有無と扉開閉装置の動作

キ．電気系統の異常の有無

ク．接地状態

ケ．発火物およびその他の危険物の有無

コ．消火設備

サ．試運転

② 操作上の留意点

ア．加減圧速度

イ．排気量

ウ．最高酸素濃度

エ．治療時間

(2) 使用中点検

ア．治療装置および付属機器の安全確認

イ．生体情報モニタ（心電図，血圧，脳波，経皮的血液ガス分圧など）

(3) 終業点検

ア．治療装置および付属機器の確認

イ．クリーニングと消毒

(4) 定期点検

ア．圧力計の示度

イ．安全弁の分解点検

ウ．送気系，排気系，換気系，酸素系に装備した各弁ならびに圧力調整器の校正

エ．空気圧縮機および空気洗浄装置の分解点検

オ．各系管内の除塵および清掃

カ．扉開閉装置の分解点検

キ．電気配線異常の有無と絶縁抵抗

ク．接地線の確認

ケ．交話および通信装置の動作

コ．装置各部の耐圧性

サ．温度計および換気流量計など各種計測器の示度

シ．消火設備の動作

ス．物品援受設備

セ．気密性の確認

ソ．観察窓の異常の有無

タ．作動確認

以上，点検項目と内容を理解しておく．

▶ 3）持ち物点検

　酸素分圧の上昇した環境雰囲気の中に発火源となる物体を持ち込んだ場合は悲惨な火災事故（**表 4-8**）が発生するため，装置内に持ち込ませないためにも，事前の持ち物点検，身体点検は重要である．高気圧酸素治療装置に持ち込んではいけないものの例を**表 4-9** に示す．

　事故原因からもわかるように，そのほとんどが寒さを凌ぐためのカイロの持ち込みによるものである．第1種装置には暖房装置が設置されておらず，治療中に患者の呼気ガスである CO_2 が装置内に蓄積しないように換気を行っているため冷える傾向にある．また，患者は専用の治療衣と下着で治療を受けるため，二度目からは寒いという認識になり，寒さを凌ぐために持ち込む可能性が高い．これらの事故を未然に防ぐためにも厳重に，二重，三重のチェ

表 4-8　国内で発生した火災事故

発生年月	場所	装置別	原因	死亡
1967 年 10 月	岐阜県	第 1 種（酸素）	桐灰カイロ	患者 1 名
1969 年 4 月	東京都	第 2 種（酸素）	電気ショート	患者 2 名，医師 2 名
1989 年 7 月	福島県	第 1 種（酸素）	白金カイロ	患者 1 名
1992 年 12 月	茨城県	第 1 種（酸素）	白金カイロ	患者 1 名
1996 年 2 月	山梨県	第 1 種（酸素）	使い捨てカイロ	患者 1 名，付き添い 1 名，技士 1 名

表 4-9　高気圧酸素治療装置の持ち物点検例

発火源となるもの	マッチ，ライター，タバコ，金属製カイロ，使い捨てカイロ
引火する危険のあるもの	引火性の薬品（アルコール，可燃性油脂等），その他引火性のもの（整髪料，化粧品，マニキュア，セルロイド等）
火傷の危険のあるもの	湯たんぽ（圧力により破損の危険あり）
衝撃などにより火花を発するもの	電子・電気製品，PC，携帯電話，ラジオ，補聴器等，ME 機器〔心電計，脳波計，眼底カメラ，電気メス等（心電計，脳波計は電極のみ持ち込み可）〕，装飾品類（ネックレス，指輪，イヤリング等），時計類〔各種の時計すべて（ダイバーウォッチは除く）〕，その他の金属類（万年筆，ペン，鍵等）
その他	木綿以外の衣類，毛布，タオルケット（治療衣，タオルケットは専用品を使用），ペースメーカ（製造元に確認のうえ治療すること），治療上必要以外の医薬品（湿布類，エレキバン，コルセット等），体温計（圧力により破損の危険あり），入れ歯，眼鏡，書物等

高気圧酸素治療の実際

ックを行わなければならない．身体点検は患者の身体に直接触れる可能性もあるため，人権の問題に配慮したうえでかならず行わなければならない業務である．

▶ 4）治療中の患者監視

圧力の上昇時，設定圧力維持時，減圧時に発生するHBOTの副作用は，患者に致命的なダメージを与えることもある．大事に至らなくとも治療の中止の原因にもなるため，早期の発見または予防手段を講じなければならない．副作用には聴器障害，副鼻腔障害，肺の損傷，酸素中毒などがある．

（1）聴器障害

耳管の狭窄または閉塞によって環境圧と耳腔圧に圧差を生じて発生する．もっとも頻度の高い副作用である．外耳，中耳，内耳（図4-20，21）に発生し，自己耳管通気法としてのバルサルバ法では，正円窓を損傷する危険がある．加圧・減圧時に発生する．

症状として，圧力変動時（とくに加圧中）に強い耳痛を自覚する．

〈予防・対策法〉

① 加圧中は耳管通気を行い，耳管の開通を確認する．

② 治療の開始とともに唾液などの嚥下動作またはフレンツェル法による自己耳管通気動作を反復させ，中耳腔圧を装置内圧と平衡させる．治療の全経過を通じて，耳に圧迫感を自覚するごとに自己耳管通気動作を反復させる．

③ 加圧中，自己通気によって耳管を開放できない場合は，加圧を停止して0.1～0.2 ATAの減圧を行い，中耳腔圧を装置内圧より上昇させて耳管の開放を図る．

④ 感冒，咽喉頭炎，扁桃炎その他の上気道の炎症のため耳管の開放が困難な場合は，炎症が治癒するまで治療を中止する．

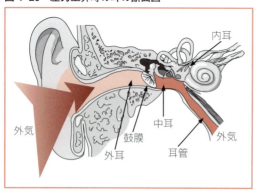

図4-20　圧力上昇時の耳の断面図

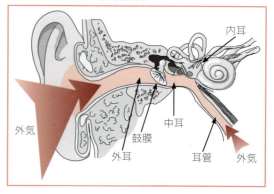

図4-21　均圧時の耳の断面図

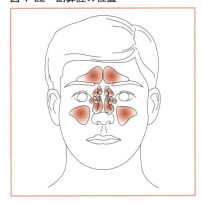

図 4-22 副鼻腔の位置

⑤ 意識障害のため自ら耳管を開放できない場合は，必要に応じて鼓膜穿刺または鼓膜小切開を施行する．

(2) 副鼻腔障害

副鼻腔洞口の狭窄または閉塞によって環境圧と副鼻腔圧に圧差を生じて発生する（図 4-22）．聴器障害に比して発生頻度は低く，減圧時にも発生する．上顎洞の場合は当該側の顔面に，前頭洞または篩骨洞の場合は当該側の額部または眼球に激痛を自覚する．鼻出血を伴う場合もある．

〈予防・対策法〉

① 感冒，咽喉頭炎，副鼻腔炎その他の上気道の炎症を認めたときは治癒するまで治療を中止する．

(3) 肺の損傷

気道に逆止弁が存在する場合，もしくは息こらえ，または呼吸停止などによって気道・肺胞系の内圧が環境圧より高くなった場合，気道・肺胞系の機械的破綻によって発生する．気腫性肺嚢胞が存在する場合，および既往に自然気胸を有する場合などを除けば頻度は低いが，発生すればただちに減圧の停止と緊急処置を必要とする．1.2 ATA からの減圧でも発生する．損傷した肺静脈から脳動脈または冠状動脈に空気が流入すれば，脳塞栓または冠塞栓の重篤な症状が発生する．減圧を継続すれば塞栓した気泡の体積が増大するため，塞栓の症状は増悪する．破綻した気道・肺胞系が胸膜腔と交通すれば気胸を発生し，縦隔と交通すれば縦隔気腫を発生する．減圧を継続すれば漏出した気体の体積が増大するため，気胸または縦隔気腫の症状は増悪し，緊張性気胸などによる急性心肺不全に陥る場合がある．

〈予防・対策法〉

① 自然気胸または開胸手術の既往のある場合，もしくは肺気腫または肺嚢胞を認める場合は，第 1 種装置を使用する治療は行わない．

② 減圧中の息こらえを禁止し，減圧中は自然な呼吸を継続するように教育する．

(4) 酸素中毒

高酸素分圧による中枢神経系ニューロンの代謝障害によって発生する．直接的には活性酸素および各種のフリーラジカルによる障害と考えられている．頻度は低いが通常の治療条件において発生する．痙攣が消失し，呼吸が回復するまでは絶対に減圧してはならない．個人差および日差がきわめて大きく，発生は薬物または代謝などによっても影響を受ける．第1種装置を使用する治療中に発生した場合は，安全に対処する確実な方法は確立されていない．視野異常，耳鳴り，吐き気，局所の筋肉の攣縮，気分の変調，めまいなどの前駆症状をもって発症することがあり，全身性の痙攣発作に至る．明確な前駆症状を認めずに，痙攣発作で発症する場合もあるため注意が必要である．

〈予防・対策法〉

① 治療は，必要最低限の治療圧力と治療時間を選択して行う．

② 治療の全経過を通じて厳重に監視し，前駆症状を発見すればただちに酸素吸入を停止して空気呼吸に変更し，減圧を開始する．

③ 第1種装置による治療中に痙攣が発生した場合は，痙攣の消失と呼吸回復を確認して減圧を開始し，可能であれば酸素吸入を中止して空気呼吸に変更する．

④ 第2種装置による治療中に痙攣が発生した場合は，ただちに酸素吸入を中止し，必要に応じて抗痙攣剤を投与する．呼吸回復後，空気呼吸のまま減圧を開始する．

2 ― 高気圧酸素治療の治療条件

高気圧酸素治療は動脈血中の溶存型酸素に依存した治療法であるため，より高い治療圧力と長い治療時間を負荷するほど治療の期待度は高まる．しかしながら，それだけ酸素の毒性などの副作用の影響を受けることとなり，疾患部位には有効でも患者への負担増加により逆に生命そのものにかかわる事象が生じてしまう．したがって，治療は必要最低限の圧力と時間を選択して行わなければならない．図4-23に治療指針を示す．

3 ― 臨床工学技士の役割 （日本高気圧環境・潜水医学会高気圧酸素治療の安全基準より）

臨床工学技士の業務には，高気圧酸素治療装置の使用記録，保守点検業務，操作業務，治療中の患者の監視業務，患者の所持品点検業務などがある．

図 4-23 治療指針

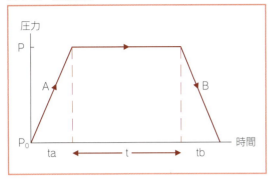

P₀：大気圧，P：治療圧力，A：加圧（毎分 0.078 MPa 以下の速度），B：減圧（毎分 0.078 MPa 以下の速度），ta：加圧時間，t：治療時間，tb：減圧時間．

表 4-10 臨床工学技士の業務

使用記録（5年間保存）	日常点検	定期点検
① 使用年月日 ② 患者の氏名 ③ 患者の病名 ④ 患者の主治医の氏名 ⑤ 患者以外の入室者の氏名 ⑥ 治療の開始および終了時刻 ⑦ 治療圧力および治療時間 ⑧ 治療中における患者，その他の入室者の異常の有無，および異常を認めた場合には異常の概要と行った処置 ⑨ 装置の操作を行った専門医，技師または職員の氏名 ⑩ 技師または職員に装置の操作を行わせた場合には監督と指導を行った専門医の氏名	以下の事項について，毎回使用前および使用終了後に点検を行い，修理その他必要な措置を講じなければならない． ① 通話および通信装置 ② 送気系，排気系，換気系および酸素系 ③ 空気圧縮機および空気清浄装置 ④ 酸素源および空気源の供給圧力または残量ならびに圧力調整装置 ⑤ 圧力計，温度計，湿度計，酸素流量計，換気流量計，酸素濃度計および二酸化炭素濃度計 ⑥ 内部観察用装置および窓ならびに扉開閉装置 ⑦ 物品授受装置 ⑧ 電気系統 ⑨ 接地 ⑩ 発火源，易燃物およびその他の危険物の有無 ⑪ 消火設備	以下の事項について，少なくとも毎年1回の定期点検および整備を行い，修理その他必要な措置を講じなければならない． ① 圧力計 ② 安全弁 ③ 送気，排気，換気および酸素系に所属する各弁ならびに圧力調整器 ④ 空気圧縮機および空気清浄装置 ⑤ 各系管内の清浄化 ⑥ 扉開閉装置 ⑦ 電気配線および接地 ⑧ 電気配線および電気機器の絶縁抵抗 ⑨ 通話および通信装置ならびに映像監視装置 ⑩ 装置各部の耐圧性 ⑪ 各種計測器 ⑫ 消火設備 ⑬ 物品授受設備 ⑭ 気密性 ⑮ 作動確認

▶ 1）使用記録，日常点検，定期点検

使用記録，日常点検，定期点検において，臨床工学技士が行う具体的な業務について，**表 4-10**に示す．

▶ 2）治療

(1) 治療前の確認

① 治療説明書に基づき患者への説明と確認

初回は高気圧環境下の特異性，副作用，気圧障害などの説明を行う．

※気圧障害（耳痛，歯痛，頭痛，胸痛，呼吸障害など），酸素中毒（眼瞼，口唇周囲の痙攣，指先の痺れ，冷感など）

高気圧酸素治療の実際

② 治療時間の説明，操作者との交話の方法，非常時の通信方法

③ 排便，排尿の確認

④ 閉塞感，不安感の確認

⑤ 耳抜き方法の指導，確認

⑥ 身体に接続された輸液ラインなど医療材料，貼付品などの確認

⑦ 着衣や持ち物の確認

・着衣は，専用治療衣の使用を推奨する．

・酸素加圧の場合は，可燃性あるいは油脂を含有する整髪料，化粧品など
を禁止する．

・持ち物の持ち込みは，原則禁止する．

⑧ 身体面とバイタルサインの確認

・身体面の観察として，頭痛，吐き気，嘔吐，耳鼻咽喉症状，呼吸困難，気
分不快などの症状を治療ごとに確認する．

⑨ 装置の使用前点検

(2) 治療中の患者観察と対応

気圧および酸素分圧の変動に伴う生理的あるいは物理的変化に注意して観
察する．

① 身体面と生体モニタによるバイタルサインなどの確認（頭痛，吐き気，
嘔吐，耳鼻咽喉症状，呼吸困難，気分不快など）

② 患者との交話

〈加圧時〉

・耳痛，副鼻腔痛，歯痛などの気圧障害の有無について確認する．

・耳痛が発生した場合は耳抜き指導と圧力調整を行う．

・副鼻腔痛，歯痛が発生した場合は治療を中止する．

〈保圧時〉

・空気加圧の場合，酸素吸入の確認を行う．

・酸素流量計の流量送気ルート，マスクの装着状況などを確認する．

・酸素中毒の発生に注意する．

〈減圧時〉

・加圧時の観察事項に準じる．

・減圧速度を確認する．

※加圧速度と減圧速度は，毎分 0.078 MPa（0.8 kgf/cm^2）以下に制御する．

医師，看護師，臨床工学技士それぞれの立場で治療に携わることで，高気
圧酸素治療が安全・確実に行えることを理解し，業務にあたることが重要で
ある．

参考文献

1) 沼田克雄監修：入門呼吸療法改訂第2版. 克誠堂出版, 2004.

2) 日本胸部外科学会・日本呼吸器学会・日本麻酔科学会合同呼吸療法認定士認定委員会編：呼吸療法テキスト改訂第2版. 克誠堂出版, 2005.

3) 長瀬隆英, 永田泰自編：図解呼吸器内科学テキスト. 中外医学社, 2006.

4) 日本呼吸ケア・リハビリテーション学会, 日本呼吸器学会：酸素療法マニュアル. メディカルレビュー社, 2017.

5) 日本臨床工学技士教育施設協議会監修：臨床工学講座　医用機器安全管理学. 第2版, 医歯薬出版, 2015.

6) 株式会社エバ編：医療ガス　"いのち"をつなぐ酸素. PHP研究所, 2006.

7) 並木昭義, 氏家良人編：よくわかる人工呼吸管理テキスト. 改訂第4版, 南江堂, 2007.

8) 渡辺　敏, 宮川哲夫編：CE技術シリーズ呼吸療法. 南江堂, 2005.

9) 柴田純平, 西田　修：ハイフローセラピー：開発の歴史と装置の概要. 人工呼吸, **34**(1)：4〜8, 2017.

10) 板垣大雅, 西村匡司：経鼻高流量療法/ネーザルハイフローセラピー：生理学的効果. 人工呼吸, **34**(1)：9〜15, 2017.

11) 合志清隆：国際的な高気圧酸素の治療方法. 日本高気圧環境・潜水医学会雑誌, **48**(2)：72〜75, 2013.

12) 3学会合同呼吸療法認定士認定委員会：高気圧酸素療法, 第10回3学会合同呼吸療法認定士認定講習会テキスト. 219〜220, 3学会合同呼吸療法認定士認定委員会事務局, 2005.

13) 日本工業規格：JIS T 7321, 1989.

14) 日本高気圧環境・潜水医学会：高気圧酸素治療の安全基準（平成26年11月7日改正）.

15) （公社）日本臨床工学技士会：高気圧酸素治療業務指針. 高気圧酸素治療業務指針検討委員会, 2012.

16) 安全協会ニュース第47号：高気圧酸素治療安全協会. **25**(2), 2016.

第5章 吸入療法, 給湿療法（加温・加湿）

Clinical Engineering

1 吸入療法

1—吸入療法とは

吸入療法とは, 薬剤を気体中に浮遊させ, 口腔内から気道より先の呼吸器系に送ることをいう. この吸入の目的は, 専用の装置を用いた呼吸器系の加湿, 清浄（去痰）や治療（気管支の拡張, 炎症の鎮静）などである. 吸入療法の特徴は, 器具の取り扱いが簡便で, 経口投与や静注に比べ高濃度の薬剤が短時間に病変部位に効率的に到達するため即効性が期待できること, さらに, 直接投与に近いため薬剤量を減少でき副作用を軽減できることである. しかしながら, この効果は, 吸入の手技・操作により左右される欠点がある.

2—吸入療法装置の構造と原理

吸気中に浮遊される液体粒子は, その大きさによって到達部位が異なる. 大粒子（直径 5 μm 以上）では咽頭に直接当たる. 中粒子（直径 1 〜 5 μm）では上気道から小気道まで到達する. 小粒子（直径 1 μm 以下）では肺胞まで到達する. さらに微粒子（直径 0.1 μm 以下）では拡散効果によって肺葉内に広く到達する. 吸入療法は気道に対して行うことが多く, それぞれの装置の特徴を理解して選択する必要がある.

薬剤（水溶液または懸濁液）をエアロゾル（エアゾール）に変え, 噴霧する装置をネブライザ（nebulizer）という. ネブライザには, ジェット式ネブライザ, 超音波式ネブライザ, メッシュ式ネブライザがある. またその他に定量吸入器がある.

ベンチュリー効果 (venturi effect): 流体の流れを絞ることにより, 流れの断面積を狭めて流速を増加させて, 低流速部に比べて低い圧力を発生させる. 流速を一定にした場合のベルヌーイの定理から導かれ, 流速が高くなると圧力は低くなる.

▶ 1）ジェット式ネブライザ（jet nebulizer, compressed-air nebulizer）

原理は, ベンチュリー効果（ベルヌーイの定理）を利用したもので, 毛細管内を上昇してきた薬剤を高速気流に乗せた後, バッフルに衝突させエアロゾルを発生させる（**図 5-1**）.

吸入療法 　115

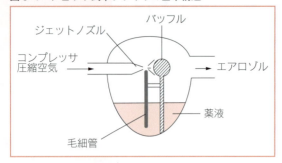

図 5-1　ジェット式ネブライザの基本構造

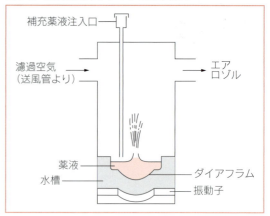

図 5-2　超音波式ネブライザの基本構造

　エアフィルタを通してエアコンプレッサに取り込まれた空気は圧縮され，その圧縮空気は軟質チューブを介してネブライザへ供給される．圧縮空気はネブライザ内の薬液槽に設けられたジェットノズルで流路を絞られることにより，流速をさらに増す．毛細管内の薬液は，このジェット気流により吸い上げられ気流に乗る．この気流をバッフルに衝突させることにより，気流内の薬液が細かな霧の状態に変化する．

▶ 2) 超音波式ネブライザ（ultrasonic nebulizer）
　超音波振動子で発生させた振動を水槽と薄い隔壁（ダイヤフラム）を通して薬液槽に伝え，伝達された機械運動エネルギーによって薬剤に分子運動が発生し，エアロゾル化する（図 5-2）．

▶ 3) メッシュ式ネブライザ
　多数の微細な孔をもつプレートを超音波で振動させ，薬剤をエアロゾル化する．この方式は今後さらに改良が進む可能性がある．

▶ 4) 定量吸入器
　定められた操作を行うことにより薬剤が定量され吸入できる器具を定量吸入器という．ネブライザに比べ小型で携帯性に優れており，通常の生活で使用できる特徴をもつ．

(1) 加圧噴霧式定量吸入器（pressurized metered-dose inhaler：pMDI）
　加圧したフロンガス，代替フロンガスを用いて微粉末状の薬剤を噴霧して吸入する器具である（図 5-3）．これには吸入補助具（スペーサ）が必要で，使用しない場合には薬剤の 80％以上が口腔内に沈着してしまう．スペーサを

図5-3 pMDIの構造

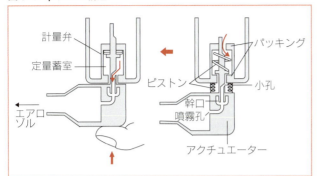

図5-4 タービュヘイラの構造

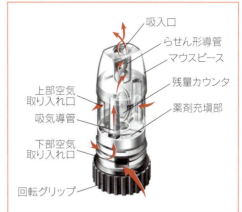

用いることで，50〜80 μLの薬剤が粒子径3〜8 μmで噴霧され，気管支から細気管支までの領域に多く沈着する．

(2) ドライパウダー定量吸入器（dry powder inhaler：DPI）

微細粉末化した薬剤を定量し，患者自身の吸気で気管内に吸入する仕組みの吸入器をいう．吸気流量によって粒子径6 μm未満の薬剤を吸入でき，スペーサが不要である．ドライパウダー定量吸入器には，構造の違いによりディスクヘイラとタービュヘイラ（図5-4）がある．

3 ─ 吸入療法に用いられるおもな薬剤

吸入療法の適応疾患は，副鼻腔，咽頭，気管，気管支，肺胞など上・下気道を主とする呼吸器疾患（副鼻腔炎，咽頭アレルギー，気管支炎，気管支喘息など）で，気管支の拡張や痰など気道分泌物の溶解，喀出を容易にする．このように病態を改善することにより，呼吸機能であるガス交換障害を改善する効果が期待できる．

1）気管支拡張薬

気管支拡張薬は，気管支平滑筋を弛緩させ，気道を拡張させる薬剤である．代表的なものに，キサンチン誘導体，β_2刺激薬，抗コリン薬がある．また，α

スペーサ
加圧噴霧式定量吸入器にスペーサを併用することで，気管支拡張薬，ステロイド吸入薬を吸入する場合に吸入効率を上げることができる．噴霧されたガスをスペーサ内に貯留し，吸気に合わせて吸入することができる．乳幼児ではマスク式が効果的である．

COPD : chronic obstructive pulmonary disease

アドレナリン受容体遮断薬やカルシウム拮抗薬にも気管支拡張作用が認められている.

気管支拡張薬の適用は気管支喘息である. さらに, 慢性閉塞性肺疾患 (COPD) である慢性気管支炎や肺気腫で標準的に使用される.

▶ 2）去痰薬

去痰薬は, 気道分泌物の増加, 喀痰物質の分解による痰粘稠度の減少, 気道粘膜の線毛上皮活動の活発化を期待する薬剤である. 代表的なものに, 塩酸ブロムヘキシン, カルボシステイン, N-アセチル-L-システイン, 塩酸アンブロキソールがある. この他に, タンパク分解酵素のセラペプターゼ, ストレプトキナーゼ, プロナーゼが利用され, 喀痰のタンパク物質を分解し容易に喀痰排泄が可能になる.

急性気管支炎, 慢性気管支炎, 気管支拡張症などの喀痰を伴う疾患に用いられる.

▶ 3）抗菌薬

呼吸器系感染症の場合, 通常は内服あるいは点滴による治療が行われる. 吸入に抗菌薬が使用されることは少ない.

▶ 4）ステロイド

ステロイドは, 内服や点滴でも使用されるが, 副作用が問題となる. 吸入によるステロイド投与は全身への作用を少なくし, 呼吸器系病態の改善に有効な方法である. 気管支喘息や喘息の素因のある患者が慢性閉塞性肺疾患になった場合に頻繁に使用されている. 代表的なものに, プロピオン酸ベクロメタゾン, プロピオン酸フルチカゾン, ブデソニドがある. すべて定量吸入器が用いられる.

4 —吸入療法技術

ネブライザ準備時に以下の点を確認する.
- 電源の確認（商用電源あるいはバッテリの確保）
- 電源コード, 電源プラグの破損の確認
- 手順に従ったネブライザの組み立て
- 蛇管, マウスピースの亀裂, 破損の確認
- ネブライザ本体を平坦な場所に設置
- 吸入用薬剤は処方箋で患者名, 薬剤名, 使用量, 濃度を確認
- 水槽内には蒸留水を使用し, 水位量を確認

・エアフィルタの清潔が確保されているか確認

また，ネブライザ使用時に以下の点を確認する．

・機械本体を濡らしたり，濡れた手で操作しない

・蛇管の折れや閉塞がないことの確認

・吸入時間が適切であるかの確認

・吸入時の患者体位が最大呼吸を行える適正な姿勢であることの確認

・蛇管内に水の貯留がないことの確認

・患者状態の観察

5—安全管理

ネブライザの使用にあたっては取扱説明書をかならず参照し，汚染や破損などを確認する．使用時には，患者のネブライザの取り扱い方，噴霧量を確認し，患者状態を十分に観察する．

患者に適切な噴霧量と吸入時間を設定する．疾患によっては，大量に生成されたエアロゾルにより呼吸困難を起こすことがある．

超音波式ネブライザでは，超音波により一部の薬剤を分解あるいは変性させることがある．また，水槽と薬液槽との間にある隔壁は厚さ$0.2 \sim 0.3\,\mathrm{mm}$程度の薄い膜状であるため，取り扱いによっては容易に破損する．この破損がピンホールであったり，目に見えない亀裂であっても，水槽内の水が薬液槽と交通をもつことになり薬液が汚染される．準備の段階で漏れがないことを確認する．

また，感電・漏電に対する安全対策を取り，機器本体を水に濡らしたり，濡れた手で操作しない．

再利用が可能なネブライザは，取扱説明書に従って使用後に温湯で洗浄し消毒滅菌し，乾燥させる．温湯洗浄を怠った場合，毛細管部や細部に残った薬液が乾燥固化し，使用できなくなる場合がある．

2 給湿療法（加温・加湿）

1—給湿療法とは

健常者が呼吸を行う場合，鼻から吸い込む空気は上気道を通過し肺に到達するまでの間に気道粘膜で徐々に加温加湿され，肺に到達したときには体温

と同じ温度で相対湿度が100％となる．このように気道は，空気を加温し加湿する重要な役割を担っている．ところが，気管挿管や気管切開により呼吸管理がされている場合，大気あるいは乾燥した医療ガスは上気道で加温加湿されることなく，下気道へ送られることとなる．この場合，乾燥した空気が触れる部分は徐々に乾燥による障害を受け，線毛上皮細胞傷害，線毛運動の障害，喀痰の粘稠化・固化による排痰困難が起こる．このような障害を防ぐため，給湿は呼吸管理に不可欠な処置である．

　給湿には，エアロゾル，水蒸気の2種類による方法がある．エアロゾルは水を微粒子にしたもので，水滴の直径が1〜40 μmになる．一方水蒸気は，0.0001 μmと非常に小さい．この大きさの違いが，給湿療法には水蒸気が好ましいとされる理由になっている．すなわち，水蒸気は吸入される空気と十分に混ざり合いながら肺まで確実に届けられる．さらに，細菌やウイルスはエアロゾルより小さいが水蒸気よりも大きいことから，エアロゾルでは細菌やウイルスを気道内へ運搬可能であるため気道感染の要因となるが，水蒸気はこれらを運搬することは不可能で，感染の要因になりにくい．

2 — 給湿療法装置（加湿器）の構造と原理

　給湿療法には加湿器が欠かせない．医療施設で使用されている加湿器には，常温気泡型加湿器（加湿瓶），ネブライザ，加温加湿器と人工鼻の4種類がある．この項では，前出のネブライザを除く3種類について説明する．

▶ 1）常温気泡型加湿器（加湿瓶，bubble humidifier）

　酸素マスクや経鼻カニューラを用いた酸素吸入を行う場合によく使用される．酸素アウトレットに接続された酸素流量計を流れ出た酸素が，常温気泡型加湿器内の滅菌蒸留水中を細かな気泡となって通り抜け，加湿された酸素として供給される（図5-5）．常温気泡型加湿器によって供給される酸素流量は，患者の吸気流量よりも少なく，供給される酸素は大気によって希釈される．

　酸素流量が増加すると，常温気泡型加湿器内を通過する時間が短くなるため，湿度の低下を招く．したがって，酸素が低流量であれば加湿効果が高くなるので，1分あたり4 L以下で使用することが望ましい（図5-6）．

▶ 2）加温加湿器

　人工呼吸器は，医療ガス配管を通して供給される乾燥した酸素と空気を利用する．この場合，乾燥したガスを加湿することにより，肺のガス交換を良好に保つことが期待できる．

図5-5 常温気泡型加湿器

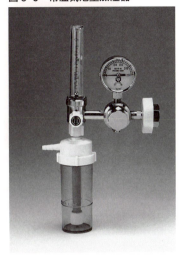

図5-6 加湿瓶における酸素流量と温湿度の関係

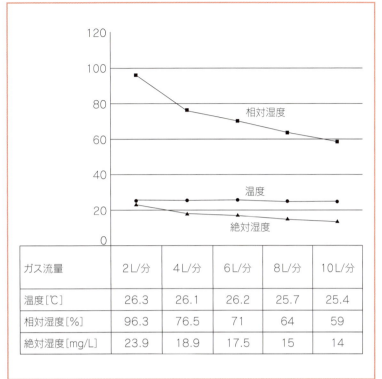

ガス流量	2L/分	4L/分	6L/分	8L/分	10L/分
温度[℃]	26.3	26.1	26.2	25.7	25.4
相対湿度[％]	96.3	76.5	71	64	59
絶対湿度[mg/L]	23.9	18.9	17.5	15	14

　加温加湿器は，加湿方法の違いから現在は表面通過型と灯芯型のおもに2種類が用いられる．これに加温用のヒータを追加することにより，加湿性能を上げる．加温の方法は，加湿器チャンバを直接加温する方法と，この方法を補う方法として開発された吸気チューブ内に調温用のヒータワイヤ（ホースヒータ）を設置し，患者口元温度を目標温度に設定できる機能をあわせもつ方法がある．

Tips　相対湿度と絶対湿度

　水蒸気として空気中に存在する場合，その水分量を表すものに，絶対湿度［mg/L］，相対湿度［％］がある．これらは次のような関係にある．

　　相対湿度＝（絶対湿度／飽和水蒸気量）×100

　絶対湿度は，空気の単位体積あたりの水分量を表すものである．飽和水蒸気量は，ある温度で空気単位体積あたりに含みうる最大の水分量を示す．この量を超えると結露となり，液体となる．

　たとえば，37℃の絶対湿度が20.6 mg/Lであった場合の相対湿度は，飽和水蒸気量が44 mg/Lであるので，20.6/44.0×100＝46.8％となる．温度が23℃まで低下した場合は，飽和水蒸気量が20.6 mg/Lなので，20.6/20.6×100＝100％となる．このように，絶対湿度，温度，相対湿度のうちの2つがわかれば，残る1つは計算式から求めることができる．

図 5-7 表面通過型加湿器

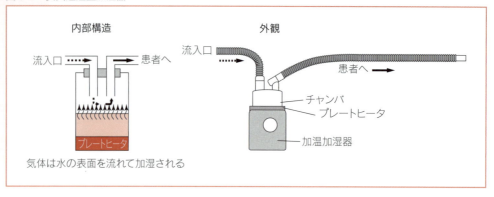

図 5-8 灯芯型加湿器

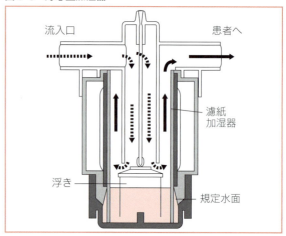

(1) 表面通過型（pass-over humidifier）

加湿器内の蒸留水の表面を吸入気が通過することにより加湿する簡単な方法である（図 5-7）.

(2) 灯芯型（wick humidifier）

表面通過型を改良したもので，加湿器内に灯芯状に設置した吸水性濾紙が水を吸い上げ，吸入気が濾紙上を効率よく通過することにより，加湿性能を上げている（図 5-8）.

▶ 3) 人工鼻（heat and moisture exchanger：HME）

人工鼻は，人工呼吸回路の Y ピースと気管チューブとの間に装着される．患者呼気中の熱と水蒸気を人工鼻内の吸湿性物質である紙（マイクロウェル紙），繊維（吸湿性セルロース）やスポンジ（ポリウレタンフォーム）などに

図 5-9 人工鼻の構造

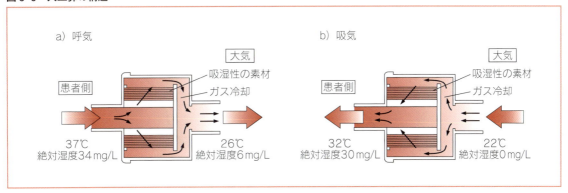

蓄え，吸気時にこれらを放出することにより吸入気を加湿加温する（図 5-9）．多数の製品が上市されているが，加温加湿効率，気流抵抗や死腔量の差や除菌機能の有無などが異なっている．加湿性能は 30 mg/L 以上，保温性能は 30 ℃以上で，相対湿度は 99 ％を超える．

3 ─ 給湿療法技術

1）常温気泡型加湿器

常温気泡型加湿器は，加温装置をもたないため絶対湿度は上昇しにくい．また，ガス流量を増加させると湿度の低下が起こりやすい．このため，常温気泡型加湿器は低流量酸素療法に用いられる．

低流量酸素療法で加湿を行うことについては，その是非に議論がある．日本呼吸器学会がまとめた酸素療法ガイドラインでは，鼻カニューラでは 3 L/分まで，ベンチュリーマスクでは酸素流量に関係なく酸素濃度 40 ％までは，酸素を加湿する必要はないとしている．ただし，これは各施設の判断でよいとされる．

2）加温加湿器

ヒータワイヤを使用しない場合は，吸気回路内に結露が発生する．この結露発生は，相対湿度が 100 ％であることを示しており，チューブ内に付着した分泌物を固形化させないために必須の条件である．

ヒータワイヤを使用した場合は，吸気回路内に結露が発生することは少なく，設定温度の絶対湿度を維持したまま吸気を肺に送ることが可能である（図 5-10）．

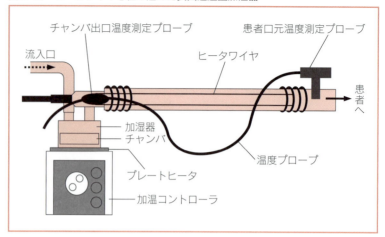

図5-10 ヒータワイヤを組み込んだ表面通過型加湿器

▶3) 人工鼻

　人工鼻は加温加湿器に比べ取り扱いが簡便で，呼吸回路が単純化され，呼吸回路が結露せず，優れた点が多い．しかし加湿性能は劣る．

　人工鼻は24または48時間ごとに交換することが推奨されているが，これ以上の長期使用が可能であるとの研究報告もある．

　分泌物の多い患者では，大量の分泌物により人工鼻が閉塞する可能性があり，人工鼻よりも加温加湿器を選択する．

4 ― 安全管理

▶1) 常温気泡型加湿器

　常温気泡型加湿器の酸素流量計部分と加湿器とを連結する部分にはパッキン（Oリング）がある．これがなかったり，あるいは経年変化によりボロボロであったり破れている場合には，酸素が漏れ，設定された酸素量を患者に投与できない．したがって，組み立て時や加湿器に蒸留水を入れる場合には，このパッキンが存在することを確認する．

　使用前の流量計内には，酸素濃度が21％の大気が入っている．ここに純酸素を流入させた場合，大気と酸素の比重の違いによりフロートの指示位置が実流量と異なる．常温気泡型加湿器を酸素アウトレットに接続し，投与を開始する場合は，酸素流量計の流量を指示するフロートを最高流量の位置まで上げてから設定流量の位置に戻すことにより，流量計内が酸素に置き換わり実流量に設定できる．

▶ 2) 加温加湿器

加温加湿器は，湿度を制御する機能をもたず，温度のみを制御の対象としている．そのため，温度と相対湿度あるいは絶対湿度との関係を注視し，加湿器出口と患者口元の温度を計測することが肝要である．また，加湿器内の水は徐々に減少するので，定期的に蒸留水を追加する必要がある．加湿器内の温度は体温に近いため，雑菌などが侵入した場合には格好の繁殖場所となる．蒸留水を追加する場合の手技では，汚染に十分注意しなければならない．

十分な加湿が得られない場合，肺合併症の原因になるばかりか，気管チューブ内や気道に付着した分泌物が固形化し，気道を閉塞させる栓子となるので注意が必要である．

ヒータワイヤをもたない加温加湿器の使用においては，吸気回路中に多量の結露が生じるため，吸気回路の途中に結露水を一時的に貯留するウォータートラップを入れることが必須である．これを怠った場合，大量の結露水が

表 5-1　加温加湿器と人工鼻の比較

起こりうる副作用・注意点	加温加湿器	人工鼻
細菌汚染	＋	±
加湿不足	＋	＋＋
過剰加湿	＋	－
喀痰粘稠化・固形化	－～＋＋（設定不良時）	＋＋
うつ熱	＋	－
気道粘膜熱傷	＋	－
死腔増加	－	＋
抵抗増加	＋	＋
喀痰による抵抗増加	－	＋
換気中断	＋	－
ガスリーク	＋	＋
回路誤接続	＋	＋
温度モニタの誤り	＋	－
水の誤注入	＋	－
水の噴出	＋	－
感電・漏電	＋	－

（磨田　裕：気道確保と気道管理．救急医, 22：1174-1177, 1998 より）

給湿療法（加温・加湿）　125

吸気回路を塞ぎ，呼吸を妨げるだけでなく，気管チューブ内にこの結露水が流れ込み，これによる重大な合併症を引き起こす原因になる．

　ヒータワイヤをもつ加温加湿器の使用においては，吸気回路内に結露が生じないため，吸気ガスが加湿されているかは，湿度計を用いて計測しなければ判断できない．この場合，Yピースから気管カニューラにかけての部分の結露を湿度モニタとする．

▶ 3) 人工鼻

　人工鼻は，喀痰の多い場合や気管内分泌物が粘稠な場合では呼吸抵抗が上昇する．換気量が多い場合や気道リークがある場合（小児を含む）などでは，加湿が不足するため使用は推奨されない．また，人工鼻の容量はそのまま死腔量となるため，この容量が換気に大きく影響する疾患では注意を要する．

　人工鼻を使用する場合は，ネブライザや加温加湿器の併用は禁忌である．ネブライザから噴霧された薬剤が人工鼻の内部の細孔を塞ぐ可能性があり，加温加湿器の併用では人工鼻に結露が生じ，これによる閉塞の可能性が指摘されている．

　人工鼻はある程度の重量がある．この重さにより，気管チューブが脱落したり，あるいは気管チューブが気管の奥まで挿入されることがあるので，人工鼻の保持にも注意する．

　加温加湿器と人工鼻の比較を**表5-1**に示す．

参考文献

1）浜崎雄平, 眞弓光文：吸入器および吸入補助器具の表記法について. 日本小児アレルギー学会誌, **22**（2）：291〜292, 2008.
2）沼田克雄監修：入門呼吸療法改訂第2版. 克誠堂出版, 2004.
3）日本胸部外科学会・日本呼吸器学会・日本麻酔科学会合同呼吸療法認定士認定委員会編：呼吸療法テキスト改訂第2版. 克誠堂出版, 2006.
4）長瀬隆英, 永田泰自編：図解呼吸器内科学テキスト. 中外医学社, 2006.
5）渡辺　敏, 宮川哲夫編：CE技術シリーズ呼吸療法. 南江堂, 2005.

第6章 人工呼吸療法の実際

1 人工呼吸療法

1 ─ 人工呼吸とは

生体が何らかの原因で換気機能やガス交換機能が正常に維持できなくなったとき，その呼吸の代行または補助を行うことにより，虚脱肺の再膨張，肺胞換気の維持，機能的残気量の増加，ガス交換能の改善，二酸化炭素の排出，呼吸仕事量の軽減などを目的とするのが人工呼吸で，その際に使用されるのが人工呼吸器である．

2 ─ 人工呼吸器の基本原理

人工呼吸器の基本的な原理には，胸郭外陰圧方式と気道内陽圧方式の2つがある．

1）胸郭外陰圧方式（negative extra thoracic pressure ventilation：NETPV）

胸郭外陰圧方式を図6-1に示す．吸気相では密閉されたキュイラス内圧を陰圧にすると，その陰圧により胸壁や腹壁が引っ張り拡げられることにより，もともと陰圧であった生体の胸腔内圧がさらに陰圧を増し，その結果，肺胞

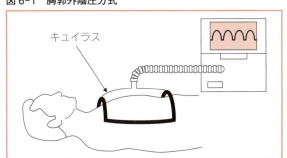

図6-1 胸郭外陰圧方式

が膨らみ気道を通して肺胞内に空気が流入してくる．

呼気相では，密閉されたキュイラス内圧を平圧（大気圧）に戻すと，胸壁や腹壁は弾性力の弛緩により縮み，その結果胸腔内圧が元の圧力に戻ると，肺胞は縮み，肺胞内のガスは気道を通して外界に向かって呼出される．

このように，胸郭外陰圧方式の人工呼吸は，呼吸筋の運動をその装置で代行させる生理的な換気方式である．その装置には，キュイラス（胴鎧）型や鉄の肺などがある．

▶ 2）気道内陽圧方式（positive airway pressure ventilation : PAPV）

人工呼吸器から気道内に直接陽圧ガスを間欠的に送り込み，肺胞を直接拡げて換気を行う方法である．人工呼吸器の基本動作は**表 6-1**に示す行程が繰り返される．その方法を**図 6-2**に示す．吸気相では呼気弁が閉じることにより呼吸回路内は閉鎖状態となり，そこに設定量または設定圧のガスが人工呼吸器から患者側に送気されると，送気されたガスは呼吸回路の吸気側から気管チューブを経由して患者の気道内にすべて供給される．

呼気相では，人工呼吸器の送気ガスが停止して同時に呼気弁が開くと呼吸回路内は大気中に開放状態となり，その結果膨張していた肺は肺胸郭の弛緩と弾性により縮み，気道内のガスは呼吸回路の呼気側より呼気弁を経由して

表 6-1　人工呼吸器の基本動作

1.	吸気相	患者の肺にガスを送気する
2.	転換期	吸気相から呼気相への切り替わり
3.	呼気相	患者の肺からガスが呼出する
4.	転換期	呼気相から吸気相への切り替わり

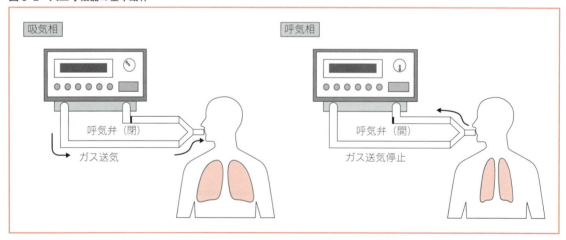

図 6-2　人工呼吸器の基本動作

大気中に呼出される．

このようにガスの流れは一方向で，気道内から一度呼出されたガスをふたたび吸い込まない非再呼吸方式となっている．現在の人工呼吸器はこの方式が主流となっている．

3 — 人工呼吸が及ぼす生体への影響

1) 生理的呼吸と陽圧換気との違い

生理的呼吸において，吸気相では外肋間筋により肋骨を上部に引き上げて胸郭を拡げ，また横隔膜は収縮して下方に下がると胸腔内の容積が増大して，もともと安静呼気時に陰圧（−2〜−4 cmH$_2$O）であった胸腔内の陰圧はさらに強くなる（−6〜−7 cmH$_2$O）．その陰圧により肺胞は外側に引っ張り拡げられると肺胞内の圧力は陰圧となり，その結果，外気が気道を通って肺胞内に流入する．呼気相では，内肋間筋が下方に肋骨を引き下げて胸郭を縮め，また横隔膜が弛緩して元の位置に戻ると胸腔内の陰圧は元の陰圧に戻り，肺胞が元に戻ろうとする復元力によって肺胞内のガスは気道を通り大気中に呼出される．そのときの肺胞および胸腔の各内圧は**図6-3**のごとく，胸腔内は吸気相，呼気相を通してともに陰圧であり，肺胞内は吸気相では陰圧であるが，呼気相ではわずかに陽圧となる．

一方，人工呼吸下（気道内陽圧方式）では，肺胸郭の弾性に逆らって気道内に陽圧ガスを直接送り込むため，肺胞，胸腔の各内圧は**図6-3**のごとく，胸腔内は吸気相では陰圧かわずかに陽圧となる．呼気相では，その圧力から元の陰圧に戻り，肺胞内圧は吸気相では大気圧から陽圧となり，呼気相では陽圧から大気圧に戻る．

このように吸気相において，生理的呼吸下では肺胞，胸腔の各内圧はともに陰圧であるのに対し，人工呼吸下では肺胞内圧が陽圧となる違いがあり，この陽圧が生体への影響に深く関与してくる．

図6-3 肺胞内圧と胸腔内圧

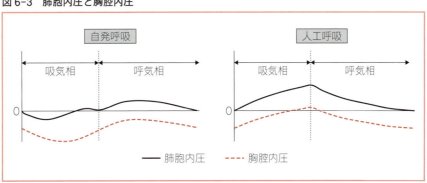

▶ 2) 人工呼吸が生体に及ぼす影響

(1) 循環器系

肺毛細血管は非常に薄い膜で肺胞と接しているため肺胞内の圧力変化の影響を受けやすく，生理的呼吸下において胸腔内を陰圧にして肺胞を引っ張り拡げる場合はよいが，人工呼吸下では肺胞内に直接陽圧を加えるとその陽圧が肺胞の内側より肺毛細血管を圧迫する状態となり，そのため毛細血管の管径はその圧迫により細くなり，そこを流れる肺循環血液量は減少する．

また，人工呼吸による胸腔内の陽圧は静脈還流を減少させ，それにより心拍出量が減少して血圧低下の原因となる．この現象は気道内圧が高くなるに従い著明に現れる．

(2) 呼吸器系

気道内加圧による圧外傷，気胸，縦隔気腫や気道感染，健常肺の過膨張などがある．

(3) 代謝系

循環器系の抑制が起こると，生体は循環血液量を正常に維持しようと抗利尿ホルモン（ADH）の分泌を増加して水分を体内に貯留しようと働く．そのため尿の排泄が抑制されて尿量が減少し腎臓機能も低下する．

(4) その他

精神面の異常で生じるせん妄，ICU 症候群，ストレスなどによる消化管の潰瘍形成や出血，血圧低下によって生じる脳還流圧の低下による脳圧の上昇，頭蓋内圧の上昇，眼圧の上昇や肝臓機能障害などがある．

4 ─人工呼吸器の基本構造

人工呼吸器の基本構造は図6-4のごとくである．

▶ 1) 駆動源

人工呼吸器本体を駆動させる駆動源は電気および酸素，治療用空気などが使用される．本体の移動や停電時でも動作可能なバッテリを搭載している機種もある．

駆動源となる医療ガスは通常配管端末器のアウトレットより圧力400 kPa（ただし，酸素は他の医療ガスよりも30 kPa程度高くしてある）にて供給されるが，酸素は高圧ガス容器（ガスボンベ），治療用空気はエアーコンプレッサより供給する場合もある．

配管端末器へのガスの接続は，異ガスとの誤接続を防止するためピン方式やシュレーダ方式が採用されている（図6-5）．

治療用空気（合成空気は除く）には水分や塵埃が混入していることがあり，

図6-4 人工呼吸器の基本構造

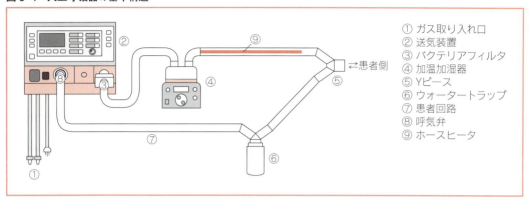

① ガス取り入れ口
② 送気装置
③ バクテリアフィルタ
④ 加温加湿器
⑤ Yピース
⑥ ウォータートラップ
⑦ 患者回路
⑧ 呼気弁
⑨ ホースヒータ

図6-5 医療ガス配管端末器とアダプタープラグ

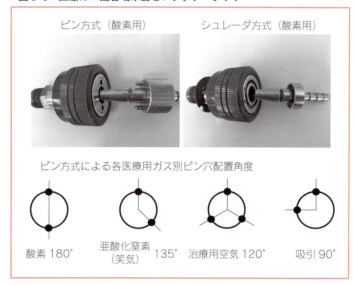

防湿，除塵装置が必要となる．

▶2）酸素濃度調節器（酸素ブレンダ）

酸素と治療用空気を混合して，希望する吸入酸素濃度（21〜100％）を作り出すための調節機器である．

▶3）酸素濃度計

酸素濃度調節器において設定された酸素濃度が適正な濃度になっているかをチェックするために使用される．酸素センサは一般にガルバニックセル方式が採用されており，これは作用電極（セル）における酸素の化学反応で生じた電流を酸素濃度として測定している．

人工呼吸療法 131

▶ 4) 量規定方式

人工呼吸器で設定された一回換気量のガスを肺内に供給する方式.

▶ 5) 圧規定方式

人工呼吸器で設定された最高気道内圧に患者の気道内圧が達するまで肺内にガスを供給する方式.

4), 5) の2つの方式は吸気相から呼気相への転換方式であり, 呼気相から吸気相への転換はともに設定呼吸回数による換気周期やトリガの認識により行われる.

▶ 6) 呼吸回路

図6-4に示す人工呼吸器送気口から患者を経由し, 呼気ガス排出口までのガスが流れる一連の部分を呼吸回路といい, このなかには次のものが含まれる.

(1) 吸気弁

吸気相の間のみ吸気弁は開いて, 設定されたガスが呼吸回路側に送気され, 呼気相ではガスの送気が停止して吸気弁は閉じる. このようにガスは一方向のみに流れ, 患者呼気ガスの再呼吸が起こらないようにしている.

吸気弁は通常, 送気装置本体内にある.

(2) 患者呼吸回路 (蛇管)

人工呼吸器から設定されたガスを患者の気道内まで導いたり, 患者からの呼気ガスを呼気弁を経由して大気中に呼出するまでを導くための管であり, 管は変形または狭窄・閉塞しないよう, 蛇腹状の形状をしている. 材質は塩化ビニル, シリコンまたはその混合物などである.

とくにやわらかい材質でできている蛇管は, 呼吸回路内圧が高くなると蛇管自体が膨らみを生じ, とくに量規定方式の場合は, その膨らんだ分だけ人工呼吸器から送気されたガスが蛇管に吸収され量的損失分が発生する. これをコンプレッションボリュームといい, 設定した換気量がコンプレッションボリュームの量的損失分だけ患者に届かなくなり低換気となる.

(3) 加温加湿器

人工呼吸器本体から送り出されるガスは乾燥しており, そのまま患者の気道内に送気すると気道内は乾燥して線毛上皮細胞の障害や喀痰の粘稠化などにより気道感染, 無気肺など多くの合併症の原因となる. したがって, 送気ガスは気道粘膜保護のため70%以上の加湿を行う必要があり, その加湿を行うものが加温加湿器で, 呼吸回路内の吸気側に取り付けられる.

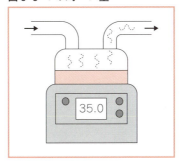
図 6-6　パスオーバ型

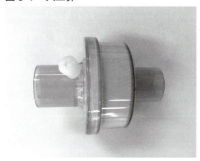
図 6-7　人工鼻

一般的な加湿の方法は，ヒータで貯水槽内の水（滅菌精製水）を 40～60℃に加熱して，その温度を気道の入口において 32～35℃にすると，相対湿度 80～95％，絶対湿度 30～35 mg/L 程度になり，これ以下にはならないようにする．

人工呼吸器に使用される加温加湿器には次のような種類がある．

① パスオーバ型（図 6-6）

送気したガスと加温した水の水面とを接触させて湿度を加える．現在，多用されているタイプである．

② カスケード型

ヒータで加温した水の水面下にある小孔の空いた板に送気したガスを導き，ガスを細かな泡状にすると，ガスと水との接触でガスは水蒸気で飽和される．

③ 人工鼻（図 6-7）

患者の呼気ガス中に含まれる温度と湿度を一時的に捕獲保持して，患者の吸気時にこの両者を還元させるもので，気管チューブと Y ピースとの間に装着する．加湿能力は相対湿度で 80～85％であり，呼吸回路内に結露の発生がなくて必要な湿度を保つ範囲にはあるが，死腔量を少なくするための小型化が望まれる．加温加湿器やネブライザとの併用は，メッシュの目詰まりの可能性があるため禁止である．

(4) Y ピース（図 6-8）

呼吸回路と気管チューブとが接続される部分で，ここで吸気側と呼気側のガスの流れが分かれる．この部分に気道内圧測定用チューブや加温加湿器用の温度センサなどが取り付けられることが多いが，結露水による誤動作の原因とならないよう，Y ピースは必ず上向きにしておく．

(5) ウォータートラップ（図 6-9）

呼吸回路内に貯留した結露水などが患者の気道内または人工呼吸器本体内

相対湿度［％］：ある温度で最大含むことのできる水蒸気量に対する比．絶対湿度／飽和水蒸気量．

飽和水蒸気量［mg/L］：温度により異なり，32℃では 33.8，35℃では 39.5．

絶対湿度［mg/L］：ある気体が単位体積あたり含んでいる水蒸気の質量．

ネブライザ：人工呼吸器において，ネブライザは加湿の目的よりも，気管支拡張薬や気道粘液溶解剤などの薬液を霧状にして吸入ガスと一緒に気道内に吸入させるエアロゾル療法に用いられる．

エアロゾル：液体または固体の小粒子を気体中に浮遊状態にしたもの．

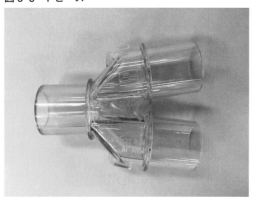
図6-8 Yピース

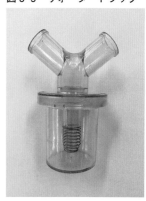
図6-9 ウォータートラップ

に流入しないよう，結露水を一時的に捕獲しておく容器で，呼吸回路の一番低い位置に設置する．

(6) バクテリアフィルタ

常在菌の通過を防ぐためのフィルタで，吸気側に取り付ければ患者への常在菌の侵入を防ぎ，呼気側に取り付ければ大気中への常在菌の放散を防ぐ．

バクテリアフィルタを装着する場合は，加温加湿器の下流側や呼気側に装着すると，水分を含むことにより気流抵抗が上昇することがあるので注意が必要である．

(7) 呼気弁

吸気相にて呼気弁が閉じると呼吸回路内が密閉され，人工呼吸器本体から送気されるガスはすべて患者の気道内に送り込まれて肺を膨張させ，また，呼気相では呼気弁が開いて呼吸回路内は大気中に開放となり，肺内にあったガスは肺胸郭の弾性により大気中に呼出される．

この呼気弁を開閉する機構の例を図6-10, 11に示す．図6-10のバルーン型では，呼気弁用チューブを通して人工呼吸器本体から陽圧ガスを間欠的にバルーンに送気すると，バルーンが拡張（呼吸回路内を閉鎖する吸気相）および収縮（呼吸回路内を大気中に開放する呼気相）を繰り返す．

その他にもダイアフラム型（図6-11）などがある．

(8) PEEP弁

呼気相で呼気弁が開くことにより，呼吸回路内のガスは大気中に呼出され，呼吸回路内の圧力は大気圧と同等の平圧となるが，PEEP弁はこの呼吸回路内の圧力を平圧にしないで呼気相の終末に希望するPEEP分の陽圧を呼吸回路内に残すよう呼気側を半閉鎖状態にする弁で，これにより肺は軽度膨張のまま呼気相が終了する．通常は呼気弁と兼用することが多い．

図 6-10 呼気弁（バルーン型）

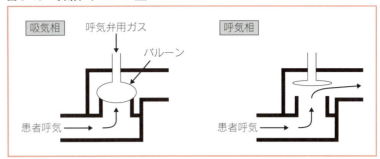

図 6-11 呼気弁（ダイアフラム型）

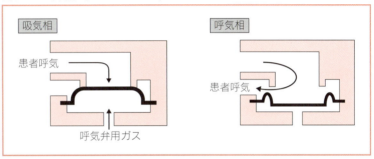

図 6-12 気道内圧計

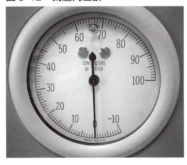
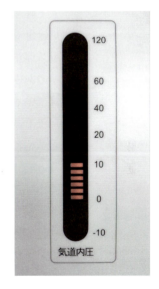

(9) 気道内圧計（図 6-12）

　最高気道内圧，呼気終末気道内圧，患者の吸気圧や気道抵抗，肺胸郭コンプライアンスなど気道内圧の変化を知るための監視装置で，人工呼吸器にはかならず装備されている重要なものである．

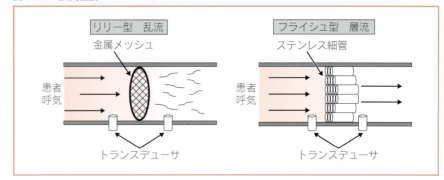
図 6-13　換気量計　ニューモタコグラフ

換気量計：呼吸回路内のガス漏れや人工呼吸器に不備があると，量規定方式では設定換気量と呼気量との間に差が生ずる．

換気量を測定する部位は測定目的により異なるが，一般には患者の呼気ガス量を測定するので，呼気弁の後に換気量計のガス取り入れ口や換気量測定用のセンサを装着する．換気量を測定する方法はいくつかあるが，代表的なものを以下に紹介する．

① **熱線型呼吸流量計**：ガスの流路に400℃程度の温度を加えた加熱体（プラチナやタングステンが用いられる）を置くと，ガスの流量に応じて加熱体の温度が下がる原理を利用したものである．加熱体に加える温度を一定に保つように電流を流し，その電流の変化が気流の速度と相関しており，応答は速いが加熱体に汚れが付着すると誤差を生じることがある．

② **差圧式呼吸流量計（ニューモタコグラフ）（図6-13）**：気流が抵抗体のスリットを通過すると，抵抗スリットの前後に圧差が生じ，この圧差をトランスデューサ（一般にストレンゲージが用いられる）により測定し，換算された流量が表示される．

(10) 換気量計

人工呼吸器が設定量のガスを送り，また患者が設定に応じた換気を行っているかを知るための換気量測定は重要である．実際に問題となるのは患者に届いたガス量であり，これは患者の呼気ガス量を測定することによりわかる．

5 ― 人工呼吸器の換気方法

▶ 1) 吸気相におけるガスの送気方法

人工呼吸器から患者にガスを送気する方法には次の2つがある．

(1) 流量で送気する方式（flow generator）

ガス流量の流し方に変化をもたせないで，規定された一定流量のガスを吸気相のあいだ気道内に流し込む方法（定常流型…矩形波）．量規定方式に用いられている（p.141, 図6-17のVCV参照）．

(2) 圧で送気する方式（pressure generator）

吸気相において，規定された一定の圧力をかけながら気道内にガスを送気する方法（漸減波型）．圧規定方式に用いられている（p.141, 図6-17のPCV参照）．

▶ 2) 送気装置

設定された酸素濃度のガスを患者の気道内に送気したり停止させたり，すなわち吸気と呼気を繰り返すために吸気相から呼気相に，また呼気相から吸気相に切り換えるための装置である．その切り換えを行うには，きっかけとなる因子がなければならない．その因子となる方式には次のものがある．

(1) 量規定方式（図6-14）

一回換気量または分時換気量を設定し，この設定された換気量のガスの送気が終了すると吸気相から呼気相に転換する方式で，また，呼気相から吸気

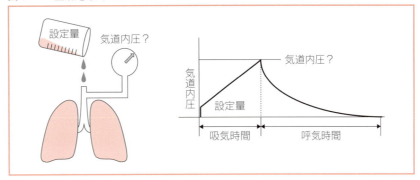

図 6-14　量規定方式

相への転換は設定呼吸回数による換気周期（時間）や患者の吸気努力があったときにそれを認識（トリガ）して転換される．

吸気相では，呼気弁が閉じて設定された換気量のガスが気道内に送気され，設定量のガスの送気が終了すると呼気相に移り，呼気弁が開いて気道内のガスは大気中に呼出される．

換気量はベローの容量を可変して直接決める方法や，吸気流量と吸気時間を設定して次式により求める方法がある．

　　一回換気量＝吸気流量×吸気時間

この量規定方式の場合は，気道抵抗や肺胸郭コンプライアンスが変化しても気道内に送気されるガス量は設定された換気量をかならず確保するが，呼吸回路などにガス漏れがあると患者は漏れたガス量だけ低換気となる．したがって，呼気量や気道内圧の監視が必要となる．

(2) 圧規定方式（図 6-15）

吸気相終末の吸気圧を設定し，気道内圧がその設定値圧に達すると吸気相から呼気相に転換する方式で，補助呼吸性能がよい．呼気相から吸気相へは，設定呼吸回数による換気周期や患者の吸気努力があったときにそれを認識して転換される．

吸気相では，呼気弁が閉じて設定された吸気圧値に到達するまでガスが気道内に送気され，設定吸気圧値に圧力が到達すると送気ガスが停止して呼気相に移り，呼気弁が開いて気道内のガスは大気中に呼出される．この方式の一回換気量は次式より求められる．

　　一回換気量＝吸気圧×肺胸郭コンプライアンス

肺胸郭コンプライアンスは実際には測定しないで，換気量計を用いて直接

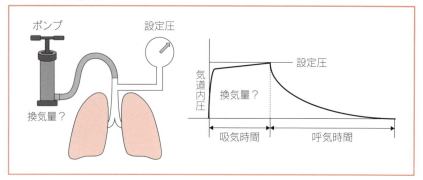
図6-15 圧規定方式

測定する．

　この圧規定方式の場合は，呼吸回路内にガス漏れがあると気道内圧の上昇が緩慢となり，設定した気道内圧値に到達するまでの吸気時間が延長し，ガス漏れが著しいと吸気時間はさらに延長するが換気量は保たれる．また，呼吸回路内にガス漏れがない場合でも，肺胸郭コンプライアンスが高い（肺が膨らみやすい）と気道内圧はゆっくりと上昇して，設定吸気圧値に到達するまでの吸気時間は延長して換気量は多くなる．

　逆に，気道抵抗の増加や肺胸郭コンプライアンスが低下している（肺が膨らみにくい）と，気道内圧は瞬時に上昇して短時間のうちに設定吸気圧値に到達するため，吸気時間は短く，換気量は少なくなる．

　以上のことより，患者の気道内から呼出されるガスの呼気量や気道内圧の監視が必要となる．

(3) タイムサイクリング方式

　呼気相から吸気相への転換，および吸気相から呼気相への転換を，吸気相，呼気相の時間をタイマーなどにより一義的に決めて行う方法で，換気回数を設定する人工呼吸器はこの方式を兼ね備えて動作する．この方式は小児用人工呼吸器に多く採用されており，その方式は人工呼吸器からガスが常に流れている状態で（定常流），吸気相では設定吸気時間のあいだ呼気弁が閉じて定

Tips　コンプライアンス（C）

単位あたりの圧変化に対する量変化のことをいい，肺の拡がりやすさを示すもので，肺のみのコンプライアンス（C_L）は健常人で150〜200 mL/cmH$_2$Oであるが，人工呼吸下では肺と胸郭の両者の弾性収縮力に打ち勝ってガスを気道内に送り込むため肺胸郭コンプライアンス（C_T）ということになり，基準値は成人で40〜100 mL/cmH$_2$O，小児で20〜40 mL/cmH$_2$O，新生児では5 mL/cmH$_2$Oである．

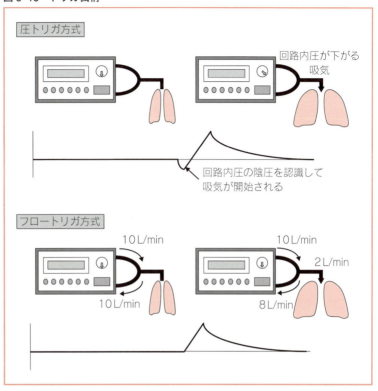

図6-16 トリガ機構

常流のガスが気道内に流れ込み，設定時間に到達すると吸気相が終了して呼気弁が開く．呼気相では設定呼気時間のあいだ呼気弁が開いており，このあいだに肺内のガスは定常流とともに大気中に呼出される．

$$分時換気回数 = \frac{60[秒]}{吸気時間[秒] + 呼気時間[秒]}$$

で算出され，また換気量は定常流のガス流量と吸気時間の設定により任意に設定が可能で，

$$換気量[L] = \frac{定常流ガス流量[L/分]}{60[秒]} \times 設定吸気時間[秒]$$

にて算出できる．

(4) 患者サイクリング方式（トリガ機構によるサイクリング方式）(図6-16)

患者が自発的に吸気努力を行ったとき，その吸気努力により生じた陰圧または流量などをセンサで感知させ，これを吸気相開始の引き金とする方法である．

トリガ機構とは，患者の自発呼吸の吸気の開始を認識し，自発呼吸と人工呼吸器から吸気のタイミングを同調させる機能であり，その方法には，圧ト

人工呼吸療法

リガ方式とフロートリガ方式の2つがある.

　圧トリガ方式は，患者が自発的に吸気努力を行うと，呼吸回路内が陰圧となり，その吸気圧を圧トランスデューサにて感知させ吸気相に切り替えるものである.

　フロートリガ方式は，呼吸回路内に一定量のガスを流し，吸気側と呼気側でそのガス流量をフロートランスデューサにて検出する.患者に吸気努力がなければ吸気側と呼気側のガス流量は同等であり，もし患者が吸気努力を行えば吸い込んだガス流量分に相当する差がフロートランスデューサの呼気側に生じるため，その流量の差を感知させて吸気相に切り替えるものである.口元をガスが流れているため，圧トリガ方式よりも吸気困難感が少ない.

　吸気相から呼気相への転換は量規定方式または圧規定方式に基づき行われ，換気回数や呼気時間については患者の自発呼吸の吸気努力の状況により一任される.

　このように，患者の自発呼吸の吸気努力により起こる気道内のわずかな吸気圧および流量を感知して吸気相が開始される方式をトリガ機構という.

▶ 3) 吸気相における規定方式

　人工呼吸器で吸気相において患者にガスを送気する方法には次の2つがある.

(1) 量規定方式

　量規定方式はVCV（volume control ventilation）ともいい，一回または分時の換気量を設定して換気を行う方法で，気道内に入る換気量はかならず確保されるという最大の利点をもっているが，最高気道内圧がどこまで上昇するかが予見できない欠点をもつ.

　とくに，肺胸郭コンプライアンスの低下時には気道内圧が高くなる現象は顕著であり，それによる気胸や縦隔気腫といった圧損傷や健常肺への過膨脹などの危険性を含んでいる.

平均気道内圧：PEEP＋（PIP－PEEP）×吸気時間×呼吸回数／60.

　コンプライアンスの低下した肺胞を拡張させるには，各肺胞への換気はコンプライアンスと気道抵抗により配分されるため，平均気道内圧を高値に維持する呼吸管理が選択される.VCVにおいては，吸気相での送気ガスが一定流量である定常流型にてガスが気道内に徐々に流入していき，気道内圧の関係から膨らみやすい肺胞へ多くのガスが入り，膨らみにくい肺胞は気道内圧がある程度上昇して肺胞容量が最大となる吸気相の終末付近で膨らみやすくなる.しかし，ただちに呼気相に転ずるため肺胞は十分に膨らまずして虚脱してしまい，各肺胞レベルで換気の不均等が生ずる.

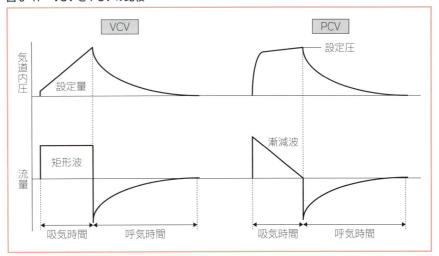

図 6-17 VCV と PCV の比較

(2) 圧規定方式

圧規定方式は PCV（pressure control ventilation）ともいい，吸気圧値と吸気時間を設定して換気を行う方法である．末梢気道抵抗や肺胸郭コンプライアンスが変化すると換気量が変動するという欠点をもっているものの，吸気圧値の設定により肺胸郭コンプライアンス低下時でも最高気道内圧が設定された吸気圧値よりも上昇することはないので，肺への圧損傷や健常肺への過膨張の危険性は避けられる．

PCV では，吸気相の初期より送気ガスが漸減波による早い立ち上がり時間（pressure rise time）にて設定された吸気圧値まで送気され，肺胞容量は吸気相の早期で最大となり，またその吸気圧値を吸気時間のあいだ維持させた後，呼気相に転ずる．

このため，気道内圧は吸気相の初期より設定吸気圧に達し，またその設定値圧は設定吸気時間のあいだ維持されるため，膨らみにくい肺胞領域にも換気が行われ，各肺胞へのガス分布はほぼ均等に行われる．すなわち，肺胞の膨らみが早くガス交換能は促進され，平均気道内圧も低く抑えることができる．気道抵抗が高い場合には，吸気流量を下げて対応している．

VCV と PCV の気道内圧波形と流量波形を図 6-17 に示す．また，VCV と PCV の長所および短所の比較を表 6-2 に示す．

6 — 各種の換気モード

換気モードを大別すると，患者の自発呼吸がまったくない状態で，換気のすべてが人工呼吸器の設定条件に従って行われる調節換気法（continuous

表 6-2　VCV と PCV の長所・短所

		VCV	PCV
長　所		一回換気量は確保される 設定が直感的	設定圧以上に気道内圧が上昇しない 不均等換気が少ない 呼吸回路内のガス漏れや膨張に優位
短　所		最高気道内圧が変化する 圧外傷の危険性がある 不均等換気が多い	一回換気量が変化する 設定が煩雑

表 6-3　換気モードの分類

調節換気	補助換気	酸素化
IPPV	SIMV	PEEP
CPPV	PSV（BiPAP）	EIP
IRV	CPAP（BIPAP, APRV）	

mandatory ventilation：CMV）と，患者に自発呼吸があり，その自発呼吸に対して補助を行う補助換気（assisted ventilation）がある．各換気モードの分類を**表6-3**に示す．

▶ 1）調節換気法（CMV）

調節換気法は，換気量または気道内圧と換気回数を設定して換気を行うもので，換気モードとして IPPV，CPPV，IRV などがある．

(1) IPPV（intermittent positive pressure ventilation：間欠的陽圧換気）

換気量または気道内圧と換気回数をあらかじめ設定して，設定された換気量または気道内圧まで陽圧ガスを送気し，その設定値に達すると呼気弁が開いて呼気相となり，気道内のガスは内肋間筋の収縮や横隔膜の弛緩により大気中に呼出される．この周期が設定された換気回数に従って繰り返される．そのときの気道内圧の変化を**図6-18**に示す．

自発呼吸のない患者に調節呼吸として用いられたり，PCV にて薬液をエアロゾルにして気道内に投与するエアロゾル療法や手術前後の呼吸訓練，肺理学療法などにも用いられる．また，慢性閉塞性肺疾患（chronic obstructive pulmonary disease：COPD）の急性増悪時にも使用される．

エアロゾル療法：
p.133，側注を参照．

(2) CPPV（continuous positive pressure ventilation：持続的陽圧換気）

図6-19のごとく，換気モードは IPPV と同様であるが，呼気相で IPPV のように気道内を大気中に開放して気道内圧を平圧にしないで，希望する残圧を気道内に残し，肺胞を少し膨張ぎみにして呼気相を終了する IPPV＋PEEP

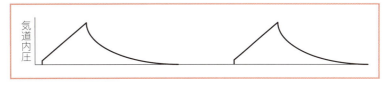
図 6-18 IPPV の気道内圧（量規定方式）

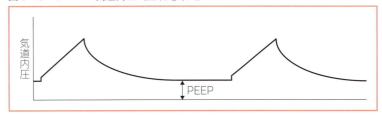
図 6-19 CPPV の気道内圧（量規定方式）

の換気モードである．肺水腫や間質性肺炎，無気肺など高度の酸素化障害の改善目的に用いられるが，最高気道内圧が 30 cmH$_2$O を超えるような場合には加圧による肺損傷の発生率が高くなるため注意を要し，また循環抑制をきたすので心不全を合併している患者には注意が必要である．

(3) PEEP（positive end-expiratory pressure：呼気終末陽圧）

　PEEP は酸素化能の改善には不可欠な方法であり，呼気終末時に希望する陽圧を気道内に残して肺を少し膨張ぎみにした状態で呼気相を終了する方法である．

　PEEP は肺胞が完全に虚脱するのを防止し，機能的残気量（FRC）を増加させるため，肺内シャント率は減少し，肺コンプライアンスも上昇することにより低酸素血症が是正され酸素化が改善される．

　無気肺や肺水腫による急性呼吸窮迫症候群（acute respiratory distress syndrome：ARDS）などの重症呼吸不全患者の呼吸管理によく用いられるが，静脈還流障害，心拍出量低下などの循環抑制，脳圧や頭蓋内圧の上昇，尿量低下をきたすため注意を要する．

　また，持続的な 25 cmH$_2$O 以上の PEEP は気胸の発生を誘発する可能性があるため危険であり，通常は 5〜10 cmH$_2$O くらいの陽圧をかける．この PEEP の圧は大気圧と気道内圧の差をいい，VCV，PCV のいずれでも使用が可能である．

　類似した言葉に auto-PEEP がある．これはとくに PEEP を設定しなくても調節換気の呼気相において呼気は生理的な肺胸郭の収縮弾性により受動的に行われるので，人工呼吸器の呼気時間が患者にとって短かった場合，患者の肺胞内に呼気残気がまだ残っている状態で次の吸気相が開始されると，吐き

人工呼吸療法　143

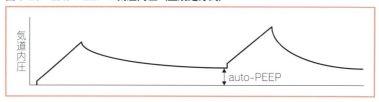

図 6-20 auto-PEEP の気道内圧（量規定方式）

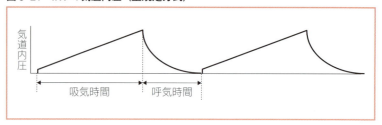

図 6-21 IRV の気道内圧（量規定方式）

きれなかった肺胞内の呼気残気が PEEP として存在してしまうことをいう（図 6-20）．この状態が続くと肺内容量が少しずつ増加して肺胞内圧が徐々に上昇していく現象が起こる．とくに閉塞性換気障害をもった気道内圧の高い患者に発生しやすい．

　トリガ機構を用いた換気モードの使用では，auto-PEEP の分だけトリガに対する仕事量が増加するので，その対策として，auto-PEEP に匹敵する分の PEEP を付加する方法が推奨される．この auto-PEEP の圧は気道内圧と肺胞内圧の差をいう．

(4) IRV（inverse ratio ventilation：吸気呼気比逆転換気）

　一般に，吸気相（I）と呼気相（E）の時間の比は吸気相よりも呼気相の方が長く1：2などとしているが，その比を1：1以上に逆転させて吸気の流速を遅くして吸気時間を長く取り，呼気時間を短くする方法で，吸気流速が遅いため気道内圧を低くおさえることができる．通常は I：E 比を4：1までとしている（図 6-21）．

　この換気モードは，吸気相に時間をかけることによりコンプライアンスの低下した肺胞は押し拡げられるが，呼気時間が短いため吸気相中に送気されたガス量が呼気時間内に肺胞から呼出されにくくなる．すると次第に肺容量が増加して呼気終末の気道内圧も上昇する auto-PEEP 現象となりやすい（2：1を超えると急増する可能性がある）．そのため虚脱肺になりにくく，この増加した肺容量が酸素化能を改善する．

　適応として，ARDS のような高い PEEP で酸素化能が得にくい場合や，最高気道内圧の異常上昇時，CO_2 排出効率低下などの症例に用いられるが，循

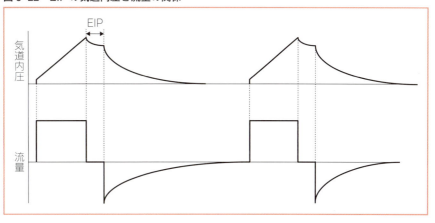

図 6-22 EIP の気道内圧と流量の関係

環抑制や圧外傷が懸念されるので注意が必要である．

VCV と PCV を比較した場合は，吸気パターンによる吸気相の立ち上がりが早い PCV の方が，平均気道内圧を高くとれるため酸素化能の改善には有効である．

(5) EIP（end-inspiratory pause または plateau：吸気終末休止）

量規定方式の吸気相の終末に送気ガスが停止しても，すぐに呼気相に移らず，呼気弁を閉じたままの状態で短時間（おおむね 0.5 秒前後または 1 呼吸サイクルの 5～10 %）待ち，肺胞が膨張した状態をその時間のあいだ保ったのち呼気相に移る方法で，その気道内圧を図 6-22 に示す．

膨らみにくい肺胞は，気道内圧がある程度上昇して肺胞容量が最大となる時点で膨らみ始めるが，量規定換気では吸気相のガスの流し方は定常流型であり，この場合の肺胞は吸気相の終末付近で膨らみ始め，ただちに呼気相に移ると肺胞は十分に膨らまずして虚脱してしまい，各肺胞レベルで換気に不均等が生じやすい．このため吸気相の終末に，ある一定の気道内圧（35 cmH$_2$O 以下）を一定時間かけると肺胞内ガスの再配分が起こり，不均等換気の是正が期待できる．PEEP と同様の効果を吸気相でも行おうとするものであり，補助換気法でも使用可能である．

▶ 2) PTV（patient trigger ventilation）

補助換気法は患者の自発呼吸下において換気の補助を行う方法で，次の 3 つのパターンが考えられる．

1 つは，患者の自発呼吸の吸気努力により発生する吸気圧または流量の変化を認識させるトリガ機構を用いて患者の吸気を認識し，それに同調して設定換気量または設定吸気圧に従いガスが送気される（図 6-23）．このとき，患

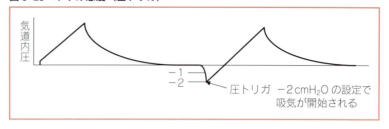

図6-23 トリガ感度（圧トリガ）

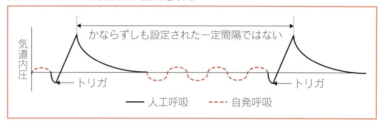

図6-24 SIMVの気道内圧（量規定方式）

者自身が欲した換気量または吸気圧は無視され，設定された換気量または吸気圧に従いガスが送気される．換気モードとして，補助/調節呼吸（assist/control ventilation）やPSVなどが相当する．

2つめは，患者自身が自由に換気を行える環境下において，設定された換気量または吸気圧と換気回数に従って間欠的に強制換気が行われる方法で，換気モードとしてSIMVなどがある．

3つめに，強制換気は一切行わないで，患者自身が自由に換気を行える環境下であり，換気モードとしてCPAP，BIPAP，APRVなどがある（図6-26, 27, 28参照）．

(1) SIMV（synchronized intermittent mandatory ventilation：同期型間欠的強制換気）

患者に自発呼吸をさせながら，一定周期（時間）ごとに開始される強制換気も患者の吸気の開始に同調させて換気を行うモードである．

トリガ機構を用いて，患者の吸気の開始と強制換気とのタイミングをトリガーウィンドウとよばれる時間枠でみながら，患者の吸気の開始と強制換気とを一致させて行う方法であり，ファイティングも少なく人工呼吸器からの離脱時に用いられる．

気道内圧の変化を図6-24に示す．強制換気には量規定方式や圧規定方式が用いられる．

(2) PSV（pressure support ventilation：圧支持換気）（図6-25）

患者の自発呼吸の吸気時に同期させて陽圧をかける方法である．患者の自

ファイティングとは：
患者の呼吸リズムと，人工呼吸器からの換気のパターンがうまく同調しない状態をいい，原因として人工呼吸器の不適切な設定，呼吸回路のガス漏れや閉塞，患者側の喘息，痰の貯留，肺塞栓，不穏などが考えられる．結果として，分時換気量の低下，酸素化の効率低下，血圧低下などを起こす原因となる．

図6-25 PSVの気道内圧と流量

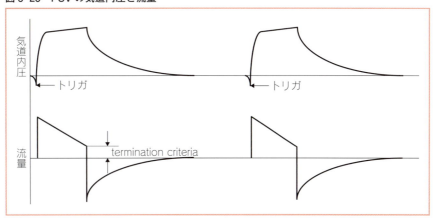

　自発呼吸の吸気努力をトリガ機構を用いて患者吸気の初期に同期して，設定された吸気圧値に達するまでガスを気道内に急速に送り込む方法であり，補助呼吸の同調性にきわめて優れている．また，患者は楽に吸気を行うことができるため，吸気時の呼吸仕事量を軽減させ，ファイティングも少なく人工呼吸器からの離脱時に用いられる．

　呼気相への転換は，気道内圧が設定値に達して，その吸気相の流速が最大流量の25～30％に低下したとき，または5 L/分程度に低下したときに切り替えるのが基本である．これを吸気終了認識閾値（termination criteria）という．

　吸気圧の設定は，肺胸郭コンプライアンスを考慮しながら一回換気量が10～12 mL/kgとなるように設定し，通常は3～5 cmH$_2$O程度に設定する．

　換気回数や換気量は，患者の自発による呼吸の回数と，肺胸郭コンプライアンスの変化に依存するため一定ではなく，患者が吸気努力をしなければ無換気となる危険性がある．この場合の対応策として，PSV＋SIMVの換気モードなどが選択される．

　PSVは前述のごとく吸気圧値を設定し，患者の吸気努力によるトリガ機構にてガスを送気するが，その吸気の立ち上がり時間は人工呼吸器の特性によりさまざまであり，吸気立ち上がりの流速が患者にとって不足していれば閉塞感や呼吸仕事量が増大し，また過大であれば圧迫感を感じる．このため，最近の人工呼吸器には吸気立ち上がり流速の変更が可能な機種があり，患者にとって最適な吸気流速を選択することができる．

　また，PSVは吸気圧値の設定により換気がされているため，患者の気道や肺胸郭コンプライアンスに変化が起こると，換気量が変動して一定の換気量の維持が困難となる．このような場合は，吸気圧の設定値を変更することにより対応できるが，換気量が変動するごとに設定値を人為的に変更するのは

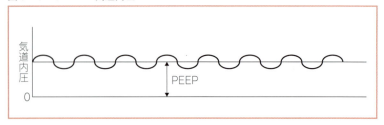

図 6-26　CPAP の気道内圧

VSV：吸気終末の吸気圧が設定値まで上昇した時点で換気量に変動があると，その換気量の不足または過分の変動に応じて前の換気量が維持されるよう，自動的に設定圧が調節される．これを VSV (volume support ventilation：量支持換気）といい，患者の呼気量を監視しながら患者の一呼吸ごとの吸気圧値を調節する．

VAPS：吸気圧が設定値に達した時点で換気量が減少している場合，吸気を終了させないで設定した流速に従い吸気を持続して不足分の換気量を得る方法を VAPS (volume assured pressure support：換気量補償型 PSV）というが，患者が吸気の終了を決定する吸気終了認識閾値の利点はなくなる．

困難であり，この対応を人工呼吸器にて行わせるよう，VSV や VAPS のような機能をもった機種がある．

(3) BiPAP（bi-level positive airway pressure）

患者の自発呼吸下において，PEEP をかけた状態で PSV にて動作させる PSV + PEEP の換気モードであり，この方法は後述する NPPV に使用される．

(4) CPAP（continuous positive airway pressure：持続的気道内陽圧）

強制換気は行わないで，患者の自発呼吸下において PEEP をかける方法で，全サイクルが陽圧となっている（図 6-26）．

気道内に一定の PEEP がかかっている状態において，定常流のガスやリザーババッグに溜めたガスを患者自身が吸い込む．気道内圧の変化は，自発呼吸と同様の呼吸性変動が ± 2 cmH$_2$O 以内が望ましい．呼吸回路内を流れるガス流量が患者の吸気量より少ないと PEEP の維持が困難となり，また十分にガスを吸うことができないため，呼吸仕事量は増大する．逆にガス流量が多いと，気道内圧は上昇して吸気は楽に行うことができるが，呼気時では負荷がかかり，肺からのガスの呼出ができにくくなる．

この方法は，気道内圧の変動や圧損傷，循環抑制が少なく呼吸仕事量を軽減するため，人工呼吸器からの離脱時や慢性閉塞性肺疾患，新生児呼吸窮迫症候群などの呼吸管理に用いられる．

(5) BIPAP（biphasic positive airway pressure：二相性気道内陽圧）

患者の自発呼吸下において，CPAP 様式の PEEP を周期的に低い PEEP（通常 3～5 cmH$_2$O）と高い PEEP（目安として 10 mL/kg の換気量を入れたときの最高気道内圧の 70％前後）を一定短時間（高い PEEP 時間および低い PEEP 時間はともに自発呼吸が 3 回以上）繰り返すことにより，患者自身の自発呼吸の換気量の他に，PEEP の圧変化による機能的残気量の変化分を換気量として稼ごうとするものである．その気道内圧は図 6-27 のごとくであり，CPAP 中の患者で高二酸化炭素血症を伴う場合に使用され，離脱時には高圧相の PEEP を下げるか低圧相の時間を延長する．

PEEP の低圧相から高圧相へ，また高圧相から低圧相への圧の移行は患者

図6-27 BIPAPの気道内圧

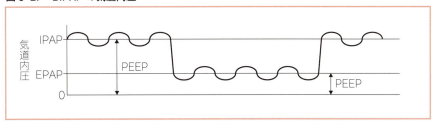

図6-28 APRVの気道内圧

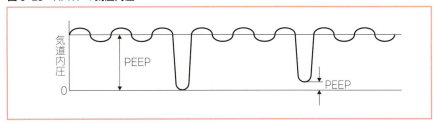

の吸気および呼気に同期する機能が必要であり，自発呼吸およびPEEPの大きな変動にも吸気流速が自在に送れるシステムが要求される．

(6) APRV (airway pressure release ventilation：気道圧開放換気)

患者の自発呼吸下においてCPAP様式のPEEPを周期的に高いPEEP（最高気道内圧の70％前後）から低いPEEP（3～5 cmH$_2$Oまたは大気圧）に1～1.5秒間開放して，また元の高いPEEPに戻し，自発呼吸の換気量の他にPEEPの圧変化による機能的残気量の変化分を換気量として稼ごうとする換気方式である．BIPAPに類似しているが，低圧PEEPの時間により両者を区別している．そのときの気道内圧の変化を図6-28に示す．

換気量を維持するためのPEEPの設定は，高圧相と低圧相との圧較差により得られる換気量が通常10 mL/kgとなるようにするが，高圧相のPEEPでは自発呼吸の一回換気量が制限されたり，自発呼吸が消失するような極端に高い設定にはしない．また圧開放の回数は，血液ガス分析にて動脈血二酸化炭素分圧の値を参考に決定する．

適応として，CPAPモードにおいて患者が頻呼吸や浅い呼吸の場合には肺胞低換気が起こり，PEEPをいったん下げることにより，その変化分を換気量として稼いだり，気道内圧上昇による圧障害が懸念されるような症例にも適応される．BIPAPと比較すると，高圧相のPEEP時間が長いため高い酸素化効率が得られる．

高圧相から低圧相，または低圧相から高圧相への圧の移行は，ファイティングが起こらないよう，患者の吸気相および呼気相にタイミングをあわせる

同期機構が必要である.

7 —人工呼吸の開始基準

人工呼吸の開始基準は，原疾患や患者の予備能力により単純に決定しがたいが，一応の基準を設けると**表6-4**のごとくであり，これらの所見が認められれば，人工呼吸施行時間の長短は別として人工呼吸を開始する基準となる.

8 —人工呼吸器の操作

▶ 1）人工呼吸器の基本設定（初期設定）

表6-4による人工呼吸開始基準などから，人工呼吸管理が必要となり人工呼吸器を装着する場合は，**表6-5**を指標に人工呼吸器の基本設定を行う.

多種の人工呼吸器が市販されているが，形状や構造に違いはあるものの基本的な設定項目についてはどの機種もほぼ同一である.

（1）換気モード

患者の呼吸に対する予備能力や病態などにより決定するが，通常はSIMVが多用される.

（2）一回換気量（または分時換気量）または吸気圧

一回換気量が10〜12 mL/kgになるよう設定する．分時換気量は一回換気量×換気回数となる.

吸気圧についても一回換気量が10〜12 mL/kgになるように吸気圧を設定する.

血液ガス分析を行い，$Paco_2$が基準値より高い場合は，気道内圧がとくに高くなければ換気量を増加する.

（3）換気回数または吸気/呼気時間

換気回数は，一般に成人の場合で12〜15回/分に設定する．吸気/呼気時間

表6-4 人工呼吸の開始基準

1．一回換気量	3 mL/kg 以下
2．呼吸数	5 回/分以下または 35 回/分以上
3．肺活量	10 mL/kg 以下
4．血液ガス分析	pH < 7.20〜7.30
	Pao_2 < 50 mmHg （Fio_2 0.21）
	Pao_2 < 60 mmHg （Fio_2 0.6）
	$Paco_2$ > 60 mmHg
5．一秒量	10 mL/kg 以下
6．最大吸気圧	−20 cmH$_2$O 以下
7．死腔換気率	60％以上
8．肺胞気−動脈血酸素分圧較差	350 mmHg 以上 （Fio_2 1.0）
9．その他	激しい努力呼吸が存在する．去痰不能

表6-5 人工呼吸器の基本設定

一回換気量		10 mL/kg
換気回数	成人	12〜15 回/分
	小児	15〜20 回/分
	乳児	20〜30 回/分
酸素濃度		50〜100％
I：E		1：2
PEEP		3〜5 cmH$_2$O
トリガ感度	圧	−1〜−2 cmH$_2$O
	フロー	2〜3 L/分
気道内圧		40 cmH$_2$O 以下

150 第6章 人工呼吸療法の実際

を設定する場合では，吸気1秒，呼気3秒にすれば換気回数は15回/分となる．一般に吸気時間は1〜1.5秒の範囲で設定する．

(4) 吸気流量（ピークフロー）または吸気立ち上がり時間

吸気流量は35〜45 L/分に設定するが，閉塞性換気障害がある場合は，気流抵抗が増加するので上記より少ない数値に設定する．吸気立ち上がり時間は一般に0.2秒程度が用いられるが，閉塞性換気障害のある場合は延長する．

(5) PEEP

0または5〜15 cmH$_2$Oの範囲で行われる場合もあるが，通常は3〜5 cmH$_2$Oの範囲で設定する．

無気肺の改善や予防を目的としたり，高い酸素濃度（60％以上では酸素中毒の危険性がある）で適正なPaO$_2$が得られない（60〜70 mmHg以下）場合などに用いられるが，気胸や循環抑制が強い場合は好ましくない．

また，気道内圧はPEEPに相当する圧がプラスされて上昇するため，肺の圧損傷や循環抑制に注意し，20 cmH$_2$O以上のPEEPは避けたほうがよい．

(6) トリガ感度

一般に圧トリガでは−1〜−2 cmH$_2$O，フロートリガでは2〜3 L/分に設定する．トリガ感度を鋭敏にしすぎると，患者の吸気努力がなくても吸気が開始されたり（オートトリガという），逆にトリガ感度を鈍感にすると，患者が吸気努力を行っても吸気が開始されず患者は低換気に陥ることがある．

(7) 酸素濃度

患者への酸素濃度は21〜100％の間で任意に設定されるが，初期設定ではFIO$_2$を0.5〜1.0にて行い，その後血液ガス分析によるPaO$_2$の結果により再設定を行う．

(8) 吸気休止時間（EIP）

おおむね0.5秒または1呼吸サイクルの5〜10％くらいに設定する．休止時間を長くすれば平均気道内圧は高くなるので酸素化能は改善されるが，I：E比が逆転したり，循環抑制などを起こす原因にもなる．

(9) 加湿器温度

相対湿度が100％となるよう，気道の入口で32〜35℃の温度に設定する．

Tips

酸素中毒

酸素は有機物質を酸化させて水と二酸化炭素に変える性質をもっており，生体はこの反応を制御しつつ緩行しながらATPを作るのが酸素の利用目的である．酸素が過剰に存在すると，酸素からスーパーオキサイドアニオン［・O$_2^-$］，ヒドロキシラジカル［・OH］，過酸化水素［H$_2$O$_2$］といった活性酸素を生じ，これにより肺毛細血管上皮が障害され，肺うっ血や肺浮腫などが発症する．

▶ 2) 肺の保護的設定

肺に対するダメージは，高気道内圧による圧損傷や，健常肺の過膨張などがある．

薬物中毒（睡眠薬など），胸部外傷，神経筋疾患や全身麻酔後の回復期など，肺そのものに病変のない肺コンプライアンスの良好な場合では気道内圧は高値を示さないが，慢性閉塞性肺疾患（COPD）のような気道の閉塞疾患や急性呼吸窮迫症候群（ARDS）のような含気に乏しい硬い肺の疾患などでは必然的に気道内圧は高くなり，圧損傷や健常肺の過膨張が起こる可能性がある．

このため，一回換気量は通常より少なく $6 \sim 8$ mL/kg とし，最高気道内圧は $35 \sim 40$ cmH$_2$O 以下におさえる努力をする．また，ARDS では肺胞虚脱防止のために PEEP を $5 \sim 10$ cmH$_2$O と高めに維持する．

ガスを送気する規定方式において，量規定方式では換気量は確保できるが肺胸郭コンプライアンスにより気道内圧が予見できないため圧外傷の危険性がある．したがって，圧規定方式がよく用いられるが，換気量が肺胸郭コンプライアンスにより変化するので換気量の監視が必要である．

換気モードとして，慢性閉塞性肺疾患では NPPV，PSV，BIPAP，急性呼吸窮迫症候群では PCV，APRV，BIPAP などが使用される．

▶ 3) 設定の変更

（1）最適な換気条件

表6-5 の基本設定により人工呼吸を施行し，しばらく経過した後に患者に適正な換気および酸素化が行われているかを動脈血による血液ガス分析などの測定を行って評価し，その評価を基に最適な換気条件に再設定する．

人工呼吸管理中の血液ガス分析の評価は基準値よりやや幅を広げた範囲で行い，Pao$_2$ は $80 \sim 120$ mmHg，Paco$_2$ は $30 \sim 45$ mmHg，動脈血酸素飽和度（Sao$_2$）は 95％以上の範囲であれば，人工呼吸は一応うまく行われていると判断してよい．

① 換気に関する指標

指標として，動脈血二酸化炭素分圧が適正な範囲にあるかを検証する．

Paco$_2$ は換気量や換気回数および呼吸死腔量により変化するので，たとえば Paco$_2$ が基準値より高い場合は，換気量や換気回数を増加させて肺胞内から二酸化炭素を多く体外に呼出させるが，解剖学的死腔量の関係から換気回数よりも最高気道内圧がとくに高くなければ肺胞換気量の大きい一回換気量を優先して増加する．また，呼吸死腔量を減退して対処することもある．

逆に Paco$_2$ が基準値より低い場合は，換気量や換気回数を減少させて肺胞内からの二酸化炭素の排出を抑制したり，呼吸死腔量を増加させて対処する

表 6-6　Sp_{O_2} と Pa_{O_2} の相関

Sp_{O_2} [%]	98	95	90	85	80	75
Pa_{O_2} [mmHg]	104	76	59	50	44	40

こともある.

　血液ガス分析の Pa_{CO_2} の他に，カプノメータを用いる呼気終末二酸化炭素濃度（F_{ETCO_2}）の測定も指標となる.

　② 血液酸素化に関する指標

　指標として，動脈血酸素分圧が適正な範囲にあるかを検証する.

　Pa_{O_2} は酸素濃度や平均気道内圧の高低により変化する.たとえば Pa_{O_2} が基準値より低い場合は，酸素濃度や平均気道内圧を増加させて対処する.

　酸素濃度については，高濃度の酸素（60％以上）の長期投与は酸素中毒となる危険性があるため，酸素濃度 60％以上にて呼吸管理されている場合は，とくに気道内圧が高くなければ平均気道内圧を高くして，優先的に酸素濃度を下げる（目標 50％）努力をする.

　平均気道内圧を増加させる方法には，換気モードとして VCV より平均気道内圧が高くとれる PCV を選択したり，PEEP や EIP を付加する.

　逆に Pa_{O_2} が基準値より高い場合は，酸素濃度や平均気道内圧を減少させて対処する.

　酸素化については，パルスオキシメータを用いて動脈血酸素飽和度を測定することにより，Sp_{O_2} と Pa_{O_2} の相関（**表 6-6**）から Pa_{O_2} を知ることができる.

▶ 4) 非侵襲的陽圧換気の適応と方法 （図 6-29）

　NPPV（noninvasive positive pressure ventilation：非侵襲的陽圧換気）は，気管挿管を行わずマスクを用いて換気を行うため，会話や食事の摂取が可能で感染が少ないなどの利点があり，とくに在宅における睡眠時呼吸障害をはじめ，低肺機能による高二酸化炭素血症，呼吸筋疲労の改善などの人工呼吸管理に用いられる.しかし，自力喀痰排出困難や誤嚥，循環動態が不安定な患者では使用が困難で，また高度な呼吸不全や気道確保が不完全であるため高い気道内圧をかけるような呼吸補助には適さない.

　使用される換気モードは BiPAP であり，とくに吸気相の設定陽圧を IPAP（inspiratory positive airway pressure），呼気相の設定陽圧を EPAP（expiratory positive airway pressure，これは PEEP に相当する）といい，IPAP と EPAP の圧差を利用して PSV の動作にて換気量を得る.その他に，吸気立ち上がり

人工呼吸療法　**153**

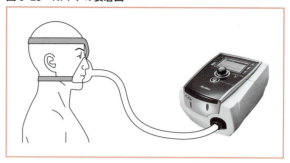

図6-29　NPPVの装着図

時間と場合によっては換気回数を設定する．

　圧の設定は，患者が違和感をもたないよう低い圧から徐々に行うが，通常はIPAPを6～8 cmH$_2$O，EPAPを4 cmH$_2$Oにて開始し，得られた換気量により再設定を行う．

　患者からの呼気ガスはマスクの呼気ポートなどから排出される．

　気管挿管の代用として使用するマスクには，鼻マスク，フルフェイスマスク（鼻，口を覆う），トータルフェイスマスク（顔全体を覆う）の3種類があり，通常は鼻マスクまたはフルフェイスマスクが使用される．これらのマスクのフィッティングは重要であり，マスク装着による不快感のほか，顔面へのマスクの圧迫が弱いとマスクと顔面との隙間からガス漏れが生じ適切な換気量が得られなくなり，また，マスクの圧迫が強いと皮膚潰瘍（特に鼻根部）を形成したりする．

　このNPPVはガス漏れが存在しても人工呼吸器が正常に動作することが望まれ，専用の人工呼吸器が使用される．

9 ― 人工呼吸器からの離脱

　人工呼吸器からの離脱をウィーニングともいう．人工呼吸器による調節換気から徐々に離脱して，器械的換気から外れることである．

　ウィーニングを開始するには，患者の全身状態がこれに十分に耐えられることが前提条件となる．表6-7に示す条件が整えばウィーニングを開始する．

▶1）ウィーニングの開始方法

　ウィーニングを開始する方法にはおもに次の方法がある．

(1) On-Off方式

　患者と人工呼吸器との脱着を繰り返し，人工呼吸器装着時間および脱着回数を順次減らしながら，患者の自発呼吸を徐々に増加させていく方法である．

表6-7 ウィーニング開始の条件

1. 人工呼吸適応の原因となった因子病変が落ち着いている
2. 循環,代謝などの全身状態が安定している
3. 感染,発熱がなく意識清明で栄養状態がよい
4. 血液ガス分析
   $Pao_2 > 80$ mmHg, $Paco_2 < 50$ mmHg (Fio_2 0.4)
5. 吸気力 > -25 cmH$_2$O
6. 肺活量 > 15 mL/kg
7. 肺内シャント率 $< 25\%$

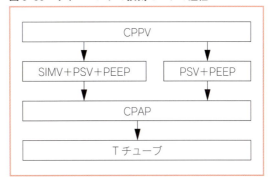

図6-30 ウィーニングの換気モードの過程

この方法は,患者の不安や肉体的疲労,人工呼吸器脱着時の変化などで,円滑にウィーニングが行われにくいことがある.

(2) SIMV法

患者の自発呼吸が少しずつ増大していく段階で,SIMVの強制換気回数を徐々に減らしながら,最終的には患者の自発呼吸のみで強制換気回数ゼロ(CPAP)とする.この方法は円滑にウィーニングが行えるので多用されている.

(3) PSV法

吸気圧の設定を徐々に数 cmH$_2$O ずつ下げていき,最終目標を 5 cmH$_2$O とする.

(4) その他

ウィーニングを無理なく進めるために換気モードを順次変更しながら行う方法が一般的であり,その過程の一例を図6-30に示す.

▶ 2) ウィーニング中の注意点

ウィーニングは無理なく進めることが肝要で,あわせて患者の観察を怠らないようにする.

患者の観察項目として,換気回数,換気量,気道内圧,ファイティング,痰

人工呼吸療法

表6-8　ウィーニング中止の条件

1. 換気回数	30回/分以上または8回/分以下
2. 肺活量	20 mL/kg 以下
3. 一回換気量	4 mL/kg 以下
4. 血液ガス	pHの低下, $Pao_2 < 50$ mmHg, $Paco_2 > 50$ mmHg（Fio_2 0.4）
5. 血圧	低下および20 mmHg以上の上昇
6. 心拍数	20回/分以上の増加
7. 不整脈の出現	
8. X線写真の評価が悪化	
9. 自力痰喀出困難	
10. 不穏状態の出現	

表6-9　気管チューブの抜管基準

1. 血液ガス	pH 7.35～7.45 $Pao_2 > 50$ mmHg（Fio_2 0.21） $Paco_2$ 30～45 mmHg
2. 肺活量	20 mL/kg 以上
3. 一回換気量	5 mL/kg 以上
4. 吸気力	$-30cmH_2O$ 以上
5. X線写真の評価が良好	
6. 自力痰喀出可能	

詰まり, 異様な発汗, 血圧低下, 不整脈や頻脈・除脈, 尿量, 意識レベル, 呼吸音, チアノーゼ, ストレスなどが, 患者データとして, 血液ガス分析の評価, X線写真, 貧血などがあげられる.

▶ 3) ウィーニングの中止基準

ウィーニング途中にときとして患者がその人工呼吸器の設定条件に耐えられなくなり, 呼吸仕事量が増大して呼吸筋疲労に陥ったり, ガス交換能障害や病態が悪化傾向に進むことがある. そのときの患者の状態が**表6-8**の条件を満たしている場合は, ただちにウィーニングを中止して, 人工呼吸器の設定条件をウィーニング開始前に戻さなくてはならない. また, ふたたびウィーニングを開始する条件が揃っても, 初回ウィーニング実施予定期間より長期的な展望で実施を設定する必要がある.

▶ 4) 気管チューブの抜管基準

人工呼吸器からのウィーニングができ, 患者の全身状態がすべて良好であって, **表6-9**の気管チューブの抜管基準が満たされていれば, 気管内に挿管されている気管チューブを抜く.

2 人工呼吸器の保守点検とトラブル対策

1 —人工呼吸器の保守点検

　人工呼吸器は患者の生命に直接かかわるので，効果的かつ適切な使用はもちろんであるが，それらは適切な保守管理によって安全性や信頼性が確保されたうえで成り立っている．

　人工呼吸器の安全性や信頼性を確保するためには，日常において下記の点検を励行することが不可欠である．

▶ 1）始業点検

　人工呼吸器の使用前に，安全性と基本性能について異常がないかを確認するための点検で，その点検項目の一例を**表6-10**に示す．

（1）駆動源の点検

　① 高圧ガス部

表 6-10　始業点検

形態面の点検	
1．駆動源	①高圧ガス部 　アダプタープラグ，ホースアセンブリなどの亀裂，破損，接続不良 ②電源部 　プラグ，コードなどの破損，断線，接続のゆるみ
2．呼吸回路	蛇管，ウォータートラップ，Yピースなどの亀裂，破損，接続のゆるみ
3．加温加湿器	本体の破損，温度プローブの破損，断線，滅菌水の量
機能面の点検	
1．換気モード	各換気モードの動作確認
2．リークテスト	呼吸回路内各部分のリークテスト
3．トリガ感度	設定および動作の確認
4．換気機能	換気量，換気圧，換気回数，PEEPなどの設定と誤差の確認
5．酸素濃度	適正な酸素濃度の確認
6．警報装置	適正な動作の確認
7．加温加湿器	適正な動作の確認

アダプタープラグ，ホースアセンブリなどの亀裂や破損，接続不良などについて点検する．不良箇所があれば，ガス漏れにより圧力が低下して人工呼吸器本体の駆動ができなくなる．

② 電源部

プラグ，コードなどの破損，断線，接続のゆるみなどについて点検する．不良箇所があれば電源供給ができなくなり，人工呼吸器本体は動作しない．

(2) 呼吸回路の点検

蛇管やウォータートラップ，Y ピースなどに亀裂や破損がないか，また接続のゆるみなどについて点検する．不良箇所があれば，ガス漏れにより適正な換気量が得られなくなる．

呼吸回路の Y ピースを手でふさぎ，送気されたガスのリークがないか，気道内圧計の圧力の下がり具合を確認する．

(3) テスト肺を用いた点検

人工呼吸器を一定条件で駆動しながら，テスト肺を用いて下記の動作について点検する．

・換気モードの適正な動作を確認する．
・テスト肺にて任意の陰圧をかけて，トリガ感度（圧トリガ）の設定値と一致したところで補助換気が開始することを確認する．
・人工呼吸器にて設定された換気量と呼気量の表示が一致することを確認する．
・人工呼吸器にて設定された吸気圧と気道内圧計の最高気道内圧の表示が一致することを確認する．
・人工呼吸器にて設定された換気回数と実測換気回数表示が一致することを確認する．
・人工呼吸器にて設定された PEEP と気道内圧計の表示が一致することを確認する．

(4) 酸素濃度計を用いた点検

酸素ブレンダの設定値と酸素濃度計の表示が一致することを確認する．

(5) 警報装置の点検

気道内圧上限・下限，呼気分時換気量上限・下限，無呼吸，呼吸回数上限・下限，供給ガス圧などの警報音，警報表示または警報ランプの表示などが正常に動作することを確認する．

(6) 加温加湿器の点検

加温加湿器本体の破損や付属の温度プローブの破損，断線などについて点検する．温度制御の正常動作を確認する．

表 6-11　終業点検

1. 人工呼吸器本体	破損の確認，汚れ，清拭
2. 駆動源	①高圧ガス部 　アダプタープラグ，ホースアセンブリなどの亀裂，破損 ②電源部 　プラグ，コードなどの破損，断線
3. フィルタ	目詰まり，交換時期
4. 呼吸回路	蛇管，ウォータートラップ，Yピースなどの亀裂，破損，部品の紛失など 支持アームの破損，部品の紛失 呼気弁などの破損
5. 加温加湿器	本体の破損，温度プローブの破損，断線

▶ 2）終業点検

　人工呼吸器の使用後に，汚れや破損，劣化の有無などを確認するための点検で，その点検項目の一例を**表6-11**に示す．

（1）人工呼吸器本体の点検

① 消毒薬にて清拭し，汚れ，破損などの確認，キャスタの動きなどを点検する．

② 高圧ガス部でのアダプタープラグ，ホースアセンブリなどの亀裂や破損について点検する．

③ 電源部のプラグやコードなどの破損や断線について点検する．

④ フィルタなどの汚れ，目詰まりや交換時期などについて点検する．

（2）呼吸回路の点検

① 呼吸回路の亀裂や破損，部品の紛失などについて点検し，洗浄後組み立てて消毒する．

② 呼吸回路支持アームの破損，部品の紛失などについて点検する．

③ 呼気弁やPEEP弁の破損，変形などについて点検する．

（3）加温加湿器の点検

　加温加湿器本体の破損，温度プローブの破損，断線などについて点検する．

（4）始業点検に準じた点検

　人工呼吸器の稼働率の高い施設では滅菌済みの呼吸回路を装着し，始業点検に準じた点検を行い，使用するまで清潔に保管しておく．

▶ 3）定期点検

　人工呼吸器の安全性と性能を維持するために，部品などの定期交換や性能・精度を確認するための点検で，始業点検よりさらに詳細な点検を各種の計測機器を用いて行うため，施設内で行える点検とメーカに依頼する点検と

に分かれる場合もある.

劣化消耗品については，各機種のメーカが推奨している一定期間または一定稼動時間に従い，部品交換やオーバーホールを行う．その点検項目の一例を下記に示すが，詳細な内容については人工呼吸器機種のメーカごとに資料の提供を受けることが望ましい.

① フィルタ類：ファンフィルタ，バクテリアフィルタなどの清掃および交換を行う.

② パッキン，Oリング類など：定期的に交換する.

③ 電気的安全：接地漏れ電流および患者漏れ電流の正常状態と単一故障状態について点検する.

④ 酸素濃度：設定酸素濃度21％，40％，60％，100％など数カ所について実測を行い，その誤差について点検・調整を行う．センサに劣化があれば交換する.

⑤ 換気量計，気道内圧計，吸気時間，換気回数，流量，温度センサなど：測定器（フローアナライザ，テスト肺など）を用いて測定し，誤差があれば調整や部品の交換を行う.

▶ 4）使用中点検

人工呼吸器は集中治療室のみならず，一般病棟のように常時ベッドサイドに看護師など医療従事者がいない場所でも多く使用される．そのため患者が危機的状況に陥った場合，その発見や対応の遅れから医療事故につながりやすい環境が懸念される．このような環境において医療事故を未然に防止するためにも，かならず人工呼吸器の使用中点検を実施する必要がある．使用中点検の項目の概要を**表6-12**に示すが，この場合は人工呼吸器のみならず患者にも目を向けた点検が重要となる.

▶ 5）RST（呼吸療法サポートチーム）活動

人工呼吸器を装着している患者には，医師，看護師，臨床工学技士，理学療法士など，それぞれの専門分野のスタッフやNST（栄養サポートチーム），褥瘡対策チームなどのチームとも連携して総括的な管理を行い，人工呼吸器からの早期離脱，回復を目的とする総合的なチーム医療体制が必要である.

具体的には，医師は診断と治療方針の決定・確認，看護師は吸引や体位変換，理学療法士は肺理学療法，臨床工学技士は人工呼吸器の安全な動作の確認およびトラブル時の対処などを行う.

これら医療従事者は，病棟を毎日巡回（ラウンド）して，患者の安全な管理と早期回復をめざす．臨床工学技士も1日に1〜2回，巡回を行うが，24時

表 6-12　使用中点検

・電源は無停電コンセントに適切に接続されているか
・高圧ガスからのガス漏れがないか
・人工呼吸器本体からの異音，異臭がないか
・加温加湿器の温度，滅菌水の量は適切か
・加温加湿器水容器の破損，接続部のガス漏れがないか
・換気モードは適切か
・換気量，吸気圧は適切か
・換気回数は適切か
・酸素濃度は適切か
・PEEP は適切か
・各警報装置の適切な設定と動作確認
・呼吸回路の各接続部分のゆるみ，破損，ガス漏れがないか
・結露水の有無の確認
・フィルタの汚れ
・気道内圧は異常に高くないか
・気管チューブのカフからのガス漏れ，適切なカフ圧の確認
・痰などの分泌物の貯留がないか
・呼吸音に異常がないか
・ファイティングや異常な発汗がないか

間ベッドサイドでのサポート管理は不可能であり，看護師の協力が必要となる．そのため，看護師向けに人工呼吸器の呼吸管理方法や安全のための注意点，トラブル時の対応などについて教育を行うことも肝要である．

2 —人工呼吸器の警報の原因と対策

▶ 1）警報時の原因と対策

　各種警報の意味や設定方法，警報が点灯したときの原因と対策，注意点などを熟知しておくことは，患者の安全を確保するためにも肝要である．警報装置の種類には，次のものなどがある．

(1) 気道内圧上限警報（高圧警報）

　吸気相において，気道内圧が異常に上昇し，設定された気道内圧上限値を超えたときに警報を発し，ガスの送気を停止する機能である．この設定を高くすると肺損傷の原因となる．

　気道内圧上昇の原因を**表6-13**に示す．また，ファイティングが起きている場合の原因と対策を**表6-14**に示す．

　この警報が発せられたとき，患者は圧迫感による低換気に陥っている可能性があり，原因に対する速やかな処置が必要である．警報の設定は一般的に気道内圧最高値の 20％高い値にするが，患者の状態により設定値を検討する．

(2) 気道内圧下限警報（低圧警報）

　吸気相において，気道内圧が上昇せず，設定された気道内圧下限値に達し

人工呼吸器の保守点検とトラブル対策　161

表 6-13　気道内圧上昇の原因

・ファイティング
・肺胸郭コンプライアンスの低下
・痰など分泌物の貯留
・呼吸回路の閉塞
・呼吸回路内のフィルタの目詰まり
・気管チューブの閉塞
・呼気弁の開放不良
・咳嗽反射の重積
・片肺換気

表 6-14　ファイティングの原因と対策

原　　因	対　　策
1. 人工呼吸器の設定不良	設定条件の変更
2. 気道の閉塞，分泌物の貯留	痰など気道内分泌物の吸引
3. 肺コンプライアンスの低下	用手換気の施行
4. 意識レベル（覚醒状態）	麻酔，鎮静剤，筋弛緩薬の投与
5. 低酸素血症，高二酸化炭素血症	用手換気，換気設定の変更
6. 気管チューブのトラブル	位置の変更，折れ曲がりの解除，交換

ないときに警報を発する．気道内圧が上昇しない原因には，気管チューブの
カフ周りからのガス漏れや，呼吸回路内，呼気弁からのガス漏れ，気道内圧
測定用チューブの外れや閉塞，結露水の貯留などがある．また，患者が大き
な吸気努力を行った場合でもこの警報を発することがある．

　この警報が発せられたとき，患者は低換気に陥っている可能性があり，原
因に対する速やかな処置が必要である．警報の設定は一般的に気道内圧最高
値の 20％低い値にするが，患者の状態により設定値を検討する．

(3) 呼気分時換気量上限警報

　患者から呼出されるガスの分時換気量が，設定された分時換気量上限値を
超えたときに警報を発する．

　分時換気量が多くなる原因には，患者自身の過換気や頻呼吸，トリガ感度
が鋭敏でオートトリガになっているなどがある．トリガ感度については適正
な感度に再設定する．

　この警報が発せられたとき，患者は過換気による CO_2 の過剰排泄や呼吸筋
疲労となっている可能性があり，原因に対する速やかな処置が必要である．
警報の設定は患者の分時換気量の 20％高い値にするが，患者の状態により設
定値を検討する．

(4) 呼気分時換気量下限警報

　患者から呼出されるガスの分時換気量が，設定された分時換気量下限値以
下になったときに警報を発する．

分時換気量が減少する原因には，気管チューブのカフ周りからのガス漏れ，呼吸回路内からのガス漏れ，自発呼吸の低下や無呼吸，片肺換気，気道抵抗増加（PCV 時），センサの不良などがある．

この警報が発せられたとき，患者は低換気に陥っている可能性があり，原因に対する速やかな処置が必要である．警報の設定は患者の分時換気量の20％低い値にするが，患者の状態により設定値を検討する．

(5) 無呼吸警報

患者の無呼吸状態が何秒間か続いたときに警報を発する．

原因には患者が無呼吸となっているか，トリガ感度が鈍感になっているなどがある．対策として，強制換気の設定やトリガ感度を鋭敏に再設定する．

この警報が発せられたとき，患者は無換気となっている場合があるので緊急の対応が必要である．警報は10秒程度に設定する．

(6) 呼吸回数上限警報

患者の呼吸回数が異常に上昇し，設定された呼吸回数上限値を超えたときに警報を発する．原因として，頻呼吸やファイティング，トリガ感度が敏感になっている場合も考えられる．

この警報が発せられたとき，患者は頻呼吸による呼吸仕事量や呼吸筋疲労が増大し，また$Paco_2$の過剰排泄が考えられる．警報は40回/分くらいに設定する．

(7) 吸気呼気比警報

吸気（I）：呼気（E）の比が1：1より吸気時間が長くなったときに警報を発する．I：E比が逆転する原因は，人工呼吸器の設定において吸気流量が低下，吸気時間が長い，換気回数が多い，EIP の時間が長いなどが考えられる．対策として，上記の項目について人工呼吸器の適正な設定を行う．

この警報が発せられたとき，患者は苦痛な呼吸によりファイティングを起こしやすい．

(8) PEEP 圧下限警報

PEEP の圧が下がり，設定された下限値より PEEP の圧が下まわったときに警報を発する．PEEP の圧が下がる原因には，呼吸回路内からのガス漏れ，患者の吸気努力が強い，ファイティング，PEEP 弁の不良などがある．

この警報が発せられたときは，PEEPの維持ができていないことになる．警報は PEEP の設定値より $2 \sim 3\,cmH_2O$ 低い値に設定する．

(9) 供給ガス圧低下警報

人工呼吸器本体に供給する酸素および治療用空気が適正な圧力（$400 \pm 40\,kPa$）で供給されていないときに警報を発する．

原因として，ガスの未供給やアダプタープラグの破損，接続不良，ホース

アセンブリの破損などによるガス漏れなどがある．対策として，予備の耐圧ホースなどを準備しておく．

　この警報が発せられたとき，人工呼吸器は動作不能になっていることがあり，短時間で解決しない場合はただちに人工呼吸器を交換する．人工呼吸器を交換するまでのあいだは用手換気装置にて換気を行う．

(10) 内部バッテリ電圧低下警報

　この警報は，人工呼吸器本体にバッテリを装備している機種に限られるが，充電容量が少ない場合に警報を発する．

　原因として，100 V電源の未供給，充電不足，バッテリの劣化などがある．対策として，電源コンセントに電源プラグをかならず差し込むか，本体の交換を行う．バッテリの劣化では交換が必要になる．

(11) その他

　人工呼吸器のスイッチを入れても動作しない原因

① 高圧ガス接続部の脱落

② ヒューズ切れ

③ 吸気弁の故障

④ 停電

　人工呼吸器正常動作の患者側におけるチェックポイント

① 胸郭の持ち上がり

② 分時換気量

③ 呼吸回数

④ 最高気道内圧

〈人工呼吸器警報基準（厚生労働省告示第264号より抜粋）〉

①呼吸回路が外れた場合には，音声による警報を発すること．

②呼吸回路が外れた場合に発せられる音声による警報を一時的に消音し，かつ，当該警報の消音時から2分以内に自動的に当該警報を発する機能を有すること．

③呼吸回路が外れた場合に発せられる音声による警報は，一時的に消音する場合を除き，消音することができないこと．

④給電が停止した場合には，音声による警報を発すること．

⑤本体を駆動させるスイッチは，接触等により容易に切断されない構造または機能を有すること．

3 ─ 用手換気装置

　用手換気装置は，救急蘇生時の人工呼吸としておもに使用される装置であるが，人工呼吸器使用中において分泌物の排出前後やファイティング発生時，

図 6-31 バッグバルブマスク

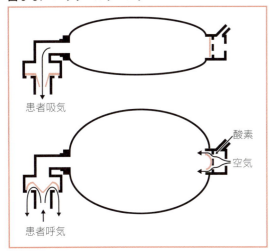

図 6-32 ジャクソンリース回路

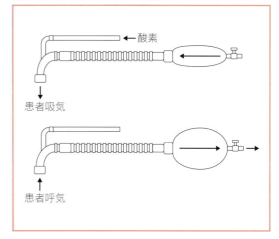

　停電や人工呼吸器の動作不良など非常時の一時的な人工呼吸などにも用いられる．その装置には次の2つの種類がある．

▶ 1) バッグバルブマスク（図6-31）

　バッグは酸素の供給がなくても大気中の空気を自身で取り込み膨らむことのできる自動膨張式で，酸素の供給も可能である．
　吸気時および呼気時において弁の動作が適切であることと，バッグの破損などについて事前に点検しておく必要がある．また，感染予防のためにバクテリアフィルタを装着することが望ましい．バッグの大きさにより大人用と小児用がある．

▶ 2) ジャクソンリース回路（図6-32）

　非自動膨張式のバッグのため酸素を供給してバッグを膨らませるが，弁機能がないので患者の呼気ガスの再呼吸を防止するために酸素を分時換気量の2～3倍流す必要があり，そのときに適切なバッグの膨らみを保つには，バッグ後方のガス排気口よりガス排出量の調節を行う必要がある．この装置は，バッグ加圧時の感触で患者の肺の硬さなどを知ることができる利点がある．
　バッグの破れや排出口の動作などについて，事前に点検しておく必要がある．また，感染予防のためにバクテリアフィルタを装着することが望ましい．バッグの大きさにより大人用と小児用がある．

3 人工呼吸器装着中の 患者管理のポイント

集中治療後症候群 (post-intensive care syndrome：PICS)： ICU在室中あるいは退院後に生じる運動機能障害，認知機能障害，精神障害であり，長期予後への影響のみならず，患者家族の精神にも影響を及ぼすものとして認識されている.

ICU在室中の急性びまん性筋力低下(ICU-acquired weakness：ICU-AW)： ICU入室後に発症する急性の左右対称性の四肢筋力低下を呈する症候群である. 重症患者における筋力低下の原因として，神経障害や筋原性によるびまん性の筋力低下がある. これらを統合した概念がICU-AWである.

人工呼吸器装着の基本的な目的は，患者の換気量を維持し，全身の酸素化を図ることである. これは急性期で人工呼吸器を装着している患者でも，在宅で人工呼吸器を装着している患者でも同じである. しかし，急性期の場合には，呼吸不全のように患者の呼吸自体が問題となる症例ばかりではない. 呼吸状態の悪化はないが，原疾患の治療に伴い麻酔薬や鎮静薬を投与する結果，換気量が維持できず，酸素化が阻害される症例にも使用される. このような症例では，原疾患の治療が終了し，患者の病態が改善した時点から，人工呼吸器の離脱を始めることになる.

外呼吸では，吸気による肺への空気の取り込みと呼気による排出を行っている. 吸気は呼吸筋による胸郭の拡張によって起こっている. つまり，呼吸は吸気のためにエネルギーを消費する身体活動である. 絶対安静で鎮痛薬・筋弛緩薬を投与して人工呼吸器を装着する症例では，これらのエネルギー消費を抑えることができる. しかし，近年，人工呼吸器の長期装着による安静や筋肉の使用を抑えることで生じる廃用症候群筋（筋萎縮，関節拘縮，褥瘡，骨粗鬆症，起立性低血圧，精神的合併症，括約筋障害など）が問題とされている. そのため，早期に人工呼吸器を離脱する必要性が検討され，過剰な鎮静でなく，「痛みや苦痛がなく，うとうとしている状態」での管理が推奨されている（浅鎮静）. このような状態では，人工呼吸器と患者の呼吸を同調させ，患者自身の呼吸を完全に抑制することがない. また，呼吸筋の使用も過度に抑制されないため，人工呼吸器離脱に向けた身体面の準備を進めることが可能である. つまり，身体の仕事量をどの程度まで軽減するかにより人工呼吸器の設定などを調整していく必要がある.

一方，人工呼吸器を装着することによる短所も存在する. それは気管挿管などの侵襲的な処置による苦痛，呼吸困難や発声ができないこと，呼吸ができない（呼吸がしにくい）といった不安や恐怖，鎮静薬の投与による嚥下反射の低下，合併症の発生，肺炎などの感染リスクの増加，長期使用による呼吸筋の筋力低下などである.

つまり，患者のケアでは，人工呼吸器と患者の呼吸が同調し，さまざまな短所をいかに軽減していくかが，重要なポイントとなる. また，人工呼吸器の適切な作動のもとに，合併症を予防し，治療とケアが進められたとき，人工呼吸器からの離脱が可能となる. 以下に合併症予防のための人工呼吸器装

着時の観察とケアを解説する．

1 ― 気道管理

　陽圧換気の人工呼吸器の場合，人工呼吸器から肺までを閉鎖した状況にする必要があり，気管挿管による気道確保が不可欠となる．そのため，患者の呼吸管理では，人工呼吸器，呼吸器回路，気管チューブを含めて呼吸管理をしていく必要がある．とくに気管チューブの管理は，患者の年齢や体型，気道の形状によって，その固定方法やカフと気道の密閉性が患者ごとに異なる．成人用の気管チューブは，先端にカフが付いており，このカフを膨らませることで，気管壁に密着させ，陽圧による肺拡張圧の上昇時に密閉性が得られ，換気量を維持している．しかし，気管チューブにより喉頭蓋の機能が阻害されるため，口腔や鼻腔からの分泌物が気道内に流入する．カフは，これらの下気道への流入を防止し，誤嚥を防ぐ役目も担っている．

1）気管チューブの管理

　一般に気管チューブの深さは，胸部 X 線写真で確認し，声門から気管分岐部の 10～13 cm の位置とされている．目安は，経口挿管では，口角部で男性 19～23 cm，女性 19～22 cm の位置で気管チューブを固定する（**図6-33**）．このとき，気管チューブ自体に口角や鼻孔の位置をマーキングする．記録に気管チューブのマーキング位置（気管チューブ自体に挿入深度を示す先端からの長さが記載されている）を記載し，多職種で情報共有していく．適切に気管チューブの位置が記載されていれば，これらの記録から，気管チューブの

図6-33　気管チューブ固定

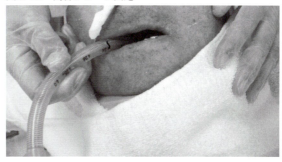

Tips　気管チューブ固定時の絆創膏

近年の絆創膏は，種類にもよるが，貼付とともに粘着度が硬化するもの，皮膚保護のために粘着度が極めて弱いものなど多彩である．使用にあたっては，どのような絆創膏が気管チューブの固定に適切かを判断してから使用する必要がある．

ズレや抜けなどが起こりやすい口腔ケアや体位変換，患者の移送などのときに正確な位置が把握でき，安全性を確保しやすい.

　固定方法は，専用の固定具による固定もあるが，一般的には，絆創膏による固定がとられている施設が多い. 口腔ケア時などでは絆創膏を剥離する必要があるため，頬部の表皮の障害などに注意する. また絆創膏は，可動性のない上顎部を中心に固定する必要がある. しかし，どのように堅固に固定していても，患者の頭部が極度に後屈した場合や顎が胸部に着くような状況では，気管チューブは口角に固定されているため，先端部の位置が移動することとなる. そのため，適切な位置に固定されていないとチューブが抜ける危険性が高まる. また，治療上で腹臥位（腹這）など，特殊な体位をとるような場合では，体位変換が安全に行えても重力により気管チューブが抜けやすいため抜去の危険性は高まる. 気管チューブの抜けは酸素化の低下を引き起こし，とくに気道確保ができない患者や，自発呼吸が有効でない患者での生命の危機にかかわる問題となる. また気管チューブが適切な位置より深くなり，気管分岐部を越えてしまうと片肺挿管となり，気管チューブが挿入されていない肺側は換気されず酸素化の低下を招くことになる. 反対に気管チューブが適切な位置より浅くなり，カフ自体が声帯部で固定されると声帯への圧迫が高まり，声帯麻痺など新たな問題が発生する. 気管チューブの固定位置の管理は，生命危機や患者の予後にもかかわる事柄である. 気管チューブの挿入位置を維持し，気管チューブと患者を一体としてとらえ管理していくことが重要である.

▶ 2) カフ圧の設定

　気管チューブのカフ圧は，25～33 hPa（cmH$_2$O）程度に設定するとされている. しかし，気管の形状は患者個々によって異なり，また人工呼吸器の陽圧が高い場合や患者の胸郭の拡がりやすさなどの条件が異なるため，一概にこの圧に設定すればよいわけでない. つまり，下気道と呼吸器回路の効果的な密閉性が得られ，必要最低限の空気でカフを膨らませることが重要である. そのため，カフ圧計（図6-34）を用いて空気が漏れない最低限のカフ圧に設定する. この最低限のカフ圧で膨らませる必要性は，気道の動脈毛細血管の灌流圧を超えないためでもある. つまり，過剰な圧がかかれば，密閉性は確保できるが，気道損傷などの有害事象で，気道からの出血などを招くおそれがある.

▶ 3) 人工呼吸器回路

　患者の動きや体位変換によっては人工呼吸器回路が屈曲したりすること

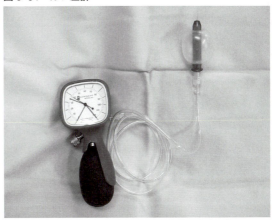

図 6-34　カフ圧計

で，閉塞される可能性がある．このとき，患者は呼吸が上手にできないうえに，必要な換気量が得られず精神的パニック状態に陥ることもある．また，回路の不完全な接続や穴などにより換気量が低下する可能性もあるため，患者の呼吸状態や人工呼吸器の換気量や圧の変化，リーク音に注意してみていく必要がある．

▶ 4）加温加湿器

自然呼吸の場合，気道により加温加湿が行われ，気体が肺に達するまでに37℃，相対湿度100％となる．気管挿管や気管切開により鼻腔や気道での加湿が行えない場合は，加温加湿器に入れた滅菌蒸留水をヒーターで温め，加温加湿を行う．しかし，患者の呼気に含まれる不感蒸泄量や室温などにも影響されるため，温度調整が必要である．また，呼吸器回路内に結露した水分が貯留するため，これらの除去を行い，気管内への流入を防止する．水分の補充が不足すると高温のドライガスのみを吸入させることになるため，水量確認を頻回に行う必要がある．

また，患者の呼気に含まれる水分を利用した人工鼻（heat and moisture exchanging filter：HMEF）を使用する場合もある．これは呼気に含まれる水分を呼気とともに排泄させずに，気管内に送り込むことで気管内の湿度を維持させる．そのため，人工鼻を気管チューブのなるべく近くに装着させ，人工鼻と気管チューブの間の結露で加湿の状況を確認するとともに，患者の痰の性状や分時換気量を確認していく．人工鼻自体は，フィルタのため，血痰や肺水腫のような泡沫状の痰の場合，閉塞する可能性があり使用できない．また人工呼吸器装着中にネブライザを同時に使用する症例では，フィルタが

絶対湿度と相対湿度： 水蒸気は，温度によって単位体積の空気中に含むことができる量が決まっている．相対湿度は，観測している温度でどれぐらいの割合で水蒸気を含んでいるかを示している．一方，絶対湿度は，単純に，単位体積あたりに何gの水蒸気が含まれているかという量である．

目詰まりを起こすため，使用は禁忌である．一時的に人工鼻を外して，ネブライサを使用することは可能ではあるが，外し忘れによるリスクを考えると，呼吸管理上は，ネブライザを使用する患者には，人工鼻の使用を禁止する方が，安全に管理することができる．

▶ 5) 気管吸引

気道粘膜には線毛があり，この線毛運動により気管内の異物を気管外に排出している．人工呼吸器装着患者は，健康時に行えている線毛運動が障害され喀痰喀出が行えない．また，生体にとって異物である気管チューブを挿入していることにより，通常よりも痰量が増加する．そのため，人工呼吸器装着中の気管吸引は，気道を浄化し気道の開放性を維持・確保するために重要なケアである．しかし，気管に吸引カテーテルを挿入するため，患者にとっては侵襲的で苦痛を伴う処置となる．そのため，短時間で有効な痰の除去ができるような手技が求められる（図6-35）．気管吸引圧が高圧である場合や無理に吸引カテーテルを抜き差しすると気道粘膜を損傷する可能性もあるため，適切な圧設定や操作が必要となる．成人の場合，吸引圧はおよそ160〜200 hPa（120〜150 mmHg），気管吸引の時間は10〜15秒とされている．また，吸引カテーテルを挿入した際に，気管チューブの狭窄がないかをカテーテルの挿入のしやすさから確認することも重要な観察点である．これを怠ると気管チューブの内側に痰が蓄積し，換気量が維持できないだけでなく，完全閉塞した場合は窒息の危険性もある．そのため，ネブライザや加温加湿などにより，痰の粘稠度を下げ，移動しやすい痰の性状を維持し，肺理学療法などにより上気道付近まで痰を移動させることで，短時間で有効的な喀痰喀出が期待できる．

閉鎖式気管吸引装置（図6-36）を使用する場合は，気管吸引中も気道内圧の急激な低下がないため，肺胞内圧の低下が起こりにくい利点がある．一方で呼吸器回路を外し，気管チューブに直接吸引カテーテルを挿入して行う気管吸引では，高濃度酸素や高いPEEPで人工呼吸療法を行っている場合，気管吸引による肺胞内圧や酸素濃度の低下により，血圧低下・不整脈を起こすことがある．また気管吸引は滅菌された吸引カテーテルと滅菌手袋を使用し，無菌操作で実施する必要がある．しかし，気管チューブが大気に開放されるため，感染のリスクが高まる．

痰の性状や量の観察は，気管吸引の回数やどの肺野をターゲットにして気管吸引していくかを決めるうえでの指針であり，また感染兆候を知るうえでの指標となる．また，吸引前後のバイタルサインの変動や呼吸状態の確認を怠ってはならない．身体所見としては，気管吸引前後で両肺野音を確認し，肺

バイタルサインとは：
vital signsは「生きている証」を意味し，人体の状態を示すさまざまな数値情報で表す．一般的には，脈拍（または心拍数）・呼吸（数）・血圧・体温の4つを指すが，意識レベルをバイタルサインに含む場合もある．これらを測定し評価することで，脳神経機能，循環機能，呼吸機能の状態を判断していく．

図6-35 人工呼吸器装着患者の気管吸引（滅菌手袋を使用する場合）

〈気管吸引の準備〉

1. **患者の状態観察**
   1) 聴診による呼吸時の肺雑音の有無，必要時胸部X線所見などを確認する．
   2) バイタルサインやSpo$_2$値，チアノーゼの有無などの確認を行う．

2. **物品等の準備**
   1) ジャクソンリースやアンビューバッグがベッドサイドにあるか，また酸素投与が可能か確認する（急変時対応できるように）．
   2) 吸引器や吸引瓶，吸引用接続チューブ（対象に届く長さ），吸引カテーテル接続用コネクタ，吸引カテーテル，滅菌手袋（片手用），洗浄用水道水，エタノール綿を準備する（吸引カテーテルのサイズは，通常，成人で6〜12 Fr，幼児で6 Fr以下である）．
   3) 吸引器本体のコックをオープンにする．
   4) 吸引用接続チューブを折って圧迫した状態で吸引器の吸引圧バルブを回して，吸引圧を120〜150 mmHg に設定する．
   5) 流水と石鹸で手を洗う．または速乾性擦り込み式手指消毒剤による擦式消毒法を行う．

3. **患者への説明**
   1) 呼吸音を聴取し，痰の位置を確認する．
   2) 患者に吸引の必要性と実施を説明する．緊急を要する場合は迅速に行う．

4. **気管吸引の実施**
   1) 気管吸引の準備
      ①吸引用接続チューブを操作しやすい位置に置く．
      ②吸引カテーテル入り滅菌パックを，両手で清潔に開き，吸引カテーテルを10 cm程度露出させる．
      ③自分の手のサイズに合った滅菌手袋を1枚取り，台の上などで清潔に開き，利き手に装着する．
      ④片手用滅菌手袋を装着した手の指先は，吸引終了までは清潔な状態として操作していく．
      ⑤装着後の手袋の台紙を，手袋が付いていた内側を上向きにして，ベッド上（頭側）に置く（この台紙に外した呼吸器接続部を置き，不潔にならないようにするため）．
      ⑥手袋を装着していない方の手で，吸引用接続チューブをもつ．
      ⑦滅菌手袋を装着した手で，露出している吸引カテーテルをもつ．このとき，吸引カテーテル上部の接続部分よりもやや下を支えるようにする．
      ⑧吸引カテーテルを吸引カテーテル接続用コネクタに接続する．手袋を装着していない方の手で，吸引カテーテルを折り曲げて内腔を閉鎖し，手袋をした手でその部分より下を支えながら，吸引カテーテルを不潔にしないように袋から取り出す．
      ⑨接続が外れないことを確認したら，滅菌手袋を装着した手の1〜3指で吸引カテーテルの先端部を掴み，残りの4〜5指で吸引用接続チューブを握る．このとき，吸引カテーテルが吸引用接続チューブや周囲の物品に接触しないよう十分に注意する．
   2) 吸引カテーテルの挿入
      ①手袋をしていない方の手で気管チューブに接続されている人工呼吸器のコネクタを外し，広げてある手袋の台紙上に置く．
      ②吸引用接続チューブを手袋をしていない方の手に持ち換え，その指で吸引カテーテルを折り曲げて内腔を閉鎖する．このとき，手袋をした手の4〜5指で再度吸引カテーテルを握らないよう注意する．

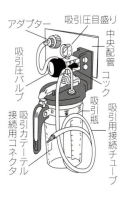

つづく

図 6-35　人工呼吸器装着患者の気管吸引（滅菌手袋を使用する場合）　つづき

③吸引カテーテルの先端を下へ向けてもち，気管チューブの外側に触れないように挿入する．吸引カテーテル先端が気管分岐部に当たらない位置まで挿入する（挿入の深さは，成人で口腔から 22～28 cm，鼻腔から 24～30 cm，声帯下から 10～13 cm で気管分岐部に到達するので口腔・鼻腔・気管切開口から外に出ている気管チューブの長さと痰の貯留部位までの長さを考慮して挿入する）．
④挿入中は吸引カテーテルの閉鎖を緩めないよう注意する．
⑤挿入のタイミングは，自発呼吸のある患者では吸気時にタイミングを合わせて挿入する．
⑥目的の部位まで挿入したら，吸引カテーテルを閉鎖していた指を離し，吸引カテーテルを徐々に引き上げて吸引する．このとき，吸引カテーテルを再度挿入しないよう注意する．
⑦1 回の吸引時間は 10～15 秒以内とする．低酸素血症を予防または最小限にとどめるためにも 1 回の操作は短時間で終了する．
⑧気管吸引が終了したら，吸引前に外した人工呼吸器回路のコネクタを装着する．

※再吸引のタイミング
　気管吸引を行ったにもかかわらずさらに吸引が必要であるとアセスメントされた場合には，1 回の吸引操作の後，監視可能な呼吸，循環のパラメータが許容範囲にあることを確認してから次の吸引操作を行う．

5. 患者の確認
　1）呼吸音を聴取し，吸引前の痰の貯留が取り除かれたか，新たな肺雑音は生じていないかを確認する．
　2）モニタリングでのバイタルサイン，呼吸状態を確認する．
　3）吸引終了後はかならず人工呼吸器の作動状況も確認する．
　4）人工呼吸器の蛇管に溜まった水は付属しているウォータートラップに集め，廃棄する．

6. 片づけ
　1）吸引圧バルブを回して吸引圧を 0 に戻し，吸引器本体のコックをクローズにする．
　2）吸引用接続チューブを，操作しやすく邪魔にならない位置に寄せておく．
　3）吸引で使用したカテーテルは廃棄し再使用しないことが推奨されている．
　4）吸引で使用した手袋，マスクも廃棄することが推奨されている．
　5）手洗いを実施する．目にみえる汚染がない場合には擦り込み式アルコール製剤による消毒でもよい．

図 6-36　閉鎖式気管吸引装置

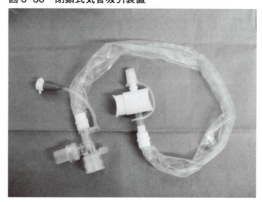

雑音や左右差はないかを確認する．これらにより痰の貯留状態や片肺挿管，無気肺の発見につながる．

2─循環管理

　静脈血は，上・下大静脈を経由して右心房に流入し，右心室，肺動脈を経て，肺での酸素化ののち，肺静脈，左心房，左心室を経て，大血管に流入する．陽圧で換気を行う人工呼吸器の場合，胸腔内圧を上昇させるため，右心系への静脈血還流が妨げられ，その結果，左心系に流入する血液量が減少し，心拍出量の減少を招くこととなる．

　これだけでなく，静脈血還流の減少によって，ANP（心房性ナトリウム利尿ペプチド）の分泌低下による腎血流量の低下，抗利尿ホルモンの分泌による尿量減少が起こる．また，胸腔内圧の上昇により中心静脈圧は，PEEP圧の約1.5倍に上昇する．この中心静脈圧の上昇により上大静脈圧も上昇し，頭蓋内からの静脈血還流を阻害することで，頭蓋内圧が上昇する．一方，下大静脈圧の上昇は，肝血流の低下を招くこととなる．

中心静脈圧とPEEPの関係：自然呼吸では，呼気時の胸腔内圧は大気に解放されるため0となる．しかし，PEEPを使用した陽圧人工換気では，呼気終末の胸腔内圧が上昇している．そのため，心臓に戻ってくる静脈血還流を妨げ，右心房の直前での中心静脈圧は，本来の静脈圧よりも高めの測定値となる．

　つまり，人工呼吸器の装着により，患者の循環動態は大きく変化する．とくに人工呼吸器の開始時や離脱時は胸腔内圧の変化によって循環動態が大きく変化するため，患者のバイタルサインの観察は重要となる．また患者の酸素化能を知るために酸素飽和度を観察し，動脈血ガスや全身所見とあわせて，その変化を把握していく．

3─水分と栄養管理

　呼吸仕事量が増大すると消費エネルギーが増加してしまう．人工呼吸器装着中はエネルギー栄養素としてのタンパク質や糖の補充が不可欠である．しかし，患者は経口摂取が困難なケースが多く，経静脈栄養や経腸栄養によるエネルギーと水分の補充を余儀なくされる．そのため患者に必要とされる適切なエネルギー量を把握し補充していく必要がある．

　しかし，経腸栄養が行えたとしても，鎮静薬の投与や消化管運動の低下により消化吸収機能は低下している．そのため，単にこれらの栄養を投与していくだけでなく，投与したものが吸収され，代謝されているかを消化管機能や検査データから評価していくことが必要である．患者に必要なエネルギー量が投与されていない場合，感染のリスクが高まるだけでなく，合併症の発生や長期の人工呼吸器装着を余儀なくされる．

　胃管により経腸栄養を実施する場合，胃内容物が胃管の脇を伝わって口腔内に至ることもあり，これが誤嚥性肺炎の原因となる．また腸蠕動運動の低下などにより，投与した栄養素が長時間胃内にとどまっていると，気管吸引の刺激により嘔吐を起こし，誤嚥を起こすこととなる．そのため，栄養状態の確保と誤嚥性肺炎防止のために消化管機能を維持していくことが重要である．

人工呼吸器装着中の患者管理のポイント　173

4 ─ 感染管理（VAP 対策：口腔ケアを含む）

VAP の定義： VAP は，人工呼吸管理前には肺炎のないことが条件となり，気管挿管による人工呼吸開始 48 時間以降に発症する肺炎と定義される．予防のために，VAP バンドル（2010 年日本集中治療医学会）の実施が重要となる．

VAP バンドル

Ⅰ．手指衛生を確実に実施する．

Ⅱ．人工呼吸器回路を頻回に交換しない．

Ⅲ．適切な鎮静・鎮痛をはかる．とくに過鎮静を避ける．

Ⅳ．人工呼吸器からの離脱ができるかどうか，毎日評価する．

Ⅴ．人工呼吸中の患者を仰臥位で管理しない．

（日本集中治療医学会：人工呼吸関連肺炎予防バンドル　2010 改訂版より）

人工呼吸器装着での感染防止でもっとも重要なことは，人工呼吸器関連肺炎（ventilator associated pneumonia：VAP）をいかに防止していくかである．患者の栄養管理が適切に行え，感染に対する防御能力を維持し，それとともに，いかに肺野に感染源を取り入れないようにしていくかを考えなくてはならない．もちろん無菌的な吸引操作が必要であるが，現在は閉鎖式吸引装置が普及し，外部からの細菌の侵入を減らすことができるようになっている．また気管チューブのカフにより上気道と下気道を分離しているが，このカフ上に分泌物が貯留し，カフ圧の低下時に下気道へ流入し，肺炎を起こす原因となる．今日ではカフ上にポートを備えた気管チューブもあり，貯留分泌物を除去できるようになってきている．

しかし，カフ上の分泌物の貯留を防ぐことはできない．そのため，貯留分泌物の菌数を減らし，肺炎のリスクを抑えるために，口腔ケアが重要となる．口腔内細菌は，口腔洗浄後，8 時間で元の菌数に増殖するため，8 時間毎の口腔ケアが推奨されている．口腔内の状態に応じて綿棒や歯ブラシなどを使い分けて，含嗽液などを使用し，歯磨きのみでなく，歯肉部や歯間，舌，上顎部などの清拭を行い，分泌物の除去と洗浄を行う．近年では塗布式の口腔ケアキットも販売されている．また，施設により口腔ケア方法が異なるなどの課題もある．

気管チューブは口腔内で口唇や舌，咽頭に接触することで潰瘍形成しやすい．これらの創傷を医療機器関連圧迫創傷（medical device related pressure ulcer：MDRPU）と称する．口腔内の観察時は，これらの創傷がないか，気管チューブの屈曲やねじれがないかなども観察していく必要がある．

5 ─ VAP バンドル

人工呼吸関連肺炎予防バンドル 2010 改訂版： 日本集中治療医学会ホームページのガイドラインを参照のこと．

2010 年，日本集中治療医学会から「人工呼吸関連肺炎予防バンドル」が出されている（側注「VAP の定義」を参照）．

これらを束（バンドル）にして実施することで，人工呼吸器関連肺炎を予防していこうとするものである．

6 ─ 胸部理学療法（基本的なもの）

胸部理学療法の目的は痰などの貯留分泌物を除去し，胸部の可動域を維持または拡張し，換気量を促進することにある．一般的に，体位交換により貯留分泌物を気管支末端から中枢側へ移動させ排出を促すことを体位ドレナージという．ベッドサイドで行われている褥瘡予防のための体位交換や，患者が安楽に床上で過ごせるようにするためのポジショニングなども，患者の床

上での体位を変更するケアである．実際には褥瘡予防と患者が安楽であることを考慮して，体位ドレナージを行う必要がある．つまり，患者が苦しいと感じ，褥瘡が発生するような体位ドレナージを通常では行ってはならない．

また，臥床している場合，下側の肺野は分泌物が貯留し，無気肺や肺炎を起こしやすくなる．また，上側では肺胞が拡張し，下側では肺の血流が増えるため，換気血流比の不均等が生じてしまう．そのため，体位交換などにより循環動態に変動をきたしやすく，実施にあたってはバイタルサインの変動に注意する．

用手的呼吸理学療法は胸郭を外部から加圧し，胸腔内圧を上昇させたり，振動により貯留分泌物を移動させるために行う．そのため，実施者によって手技が異なることで，患者への効果が変化することもある．

今日，胸部理学療法が重要視され，早期抜管に向けて急性期から，理学療法士の参加のもとに実施されるようになってきている．しかし，患者の呼吸状態（原疾患の治療状態や鎮静状態，安静度，排痰など）により理学療法の内容が異なってくることを考慮する必要がある．

7 —精神面の管理

患者の呼吸状態を知ることは鎮静の効果を知るうえでも重要となる．また，自発呼吸が残存している患者では，人工呼吸器との不同調や興奮，苦痛からファイティングを起こすこともある．ファイティングによる換気不足から二酸化炭素の貯留や低酸素，気胸，頭蓋内圧の亢進，頻脈などさまざまな合併症を起こしうる．そのため，人工呼吸器と患者の呼吸が同調でき，呼吸負荷を軽減するために，鎮静薬を投与する場合が多い．鎮静薬の投与は，不安，恐怖などのストレス，侵襲的な処置による苦痛の軽減のためにも必要である．

しかしデメリットもあり，鎮静が深すぎると咳嗽反射の低下による貯留分泌物の増加などが起こりうる．また，安易な鎮静薬や筋弛緩薬の投与は，人工呼吸器からの離脱時期を遅らせるばかりか，痰を喀出困難にさせ，肺炎などの合併症を引き起こしかねない．そのため，今日では鎮静の具合をスコアで評価し，一定の鎮静深度を維持していく方向にある．推奨される鎮静度は浅鎮静であり，患者とはコンタクトが取れる状態である（**表6-15**）．

▶ 1) 精神的ケア

人工呼吸器の離脱時期になると患者の鎮静薬は中止される．また，長期の人工呼吸器装着では鎮静薬を用いないケースも多い．そのため，患者は身体的，精神的ストレス下におかれることとなる．昼夜を問わず吸引や体位交換が行われ，人工気道のためコミュニケーション手段である声を出すことがで

人工呼吸器装着中の患者管理のポイント **175**

表 6-15　鎮静の評価〔Richmond Agitation-Sedation Scale（RASS）〕

ステップ 1：30 秒間，患者を観察し，視診のみでスコア 0～＋ 4 を判定
ステップ 2：
　　1）大声で名前を呼ぶか，開眼するように言う．
　　2）10 秒以上アイ・コンタクトができなければ繰り返す．
　　以上 2 項目（呼びかけ刺激）によりスコアー 1～－ 3 を判定．
　　3）動きが見られなければ，肩を揺するか，胸骨を摩擦する．身体刺激によりスコアー 4，－ 5 を判定．

スコア	用　語	説　明	刺激方法
4	好戦的な	明らかに好戦的な，暴力的な，スタッフに対する差し迫った危険	
3	非常に興奮した	チューブ類またはカテーテル類を自己抜去；攻撃的な	
2	興奮した	頻繁な非意図的な運動，人工呼吸器ファイティング	
1	落ち着きのない	不安で絶えずそわそわしている，しかし動きは攻撃的でも活発でもない	
0	意識清明な落ち着いている		
－ 1	傾眠状態	完全に清明ではないが，呼びかけに 10 秒以上の開眼およびアイ・コンタクトで応答する	呼びかけ刺激
－ 2	軽い鎮静状態	呼びかけに 10 秒未満のアイ・コンタクトで応答	呼びかけ刺激
－ 3	中等度鎮静状態	呼びかけに動きまたは開眼で応答するがアイ・コンタクトなし	呼びかけ刺激
－ 4	深い鎮静状態	呼びかけに無反応，しかし，身体刺激で動きまたは開眼	身体刺激
－ 5	昏睡	呼びかけにも身体刺激にも無反応	身体刺激

（日本呼吸療法医学会：人工呼吸中の鎮静のためのガイドラインより）

きず，意思の疎通が阻害される．さらにベッド上での生活を余議なくされ，これらは不安や恐怖を誘発し，安静が保持できずに，チューブ類の自己抜去などの事故を引き起こす原因ともなる．

▶ 2）環境の改善

　昼夜を問わず処置が行われるため，患者は睡眠が十分にとれず，時間の感覚も薄れてしまう．そのため，就寝できる環境を作ることは重要である．夜間はアラーム音を可能な限り小さくし，照明もなるべく照度を下げる．気管吸引や体位交換も患者状況に合わせて，一度に行うようにする．また，昼間は患者周囲に時計やカレンダーなどを配置し，時間の感覚をもたせ，見当識障害を予防していく．外の景色がみえるようにベッドを配置するなどの工夫も患者の環境改善には有効である．

　家族がいる場合は，患者の闘病意欲を支える家族の役割を援助し，面会は病状が許す限り制限せずに，家族の支援方法をともに考えていく．清拭や食

事介助などのケア参加を取り入れるのも，患者が家族と一体感をもち，精神的安定を得ることができる．

▶ 3) 意思疎通

　気管挿管によるコミュニケーション障害の不安は大きな問題である．患者が意思を表現できるように，医療者側から積極的に声をかけることが重要である．また，患者の意思を読みとるためには，患者の表情や動作，その動作の前後の関連から，その内容を察知し言葉で返していく必要がある．このとき，患者が「Yes」または「No」で応えられるような話しかけをすることでコミュニケーションをとり，患者の意思を確認していく．また，疾患や病状により，訴えがある程度特定できる場合は，「痛い」「のどが渇いた」「息が苦しい」などのカードを用いる方法や文字盤，筆談などを取り入れていくのもよい方法である．しかし，筆談の場合，仰臥位で文字を書くことは健常な人でも労力を要する．このような患者の立場に立ったものの見方ができたとき，患者との意思疎通が図れる．

参考文献
1) 小野哲章，峰島三千男，堀川宗之，渡辺　敏編：臨床工学技士標準テキスト．金原出版，2002.
2) 沼田克雄監修：入門 呼吸療法改訂第 2 版．克誠堂出版，2004.
3) 池松裕子：クリティカルケア看護の基礎　生命危機状態へのアプローチ．メヂカルフレンド社，2003.
4) 山勢博彰：クリティカルケア看護の Q & A．医学書院，2006.
5) 岡本浩嗣：知らなきゃできない！ME 機器 Q & A．学研，2005.
6) 日本呼吸療法医学会：人工呼吸中の鎮静のためのガイドライン．2007.
7) 日本呼吸療法医学会：気管吸引のガイドライン．2007.
8) 日本集中治療医学会：人工呼吸関連肺炎予防バンドル．2010.
9) 日本クリティカルケア看護学会：人工呼吸器離脱のための標準テキスト．学研メディカル秀潤社，2015.
10) 明神哲也：バンドル・指針を総まとめ！ICU 合併症予防マニュアル．メディカ出版，2015.
11) Chelluri, L., Im, K.A., Belle, S.H., et al.：Long-term mortality and quality of life after prolonged mechanical ventilation. *Crit. Care Med.*, **32**(1)：61〜69, 2004.
12) Haas, J.S., Teixeira, C., Cabral, C.R., et al.：Factors influencing physical functional status in intensive care unit survivors two years after discharge. *BMC Anesthesiol.*, **13**：11〜19, 2013.

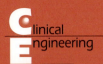

第7章 呼吸管理で用いられるモニタ

　呼吸管理を行ううえで呼吸状態の評価に必要な項目として，①血液の酸素化能，②換気能，③換気力学，④循環動態があげられる．これらを評価するために必要な呼吸関連の装置は，血液ガス分析装置（①，②），経皮的ガス分圧モニタ（①，②），パルスオキシメータ（①），カプノメータ（②），換気量・気道内圧計（③），換気力学モニタ（③）などである（図7-1）．

図7-1　呼吸管理に使用するモニタ

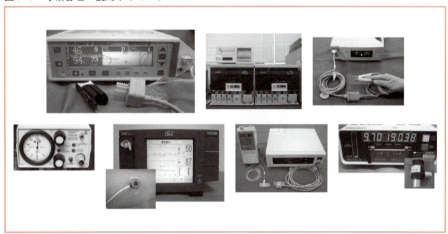

図7-2　呼吸と酸素運搬能を評価するためのモニタの分類

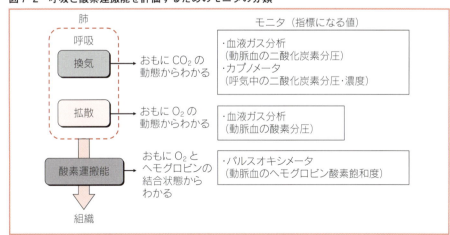

呼吸管理上，もっとも基本となり信頼されるモニタは血液ガス分析装置であるが，低侵襲で連続的に使用されるモニタの代表としてパルスオキシメータ，カプノメータを中心に述べる（図7-2）．

1 パルスオキシメータ

1 ── 使用目的

酸素化の指標として動脈血酸素飽和度を測定する装置であり，下記のような状態のモニタに使用される．

①低酸素血症，末梢循環障害，不整脈などの異常の早期発見
②低酸素血症，高酸素血症，末梢循環障害，不整脈に対する投薬や，気道確保，換気量・酸素投与量の変更など，処置・投薬による状態変化の確認
③医療ガス配管などの人工呼吸器酸素供給システムの異常の早期発見

2 ── 動作原理

パルスオキシメータの動作原理は，分光光度測定法（酸素ヘモグロビンと還元ヘモグロビンの光に対する吸収特性を測定）と容積脈波法を用いたものである（図7-3）．

▶ 1) ヘモグロビンを見分ける分光光度測定法

ヘモグロビンは酸素と結合しているか否かで色が変化する．酸素と結合し

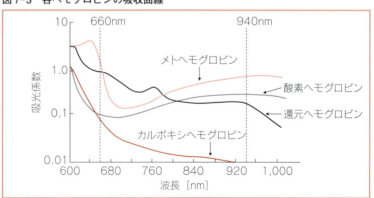

図7-3 各ヘモグロビンの吸収曲線

（諏訪邦夫：パルスオキシメーター．中外医学社，1992より）

た酸素ヘモグロビンは、赤色光（660 nm 付近の光）の吸収が少なく、赤外光（940 nm 付近の光）をよく吸収する．一方，酸素と結合していない還元ヘモグロビンは，赤色光をよく吸収し，赤外光の吸収が少ない．パルスオキシメータはこの特性を利用して酸素飽和度を測定している．測定には光が使われ，プローブの発光部から光（赤色光，赤外光）を生体組織へ照射し，組織を透過した光をプローブの受光部で検出する．光のうち，赤色光は酸素ヘモグロ

Tips 酸素分圧とヘモグロビンの役割

動脈血（100 mL）中に含まれる酸素の量を考えてみる．血液中の酸素は，ヘモグロビンと結合した状態のものと酸素分子が血漿に溶け込んでいる状態のものに分けられる．肺から取り込まれた酸素分子（分子量32）は，酸素分子よりはるかに大きなヘモグロビン（分子量64,439）に結合すると分子運動がなくなり分圧を呈する力とはなりえない．一方，ヘモグロビンと結合しなかった酸素分子は血漿内で活発に分子運動を行い，これにより酸素分圧[mmHg]を呈する．動脈血100 mL 中には約20 mL の酸素が存在し，その98％前後はヘモグロビンと結合した状態である．酸素は最終的には末梢組織まで運ばれていくが，酸素を受け渡すときには圧力差により酸素が組織に入り込む．そのときに必要なのが酸素の分圧である．すなわち，ヘモグロビンと結合している酸素は，酸素を末梢へ運搬する仕事をする．

動脈血 100 mL 中の酸素含有量は，ヘモグロビン 15 g/dL，酸素飽和度98%とすると，ヘモグロビン 1 g あたり1.39 mL の酸素が結合し，結合した酸素量は 1.39[mL/g] × 15[g/dL] × 0.98＝20.4[mL]となる．

一方，血漿中の酸素は，ヘンリーの法則より酸素分圧を100 mmHg としたとき，血液に対する酸素の溶解係数は0.0031[mL/mmHg]であるので，0.0031[mL/mmHg] × 100[mmHg]＝0.3[mL]となり，合計 20.4＋0.3＝20.7[mL]となる（1 g のヘモグロビンと結合する酸素の量はヘモグロビン1分子に対して酸素4分子が結合することから導く．酸素1モル（分子量32）の体積は標準状態で22.4 L，ヘモグロビンの分子量64,439であるので，ヘモグロビン64,439 g に酸素89.6 L(22.4L × 4)が結合しうる．したがって，89,600[mL] ÷ 64,439[g] ≒ 1.39[mL/g]となる．実際にはすべてのヘモグロビンが酸素と結合していないので，若干低めの値になり1.34 mL/g としている場合もある）．

このように，血液中の酸素の量はおもにヘモグロビンによって運搬され，酸素分圧によって末梢組織へ取り込まれていく．両者の関係を示したものは酸素解離（結合）曲線で表される．

ヘモグロビンの立体構造

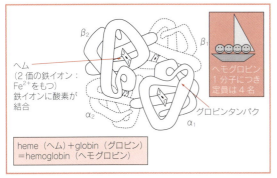

(HbA：adult hemoglobin)

酸素分圧とヘモグロビン酸素飽和度の関係

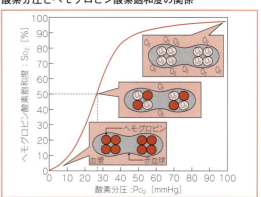

ビンには吸収されにくいので受光部への入力が大きくなり，還元ヘモグロビンにはよく吸収されるので受光部への入力は小さくなる．赤外光の場合はまったく反対の現象となる．この透過後の赤色光と赤外光の比が酸素ヘモグロビンと還元ヘモグロビンの比となる（図7-4）．

図7-4 酸素飽和度の測定

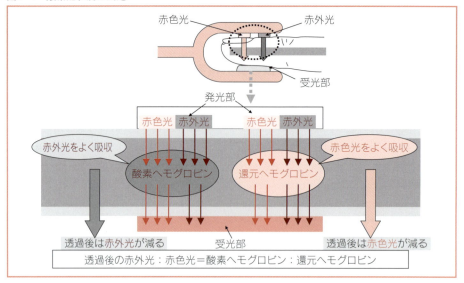

図7-5 動脈血成分の測定

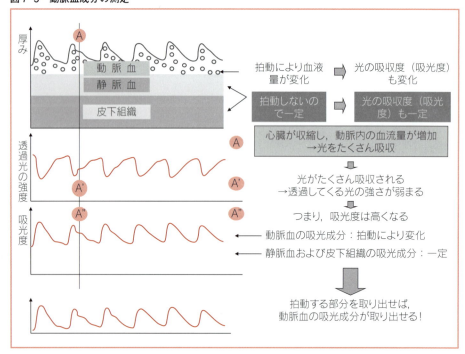

▶ 2）動脈を見分ける容積脈波法

　測定部位には組織や静脈の成分も存在しているが，そのなかから動脈成分だけを測定するには容積脈波を利用している．心臓の拍動により静脈と組織は変化（拍動）しないと仮定すると，拍動するのは動脈のみである．したがって，赤色光と赤外光は，静脈と組織に対する透過度は一定であり，動脈に対しては拍動の変化分が吸光度の変化となるので，赤色光と赤外光の変化分を取り出せば動脈成分の測定ができる．容積変化を測定し容積脈波の変化をみることにより末梢循環の指標にもなる（図7-5）．

▶ 3）酸素飽和度の求め方

　上記の方法の2つの原理を組み合わせると酸素飽和度を測定できる．たとえば，酸素化がよい場合では酸素ヘモグロビンが多く，赤色光の吸光度が低下（透過光は増加）し，赤外光の吸光度は増加する．一方，低酸素血症により酸素ヘモグロビンが少ない場合では，赤色光の吸光度は増加（透過光は減少）し，赤外光の吸光度は低下する．つまり，赤色光と赤外光の受光部への透過光の強度比（赤色光／赤外光）を求めて酸素飽和度を測定している．

▶ 4）測定部位

測定方法には透過式と反射式があり，それぞれに測定部位が異なる．
①透過式：プローブからの光が透過した後に光を受光部へ到達させるために，指先・耳朶・鼻梁など厚みの薄い部位が選択される．
②反射式：前額部の眉上（眼窩上動脈の末梢あたり）（図7-6）．

図7-6　パルスオキシメータ（**本体とプローブ**）

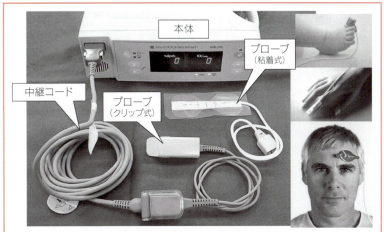

3 ― 計測上の留意点

　パルスオキシメータの測定値に影響する要因は，生体側と使用方法の問題に分けられる．生体側の要因として，体動・末梢循環障害・色素の影響が，使用方法の要因として，圧迫（閉塞，静脈拍動）・外光の影響・電磁障害などがあげられる．

▶ 1）体動

　体動があると，測定部位に装着したプローブが動くことで動脈以外の変動部分を測定することになり，動脈の容積脈波を正確に捉えることができない．このような場合には，ケーブルを固定する，粘着テープを確認もしくは交換する，体動の影響を受けにくい鼻・額用のプローブを使用する，などで対処する．

▶ 2）末梢循環障害

　血管の収縮，低体温，末梢血管疾患，ショックなどによる低灌流では，容積脈波の信号が小さく測定できない．対処としては，プローブ装着部位を変更する，鼻・額用のプローブを使用する．

▶ 3）色素の影響

　一酸化炭素，メトヘモグロビン，生体色素や検査のための静脈製剤（インドシアニングリーン，メチレンブルーなど）の投与や，爪に塗布されたマニキュアの影響を受ける．影響の大きい色は，青色系，緑色系である．マニキ

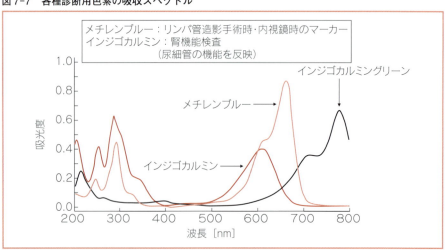

図7-7　各種診断用色素の吸収スペクトル

(Scheller, M.S., et al.：ANESTHESIOLOGY，65：550～552，1986 より)

ュアの影響についての対応は，マニキュアを落とすことであるが，その他はPaO_2の測定を行い，動脈血の酸素化状態を把握しなければならない（**図7-7**）．

▶ 4）閉塞・圧迫

　血圧測定用のカフによって締め付けた場合や，動脈カテーテルや脈管ラインのある場所にプローブを取り付けた場合，プローブが取り付けられている部位と同じ部位を血圧測定用のカフによって締め付けた場合，プローブに近い位置に動脈の閉塞がある場合，プローブを締め付けすぎた場合などには，血管の容積変化が測定できないため値を表示しない．また，圧迫により静脈拍動を起こし，本来は動脈の変化分のみを測定しなければならないところを静脈の変化も測定するため，測定値が低めに出ることがある．対処としては，装着部位を緩める，プローブを緩める，プローブ装着部位を変更する，などである．

▶ 5）外乱光

　パルスオキシメータは測定に光を用いているため，プローブに対して外部から光（太陽光線，赤外線の保温装置，蛍光灯，無影灯など）が混入すると，脈波成分を正確に捉えきれず酸素飽和度を測定できないことがある．これらの対策としては，測定部位を遮光すればよい．黒の布でできた袋で測定部位を覆うことが一番よいが，簡易的な方法として，黒色のビニールなどの切れ

Tips　マニキュアの吸光スペクトル

　パルスオキシメータのプローブを装着する部位に，マニキュアが塗られていることがある．病院内では，あらかじめマニキュアを除去してプローブを装着するが，救急時などではマニキュアをした部位に装着する場合もありうる．このようなときに，パルスオキシメータ測定値はマニキュアによる影響は受けないであろうか．

　図は，多くのマニキュアの吸光スペクトルを実測し，そのなかより代表的な色のマニキュアの吸収スペクトルを表したものである．パルスオキシメータが発光している波長の660 nm，940 nm 付近で大きく吸光度が異なるのは，660 nm 付近の青色光，緑色光である．赤色やラメ入りのマニキュアが影響を受けそうだと問題になったことがあったが，実験によると赤もラメ入りも影響がないことがわかった．もし，マニキュアを塗布した上からプローブを装着しなければならないのであれば，青色系，緑色系であれば除去することが大切である．

マニキュアの吸光スペクトル測定結果

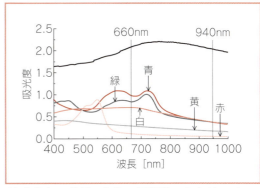

（真茅孝志，佐野　茂他：医器学，73（10）：585～586, 2003 より）

端で覆う程度でも十分である．とくに，低灌流の状態などでは，外光による影響は無視できないので，測定条件が悪いときは遮光が必要である．

▶ 6）電磁障害

交流（50, 60 Hz）障害および高周波障害があげられる．交流障害の対策としては，信号の入力部分（とくに受光部のフォトダイオードから本体）のシールドが重要であり，プローブによっては2重シールドを行っているものもある．シールド線が断線するとハムが混入する．一方，手術室では電気メス使用中に，プローブ装着部位へ高周波電流が流れる高周波分流によって電磁障害が起こることがある．対策としては，装置をバッテリ駆動し，絶縁された台などに置くことである．

▶ 7）その他

現在多種のパルスオキシメータが市販されており，同一メーカの製品でないかぎり，基本的に本体，接続ケーブル，プローブは接続できないようになっている．しかし，すべてが他社製品であるにもかかわらず接続できるものがある．誤接続により計測ができないばかりか，プローブ受光部のフォトダイオードに異常に大きな電流が流れて熱傷を発生させた報告例がある．本来，相互に使用できないものは接続できない構造になっているべきであるが，現実には誤って接続できるものもあるので，異なったメーカの組み合わせでの使用は避ける必要がある．

2 カプノメータ

気道から肺へ酸素が取り入れられ，血液によって末梢組織に運ばれる．末梢組織での代謝の結果，二酸化炭素が産生される．その二酸化炭素が細胞外へ拡散し，血液により肺まで運搬され気道を経由して呼気として体外に排出される．二酸化炭素産生量と肺胞の換気により動脈血の二酸化炭素の分圧が決まる（図7-8）．

この動脈血二酸化炭素分圧を測定することにより，肺胞での換気状態を把握することができる．すなわち換気の指標となる（図7-9）．

動脈血二酸化炭素分圧を正確に測定するために使用されるのは血液ガス分析装置であるが，臨床で連続的に二酸化炭素を測定することができる装置が

図 7-8　$Paco_2$ と肺胞換気量の関係

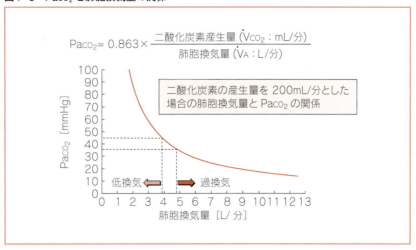

図 7-9　動脈血二酸化炭素分圧測定の意義

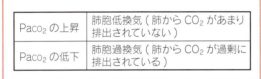

図 7-10　正常なカプノグラム

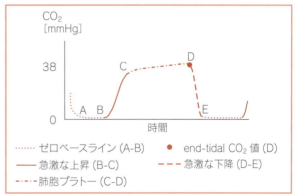

カプノメータである．カプノメータは呼気ガス中の二酸化炭素の分圧（濃度）を測定し換気状態をみるための装置であり，一般的に二酸化炭素分圧の変化を連続的に波形（カプノグラム）表示できる．正常なカプノグラムは帽子のような形をしている（図 7-10）．

1 ─ 使用目的

カプノグラムをモニタすることにより，人工呼吸中の二酸化炭素の体外への排出状態の確認，気道の閉塞状態の確認，痰の吸引後の確認，換気量の確認，挿管状況の確認（食道挿管になっていないか，挿管チューブが抜けかかっていないか），生体における肺胞換気量の増減，肺血流量の増減，二酸化炭素の産生量などに関する情報を得ることができる．

2 ─測定対象

カプノメータは，呼気として体外に排出される二酸化炭素分圧（呼気終末二酸化炭素分圧）を測定し，以下のような特性を有する．①表示および単位はP$_{ETCO_2}$, mmHg（%表示も可能），②基準値：35〜45 mmHg（正常状態では血液ガスのPa$_{CO_2}$に近い），③リアルタイムで連続測定ができ低侵襲である．

カプノメータと血液ガス分析装置による血液ガス測定との違いは，カプノメータでは，採血が不要である（侵襲が少ない），連続測定できる（異常の早期発見に有用），低換気や肺内のシャントがあるとPa$_{CO_2}$より値が低くなる（肺胞低換気や肺塞栓のモニタとして有用），呼吸回数のモニタリングもでき

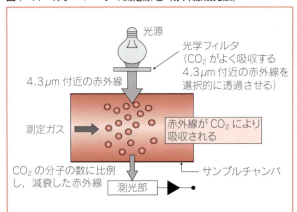

図7-11 カプノメータの測定原理（赤外線吸光法）

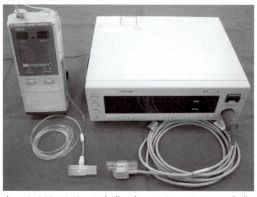

図7-12 カプノメータ

左：サイドストリーム方式，右：メインストリーム方式．

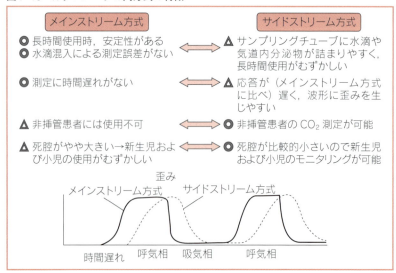

図7-13 カプノメータの両方式の特徴

る，などである．

3 — 動作原理

赤外線吸光法によるカプノメータの測定原理は，二酸化炭素や亜酸化窒素（笑気）などの多原子分子が特定の周波数の赤外線を強く吸収する性質をもっていることを利用している．二酸化炭素の場合は，波長 $4.3\,\mu m$ 付近の赤外線を高率に吸収し，吸収される光量は存在する二酸化炭素の分子数に比例する．呼気ガスを小さなチャンバに取り込み，これに赤外線を当てると，赤外線（$4.3\,\mu m$ 付近）の吸収が起きる．このときに二酸化炭素の分子数が多ければ吸収量も多くなる．その結果，チャンバを透過してくる光量は小さくなる．この変化を捉えて波形表示させる（**図7-11**）．

装置は内部に二酸化炭素分圧の基準となるセルをもっており，これと大気圧（ゼロ点）で自動的に校正して，チャンバ内のガス分圧変化を測定する．このチャンバに相当する部分の位置により，測定方式としてサイドストリーム方式とメインストリーム方式に分けられる（**図7-12，13**）．

▶ 1) サイドストリーム方式

呼吸ガスを気道からサンプルチューブを介して装置本体のチャンバ内まで吸引し測定する．サンプル量は1分間あたり $50 \sim 250\,mL$ と機種により差があり，新生児，小児に使用する場合はこの点に留意する必要がある．また，サンプルガスを吸引してから測定するまでの遅延時間がある．

▶ 2) メインストリーム方式

呼吸ガスを吸引することなく測定チャンバを患者の口元に装着して，チャンバ内を通過するガス分圧の変化を測定する．したがって，応答速度が速く，ガスを吸引しないので換気条件に影響を及ぼすことがない．しかし，湿度の影響をなくすためチャンバ部分（トランスデューサ）を40℃程度に加温しておく必要がある．

4 — カプノグラム

カプノグラムは大きく4相に分けられる．①吸気〜呼気の始まり（死腔ガス），②死腔と肺胞のガス，③肺胞プラトー（肺胞ガスのみ），④吸気の始まりである（**図7-14**）．呼気終末二酸化炭素分圧（P_{ETCO_2}）を数値で表示するのは，③プラトー部分の最後の部分（最大値）である．カプノグラムの正常な波形を理解できると異常な波形の分析ができるようになる．異常波形例とおもな原因を**図7-15**にあげる．

図7-14 カプノグラムとその意義

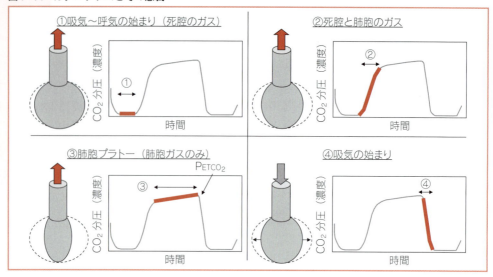

図7-15 カプノグラムの異常波形例

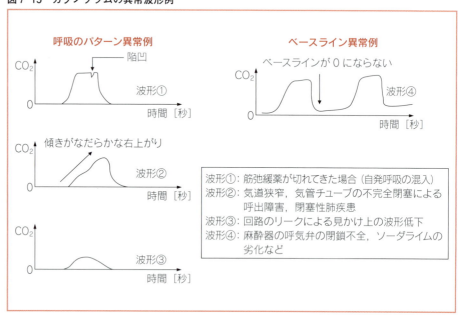

5 — 呼気終末二酸化炭素分圧（P_ETCO2）の値を変化させる因子

　測定値（基準値：35～45 mmHg）を変化させる因子として，①代謝関連因子，②呼吸関連因子，③循環関連因子，④機器に関連する因子（人工呼吸器など）があげられる．測定値の増加，低下の内容については**表7-1**のごと

表7-1 P_{ETCO_2}の値を変化させる因子

	P_{ETCO_2}増加	P_{ETCO_2}低下
代謝関連因子	・高体温，悪性高熱 ・疼痛 ・シバリング（振戦）など	・低体温など
呼吸関連因子	・肺胞換気量の低下 ・呼吸（外呼吸）機能の低下 ・閉塞性肺疾患など	・肺胞換気量の増加など
循環関連因子	・人工呼吸器による呼吸管理下で，発熱や敗血症などの要因から心拍出量が増加した場合など	・心拍出量の低下，心停止 ・循環血液量の減少 ・肺塞栓症など
人工呼吸器など機器に関連する因子	・人工呼吸器呼気弁の不良 ・人工呼吸器の換気量設定を低換気にした場合 ・麻酔器のソーダライムの劣化など	・気管チューブの部分閉塞，ねじれ，折れ曲がり ・人工呼吸器の換気量設定を過換気にした場合 ・人工呼吸器回路接続部からの漏れ ・食道挿管 ・人工呼吸器の故障など

くである．
　まず，呼吸関連因子のなかでも人工呼吸器使用中の低換気や過換気の区別は基本である（**図7-16，17**）．
　治療を行う場合は，カプノメータで測定した二酸化炭素分圧と血液ガス分

酸素と二酸化炭素の拡散能力の違い

　気体の溶解度 α，拡散係数 K，拡散面積 A，膜の拡散距離 X とすると，拡散能力 $D = K \cdot \alpha \cdot (A/X)$ となる．

CO_2の溶解度と分子量
・$\alpha_{CO_2} = 0.567$，分子量 = 44

O_2の溶解度と分子量
・$\alpha_{O_2} = 0.0239$，分子量 = 32

二酸化炭素と酸素の拡散能力の比は

$$\frac{D_{CO_2}}{D_{O_2}} = \frac{K_{CO_2} \cdot \alpha_{CO_2} \cdot (A/X)}{K_{O_2} \cdot \alpha_{O_2} \cdot (A/X)}$$

となる．なお，K は分子量の平方根に反比例する（Graham の法則）ので，

$$\frac{D_{CO_2}}{D_{O_2}} = \frac{(1/\sqrt{44}) \cdot 0.567}{(1/\sqrt{32}) \cdot 0.0239} = 20.2$$

となり，二酸化炭素は酸素の約20倍拡散しやすいことになる．

　つまり，肺の状態が悪くても二酸化炭素の拡散障害はみられない．そのため，換気が十分であれば血液中に二酸化炭素は蓄積しない．

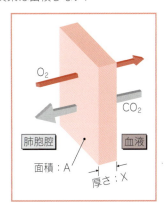

図 7-16 肺胞換気量と P_{ETCO_2} ならびに Pa_{CO_2} の関係―肺胞低換気の場合―

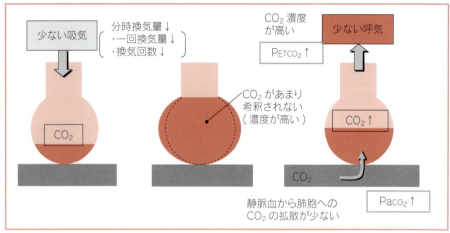

図 7-17 肺胞換気量と P_{ETCO_2} ならびに Pa_{CO_2} の関係―肺胞過換気の場合―

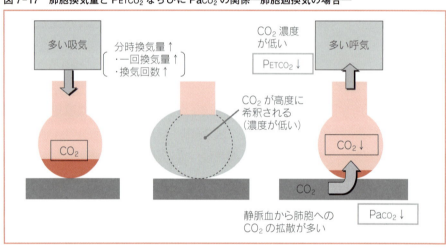

図 7-18 動脈血と終末呼気の二酸化炭素分圧の較差

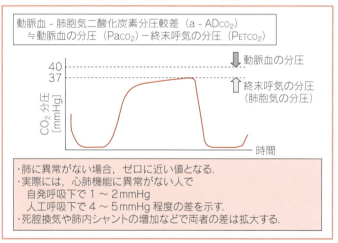

・肺に異常がない場合，ゼロに近い値となる．
・実際には，心肺機能に異常がない人で
　自発呼吸下で 1 ～ 2 mmHg
　人工呼吸下で 4 ～ 5 mmHg 程度の差を示す．
・死腔換気や肺内シャントの増加などで両者の差は拡大する．

図 7-19 死腔換気による P_{ETCO_2} の変化（肺塞栓症）

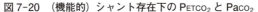

図 7-20 （機能的）シャント存在下の P_{ETCO_2} と P_{aCO_2}

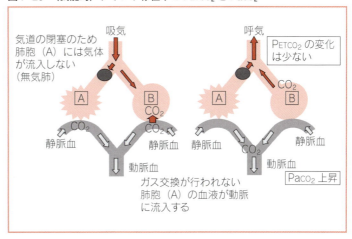

析装置による二酸化炭素分圧の値との比較を行うが，両者の値の較差が問題となることがある（図 7-18）．これには，肺塞栓症による死腔換気やシャントなどがあげられる（図 7-19, 20）．

6 ― 計測上の留意点

▶ 1）亜酸化窒素の影響

両方式ともに，赤外線の吸収特性を利用しているので，二酸化炭素に吸収特性が近いガス（亜酸化窒素の吸収スペクトル 3.9 μm など）が同時に測定される場合は補正をする必要がある．

▶ 2) 外乱光の影響

メインストリーム方式では，プローブ部分に外部から赤外線が強く当たると測定誤差が生じるので留意する．赤外線の保温装置などの使用時に留意する．

▶ 3) 取り扱い

サイドストリーム方式の場合は，分泌物により吸引チューブを詰まらせることが多い．気管チューブなどに接続したサンプルポートの吸引部分を上向きにして分泌物を吸引しにくくするように使用するが，2〜3日間の連続使用では，吸引するチューブを交換する必要がある．メインストリーム方式は使用しやすいが，トランスデューサを不用意に取り扱い床に落下させると破損するので留意する．

3 換気力学モニタ

呼吸療法における人工呼吸器の使用目的は，①適切な換気量の維持，②血液の酸素化改善，③呼吸仕事量の軽減である．とくに人工呼吸器の使用中は，換気量を中心とする各種設定に対して，実測される値が異ならないようにすることが重要である．

人工呼吸器の当初のモデルは，流量，換気量，気道内圧などの設定値に対して実際にこれらの項目を測定する機能を有しなかった．その後，圧力，流量センサの進歩に伴い，人工呼吸器本体にセンサ類が組み込まれるようになり，実測が可能となった．しかし，単に数値のみの表示では，人工呼吸器の設定や動作が適切であるか否か判断しづらかった．最近の多くの人工呼吸器は，本体にマイクロプロセッサを搭載し，液晶画面を中心としたディスプレイ装置をもつようになり，流量，換気量，気道内圧などの波形を経時的変化として観測できるのみならず，F–V カーブ，P–V カーブなども呼吸ごとに描けるようになり，肺のコンプライアンスの増減，気道抵抗の増減，呼吸仕事量などが判断しやすくなってきた．最近では，このような表示全般をグラフィック表示とよんでいる．

F–V カーブ, P–V カーブ：p.200 を参照のこと.

1 ― 圧力と流量の測定原理

人工呼吸器を使用した場合，換気力学を検討するためには，流量，換気量，気道内圧をモニタする必要がある．

2 ― グラフィック表示

グラフィック表示とは，数値のみの表示でなく，気道内圧，流量，換気量（流量の積分値）の時系列の波形変化や，ディスプレイ上の縦軸と横軸にそれぞれ異なったパラメータを入力し（例：圧力と量），リサージュ図形を描かせ，パターンの違いにより呼吸状態の変化を把握するために使用するものである．もっとも基本的な表示は，流量と圧力の表示である（**図7-21**）．

図7-21 圧規定方式（PCV）と量規定方式（VCV）の特徴

設定条件：PIP20cmH$_2$O　RR20回/分

PCV
- 気道内圧波形
- 流量波形

気道抵抗：4.4 cmH$_2$O/L/s
コンプライアンス：50 mL/cmH$_2$O

気道抵抗：24.5 cmH$_2$O/L/s
コンプライアンス：10 mL/cmH$_2$O

VCV
- 気道内圧波形
- 流量波形

設定条件：V$_T$500 mL　RR20回/分

Tips　流速，流量，量の関係

流体を扱う場合に必須の量は，圧力，流速，流量，量である．人工呼吸器の設定の場合もこの項目は必要である．このうち，圧力と量を間違うことはないが，流速と流量を混同している場合がみられる（とくに人工呼吸器のパネルの表示やテキストなどにも書かれている）．

流速，流量，量の関係を図に示す．とくに流量（流速×断面積）の定義は留意したい．

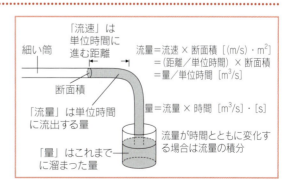

「流速」は単位時間に進む距離
細い筒
断面積
「流量」は単位時間に流出する量
「量」はこれまでに溜まった量

流量＝流速×断面積 [(m/s)・m^2]
　　＝（距離／単位時間）×断面積
　　＝量／単位時間 [m^3/s]

量＝流量×時間 [m^3/s]・[s]

流量が時間とともに変化する場合は流量の積分

図7-22 気道内圧の成り立ち

- **静止状態：プラトー状態**
  気道内圧［cmH_2O］＝1回換気量［L］÷肺胸郭コンプライアンス［L/cmH_2O］

- **動的状態：吸気状態（変化している）**
  気道内圧［cmH_2O］＝吸気流量［L/s］× 気道抵抗［$cmH_2O/L/s$］

気道（回路）内圧波形は，人工呼吸器よりガス（酸素，空気）を送り込む場合に，生体および人工呼吸器回路を含むコンプライアンスと気道抵抗に対する反抗圧の変化を表示している（**図7-22**）．

▶ 1）肺胸郭コンプライアンス

外部より肺へ気体（酸素，空気）を送り込むが，このときには肺と胸郭の両方の弾性収縮にうちかってこれらを広げなければならないので，肺のコン

静的コンプライアンス，動的コンプライアンス，気道抵抗の求め方

人工呼吸器の換気様式が従量式の場合の静的コンプライアンス，動的コンプライアンス，気道抵抗の求め方の例を示す（量規定方式の人工呼吸器の気道内圧波形および呼吸流量波形より）．各定義は下記のごとくである．

動的コンプライアンス
　＝一回換気量÷（最高気道内圧－PEEP）
静的コンプライアンス
　＝一回換気量÷（吸気終末ポーズ圧－PEEP）
気道抵抗
　＝（最高気道内圧－吸気終末ポーズ圧）÷吸気流量

図の波形より一回換気量を求める．流量波形より単位時間あたりの吸気流量は30 L/minから0.5 L/sとなり，吸気時間が1秒であるので
　一回換気量＝流量×時間
　　　　　　＝0.5［L/s］× 1［s］
　　　　　　＝0.5 L

動的コンプライアンス
　＝0.5［L］÷（20－5）［cmH_2O］
　≒0.033［L/cmH_2O］
静的コンプライアンス
　＝0.5［L］÷（16－5）［cmH_2O］
　≒0.045［L/cmH_2O］
気道抵抗＝（20－16）［cmH_2O］÷0.5［L/s］
　　　　＝8［$cmH_2O/L/s$］

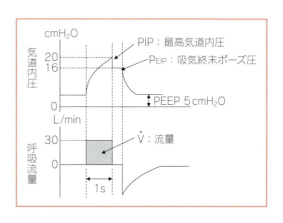

図7-23　肺胸郭コンプライアンスと気道抵抗

肺胸郭コンプライアンス（C）　　　　　　　気道抵抗（R）

$$C = \frac{\text{一回換気量}}{\text{気道内圧}}$$ 　　　$$R = \frac{\text{気道内圧}}{\text{吸気流量}}$$

単位〔mL/cmH$_2$O〕　　　　　　　単位〔cmH$_2$O/L/s〕

＊一回換気量＝吸気流量 × 吸気時間

成　人：40 ～ 100 mL/cmH$_2$O　　　　　成　人：1 ～ 3 cmH$_2$O/L/s
小　児：20 ～ 40 mL/cmH$_2$O　　　　　　小　児：20 ～ 30 cmH$_2$O/L/s
新生児：5 mL/cmH$_2$O　　　　　　　　新生児：25 ～ 30 cmH$_2$O/L/s

プライアンスだけでなく，胸郭のコンプライアンスも含め胸郭肺全体のコンプライアンスが問題となる．

(1) 回路内コンプライアンス

肺胸郭コンプライアンスだけでなく，人工呼吸回路の呼吸管なども圧力が加わると呼吸管が広がって気体が蓄積され，加温加湿器など容積の大きい回路部品は，その中に気体が圧縮され蓄積される．この回路中に残存する気体の量は，1 cmH$_2$O あたり約2 ～ 3 mL である．この量は患者へ届かなくなる．回路内圧が高いほど，損失分は増加する．このような回路内の損失分をコンプレッションボリュームという．

(2) 動的コンプライアンス

気道内圧は，肺胸郭の弾性による反抗と気道抵抗による反抗の2種類の反抗を同時に受けて上昇する．この反抗を一括して全反抗として表したものが動的コンプライアンス（ダイナミックコンプライアンス）による反抗である（図7-22，23）．

人工呼吸器で吸気流量が流れている間（気道内圧がゼロから立ち上がってピーク値に達するまでの間）の各瞬間の全反抗を示し，流量が流れている間のコンプライアンスを示している．

(3) 静的コンプライアンス

人工呼吸器の吸気流量が止まって気道内圧が平坦（プラトー）になったときの圧力は，純粋に弾性成分のみを表しており，静的コンプライアンス（スタティックコンプライアンス）という．

▶ 2) 気道抵抗

呼吸は気道を通して行われるが，気体が気道を通って流れるときには，気

道の大きさや摩擦によって流れが妨げられる．これを一括して気道抵抗という．気道抵抗が大きければ気体は肺に入りにくくなり，小さければ入りやすい．気道抵抗の増加する代表的なものに肺気腫や喘息があげられる．人工呼吸器使用中は，細すぎる挿管チューブを用いたり，気管支や挿管チューブに分泌物が貯留すると気道抵抗が上昇し，その結果，気道内の最高圧力が上昇

図7-24 気道抵抗の増加

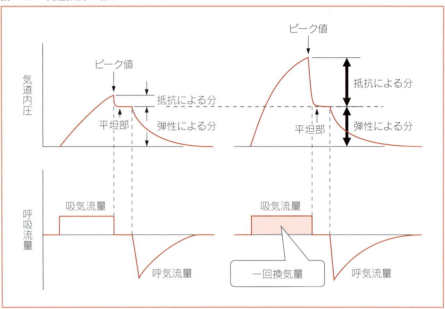

（渡辺　敏編：ＭＥ早わかりＱ＆Ａ２．102，南江堂，1987より）

図7-25 流量-量曲線

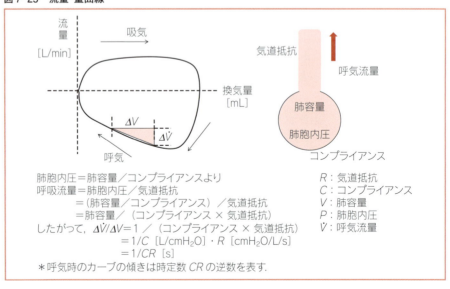

肺胞内圧＝肺容量／コンプライアンスより
呼吸流量＝肺胞内圧／気道抵抗
　　　　＝（肺容量／コンプライアンス）／気道抵抗
　　　　＝肺容量／（コンプライアンス × 気道抵抗）
したがって，$\Delta \dot{V}/\Delta V = 1 /$（コンプライアンス × 気道抵抗）
　　　　　　　　　　＝ $1/C$ ［L/cmH$_2$O］・R ［cmH$_2$O/L/s］
　　　　　　　　　　＝ $1/CR$ ［s］
＊呼気時のカーブの傾きは時定数 CR の逆数を表す．

R：気道抵抗
C：コンプライアンス
V：肺容量
P：肺胞内圧
$\dot{V}$：呼気流量

図7-26　量規定換気における気道抵抗増加時の変化

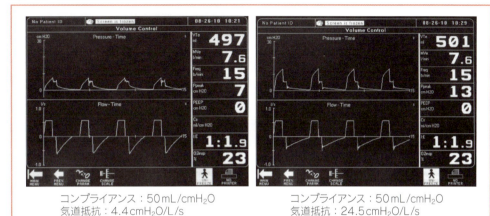

図7-27　量規定換気における気道抵抗増加時のフローボリュームカーブの変化

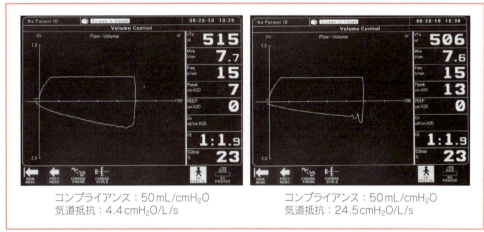

コンプライアンスが一定で気道抵抗が増加すると呼気時のカーブの傾きが緩やかになっている．

図7-28　量規定換気における気道抵抗増加時の仕事量の変化

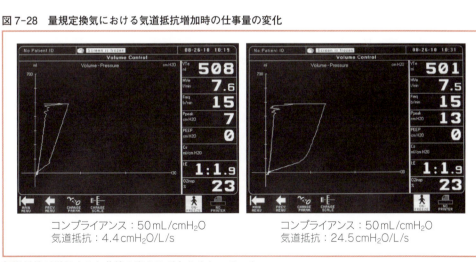

気道抵抗が増加すると曲線の膨らみが大きくなっていく．

換気力学モニタ　199

する．このように肺胸郭コンプライアンスや気道抵抗増減は，気道内圧波形，呼吸流量波形より推測できる（図7-24）．

これらをより視覚化するために，横軸を換気量，縦軸を流量として1呼吸ごとに描く曲線を流量-量曲線（F-V カーブ：flow-volume curve，もしくはF-V ループ）といい，呼気時の曲線の変化がコンプライアンスや気道抵抗を表している．

F-V ループにおいて呼気時の曲線の変化（傾き）は，コンプライアンスと気道抵抗からなる時定数（$\tau = C \cdot R \ [s]$）の逆数を表している．したがって，気道抵抗（R）が増加し時定数が大きくなると傾きは緩やかになる（図7-25〜28）．

3 ― 呼吸仕事量

横軸を圧力（気道内圧），縦軸を量（換気量）として，1呼吸ごとに気道内圧と一回換気量の関係を示すループを圧-量曲線（P-V カーブ：pressure-volume curve，もしくはP-V ループ）といい，肺胸郭コンプライアンスや気道抵抗を把握する指標となる（図7-29）．

P-V ループにおいて，吸気時に気道内圧は曲線 ABC に沿って変化し，ABCEA 領域は，粘性抵抗（気道抵抗と摩擦抵抗であるが気道抵抗が主）にうちかつための仕事量（粘性仕事量）を示し，AECDA 領域は弾性力にうちかつのに必要とされる仕事量（弾性仕事量）を示しており，両者を合計した領域 ABCDA 領域が，人工呼吸器が行った仕事量として示される．

気道抵抗が高くなるほどP-V ループの幅が広がり，気道抵抗が減少するとループの幅が狭くなる．肺胸郭コンプライアンスが低下するとP-V ループは水平に近づき，コンプライアンスが増加するとループ全体が垂直へ近づく．

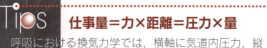

Tips　仕事量＝力×距離＝圧力×量

呼吸における換気力学では，横軸に気道内圧力，縦軸に量を表したグラフ（P-V カーブ）において，圧力変化と量変化で示される曲線が囲む面積を仕事量というが，物理学でいう仕事（量）の定義は，仕事（量）＝力×移動距離である．では，これがどうして圧力×量として表現されるのだろうか．次元を考えると両者が同じであることが理解できる．

力の定義は，力＝質量×加速度である．質量1 kgの物体に $1 \ m/s^2$ の加速度を加える力は $1 \ kg \cdot m/s^2$ となる．

仕事量は，仕事量＝力×距離であるので
力×距離 ＝ $kg \cdot m/s^2 \times m$
　　　　 ＝ $kg \cdot m^2/s^2$

圧力は単位面積あたりの力であるので $(kg \cdot m/s^2)/m^2$，量の次元は m^3 であるので，
圧力×量 ＝ $[(kg \cdot m/s^2) \ /m^2] \times m^3$
　　　　 ＝ $kg \cdot m^2/s^2$
となり，仕事量＝力×距離
　　　　　　　＝圧力×量
が成り立つ．

図7-29 圧-量曲線

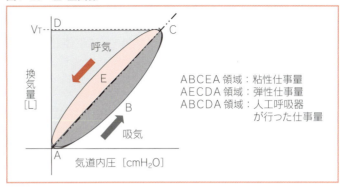

図7-30 換気力学モニタ

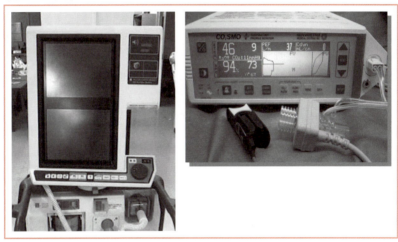

最近の人工呼吸器はディスプレイが大きくなりグラフィック表示がみやすい．人工呼吸器でグラフィック表示がないものは，単体の換気力学モニタが使用できる．

このように，人工呼吸器本体でグラフィックモニタが表示できるようになりつつあるが，それ以外では単体で換気力学モニタがあり同様の機能を有する．この場合は，パルスオキシメータやカプノメータの機能も搭載されている（図7-30）．

4 ─ その他のモニタ

呼吸管理を行ううえでは呼吸系モニタを中心に使用するが，循環の指標も大切である．とくに，心電図モニタ，血圧モニタは必須である．血圧モニタにおいては，間接法による血圧測定は当然であるが，直接法を用いて1心拍ごとの血圧波形の表示が必要である．また，直接法を用いることは，カテーテルを留置した動脈部位より採血を行うことができるので，血液ガス分析が行える利点がある．とくに重篤な場合は，心拍出量モニタより心拍出量を測

定する．酸素運搬で必要な指標は，ヘモグロビン量，酸素飽和度，心拍出量であり，心拍出量の測定は大切である．現在では心拍出量も連続的に測定できる（循環系モニタについては生体計測装置学を参照のこと）．

参考文献

1) 本田良行編：臨床呼吸生理学（1）．真興交易医書出版部，1979.
2) 諏訪邦夫：血液ガストレーニング．中外医学社，2000.
3) 青柳卓雄，鵜川貞二：光計測が生んだパルスオキシメータ パルスオキシメータの原理と構造．*Clinical Engineering*，**7**（2）：102～110，1996.
4) 諏訪邦夫：パルスオキシメーター．中外医学社，1992.
5) 伊藤由美子，戸畑裕志，高木俊明：ME 実験室（脈波アンプを作ろう―試用編―）．*Clinical Engineering*，**10**（4）：395～400，1999.
6) 戸畑裕志，加納龍彦，真茅孝志，他：パルスオキシメータ用プローブに対する外乱光の影響についての検討．医科器械学，**71**（10）：475～476，2001.
7) 真茅孝志：パルスオキシメトリへの外乱光とマニキュアの影響．久留米医学会雑誌，**68**（11）：327～338，2005.
8) 宮坂勝之：麻酔の安全とカプノメーターの応用．日本医学館，1988.
9) 真茅孝志，戸畑裕志：換気量計とカプノメータ．*Clinical Engineering*，**18**（1）：28～34，2006.
10) 渡辺　敏編：ME 早わかり Q & A 2. 96～103，南江堂，1987.

Clinical Engineering

第8章 在宅医療

　在宅医療とは，病院や自治体と連携しながら自宅での治療を目的とした医療体系で，医師や看護師が定期的に訪れたり，情報機器を用いて容体をとらえるなどして適切な治療にあたるものをいい，入院・外来に次ぐ第三の診療体系と位置づけられるようになった.

　わが国の診療報酬請求上における在宅医療の歴史は 1981 年のインスリンの在宅自己注射から始まり，1984 年の在宅自己腹膜灌流（continuous ambulatory peritoneal dialysis：CAPD），1985 年の在宅酸素療法（home oxygen therapy：HOT），在宅中心静脈栄養などの保険適用へとつながった.

　在宅医療が発達してきた背景としては，まず第一に患者の QOL（quality of life）の向上があげられる．さらには医療費の高騰に歯止めをかける効果も期待される．在宅医療は近年，在宅悪性腫瘍患者の鎮痛療法および化学療法，在宅肺高血圧症患者の PGI2（プロスタサイクリン）製剤療法など拡大傾向にあり，今後も在宅医療の多様化ならびに患者数の増加が予想される.

　本章では，HOT，在宅人工呼吸療法（home mechanical ventilation：HMV），さらには睡眠時呼吸障害と人工呼吸について解説する.

1 在宅酸素療法 (HOT)

1 ― HOT とは

HOT：home oxygen therapy

　慢性呼吸不全などの患者で，病態が安定している場合において，自宅などに酸素供給機器を設置し，必要時あるいは 24 時間，酸素吸入をすることで，生命予後の改善などに寄与するものである.

　HOT の導入により，入院の必要がなくなり，通院回数も減少することなどから，患者の QOL が高まることが期待でき，在宅医療においては最も普及している治療法である.

　図 8-1 に在宅酸素療法患者数の推移を示した.

在宅酸素療法（HOT） 203

図8-1 在宅酸素療法患者（酸素濃縮器使用患者）数の推移（推定）

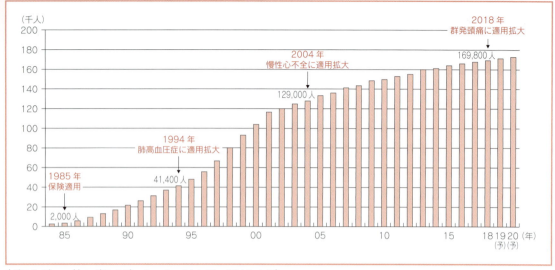

（ガスレビュー社：ガスメディキーナ，24：44，2019 より）

図8-2 在宅酸素療法の疾患別患者数

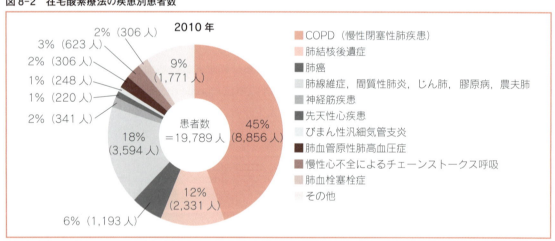

（在宅呼吸ケア白書2010　医療担当者アンケート調査より）

2 — HOT の適応

①高度慢性呼吸不全例：病態が安定しており，大気呼吸下で安静時の PaO_2 55 mmHg 以下の者および PaO_2 60 mmHg 以下で睡眠時または運動負荷時に著しい低酸素血症をきたす者であって，医師が在宅酸素療法を必要であると認めた者

　②肺高血圧症

　③チアノーゼ型先天性心疾患

NYHA (New York Heart Association) 分類：ニューヨーク心臓協会による心機能分類であり，心機能障害の程度についての概略を知ることができる判定方法である．

NYHA I 度：心疾患はあるものの，日常において普通の身体活動を行う場合は症状がみられない．

NYHA II 度：ある程度身体活動が制限される．普通の身体活動により，動悸，疲労，呼吸困難，狭心痛などが出現する．

NYHA III 度：通常の身体活動が高度に制限される．普通以下の身体活動でも，動悸，疲労，呼吸困難，狭心痛などが出現する．

NYHA IV 度：安静にしていても，呼吸困難や狭心痛，心不全症状が出現する．

携帯用酸素濃縮器 (portable oxygen concentrators：POC)：酸素ボンベには使用量に制限があるが，POC にはそれがない．

④慢性心不全：NYHA 分類III度以上の慢性心不全で，睡眠時チェーンストークス呼吸がみられ，無呼吸低呼吸指数が 20 以上

〔厚生労働省告示及び関係通知より引用（平成 28 年 4 月現在）〕

図 8-2 に在宅酸素療法の疾患別患者数を示した．

3 — HOT の実際

▶ 1）HOT 導入

HOT 導入までの流れは，入院検査→酸素供給源の決定・酸素供給業者への連絡→ HOT の指導・教育→院内訓練・試験外泊→退院（酸素供給源の自宅などへの設置および取り扱い方法習得）→訪問看護・外来受診（1 回/月以上）となる．

▶ 2）必要物品

(1) 酸素供給源

酸素供給源には，在宅用と外出用があり，在宅用として酸素濃縮器や液化酸素，酸素ボンベなどが用いられている．また，外出用としては，携帯用酸素濃縮器や携帯用酸素ボンベなどが用いられる（図 8-3, 4）．

(2) その他

酸素供給源から酸素を送り込むためのカニューラや酸素飽和度を確認するためのパルスオキシメータなども必要である．

(3) HOT の注意点

支燃性を有する酸素を利用した在宅での治療であるので，特に，タバコ含め火気の取り扱いには厳重な注意が必要である（図 8-5）．

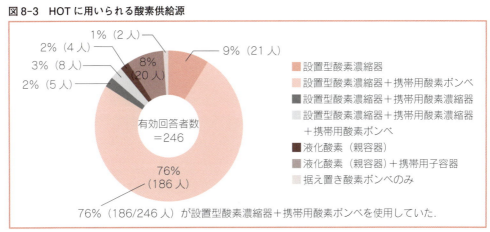

図 8-3 HOT に用いられる酸素供給源

76%（186/246 人）が設置型酸素濃縮器＋携帯用酸素ボンベを使用していた．

（在宅呼吸ケア白書 2010　医療担当者アンケート調査より）

在宅酸素療法（HOT） **205**

図 8-4 外出時および在宅時の装着例

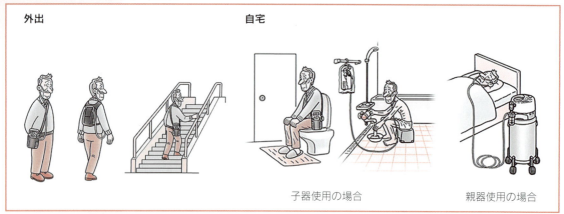

外出　　　　　　　　　自宅

子器使用の場合　　　親器使用の場合

（チャートジャパン株式会社　在宅酸素療法.com より）

図 8-5 HOT の注意点

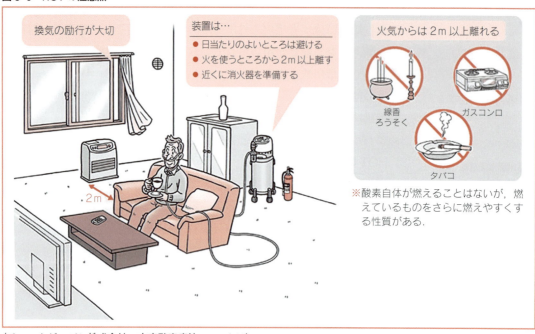

（チャートジャパン株式会社　在宅酸素療法.com より）

2 在宅人工呼吸療法（HMV）

1 — HMV とは

HMV：home mechanical ventilation

　HMV とは，長期間にわたり持続的に人工呼吸に依存せざるをえず，かつ安定した病状にある患者について，在宅において実施する人工呼吸療法のことをいう．

　わが国における HMV の歴史をみると，1970 年代より看護部門が筋萎縮性側索硬化症（amyotrophic lateral sclerosis：ALS）患者を対象とした先行的な取り組みを開始したことに始まり，1990 年 4 月には在宅人工呼吸療法が保険診療に導入されたが，対象がもっぱら神経筋疾患であったことと給付率の低さなどの理由により，症例数は滞っていた．その後，1994 年の診療報酬の改定により，対象疾患の拡大，保険点数の増大がなされ，これにより業者による人工呼吸器の貸し出し制度が充実し，HMV 実施医療機関の届出制廃止などと相まって，症例数が増加した．さらに 1998 年には，非侵襲的陽圧換気（noninvasive positive pressure ventilation：NPPV）も保険適用となり，症例数は飛躍的に増加し，2015 年には 16,800 名が HMV を施行されている（図 8-6）．

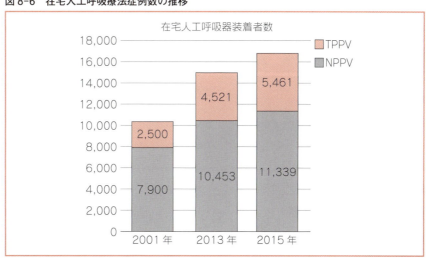

図 8-6　在宅人工呼吸療法症例数の推移

（宮地隆史：厚生労働行政推進調査事業費補助金難治性疾患等政策研究事業「難病患者の地域支援体制に関する研究」，平成 28 年度総括・分担研究報告書より．※ 2001 年のデータは石原英樹，他：厚生労働省難治性疾患呼吸不全に関する調査研究．平成 19 年度研究報告書より）

脊椎後側弯症：正常の脊柱は、前あるいは後ろからみればほぼ真っすぐであるのに対し、側弯症では、脊柱が横に曲がり、多くの場合は脊柱自体のねじれを伴う。後ろまたは前への弯曲が生理的な範囲を超えて異常に大きくなった場合に、後弯症や前弯症とよばれる。

HMV 実施方法には陰圧式人工呼吸と陽圧式人工呼吸があるが、効果などの点よりおおむね陽圧式人工呼吸が施行されている。さらに陽圧式人工呼吸には、気管切開などによる侵襲的方法（tracheostomy positive pressure ventilation：TPPV）と、鼻マスク、フェイスマスクなどを用いた NPPV による非侵

表 8-1　在宅人工呼吸器装着者の推計症例数

在宅人工呼吸器療法（HMV）	10,400 人
マスクを用いた非侵襲的陽圧換気法（NPPV）	7,900 人
気管切開を介して行う人工呼吸管理（TPPV）	2,500 人

図 8-7　在宅 NPPV の疾患割合

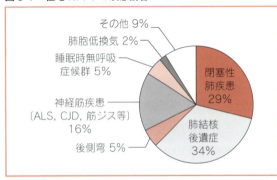

図 8-8　在宅 TPPV の疾患割合

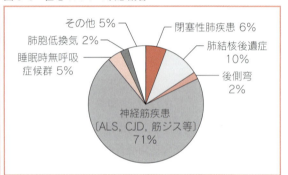

（https:www.mhlw.go.jp/shingi/2004/12/s1206-2f.html）

慢性閉塞性肺疾患（COPD）

さまざまな原因、とくに喫煙により肺に慢性炎症が生じ、これにより肺胞壁が破壊されたり気道に浮腫が起き、その結果息切れを生じたり咳嗽や喀痰が増加する疾患である。慢性気管支炎、肺気腫などがこれにあたり、両者が種々の割合で合併することが多く、この2つによる閉塞性肺疾患を合わせて COPD とよぶようになった。

COPD は慢性の気流制限を呈し、気管支喘息やびまん性汎細気管支炎、気管支拡張症あるいは肺腫瘍など、その他既知の原因による気流制限を除外したもので、気流制限は気管支拡張薬吸入後のスパイロメトリ検査で 1 秒率が 70％未満であるものと定義される。

厚生労働省の統計によると、2015 年の COPD による死亡者数は 15,756 人で、死亡原因の第 10 位を占めている。

神経筋疾患

神経筋疾患の定義は、病変が運動ニューロン（脊髄前角神経や脳神経の運動神経核）、脊髄神経根、脳神経、末梢神経、神経筋接合部、筋肉のいずれかを主体とするものである。

筋力低下から呼吸不全となりうる疾患には、脳と脊髄の血管障害と外傷、Duchenne 型筋ジストロフィ（Duchenne muscular dystrophy：DMD）、ポリオ後症候群、筋萎縮性側索硬化症（ALS）、重症筋無力症、ギラン・バレー症候群（Guillain-Barré syndrome）などがある（各疾患の詳細については、p.209、210 の側注も参照のこと）。

bi-level PAP（bi-level positive airway pressure：BiPAP）: 元々はマスクによるNPPVのためにRespironics社が開発した人工呼吸器の商品名であるが，最近ではIPACとEPAPを用いて換気を補助することを意味するようになった.

IPAP: inspiratory positive airway pressure

EPAP: expiratory positive airway pressure

Duchenne型筋ジストロフィ（DMD）: 進行性の筋萎縮症で，ジストロフィン遺伝子の異常が原因で生じ，出生男児3,500人に1名の頻度で発症する.4～5歳頃からの筋力低下症状で気付かれるようになる.その後，年齢を経るに従い筋萎縮は進行し，ついには呼吸不全あるいは心不全により死亡する.有効な治療方法はいまだ確立されていない.

筋萎縮性側索硬化症（ALS）: おもに中年以降に発症し，上位運動ニューロンと下位運動ニューロンが選択的かつ進行性に変性・消失していく原因不明の疾患である.症状が進行すると，歩行障害，嚥下障害，呼吸障害などが生ずる.病勢の進展は比較的速く，人工呼吸器を用いなければ通常は2～4年で死亡することが多い.

襲的方法があるが，現在ではNPPVが大多数を占めている.

　基礎疾患をみると，NPPVによるHMVでは閉塞性肺疾患，肺結核後遺症，神経筋疾患などであり（**図8-7**），TPPVによるHMVでは神経筋疾患がそのほとんどを占めている（**図8-8**）.

▶ 1）HMVにおける臨床工学技士の役割

　臨床工学技士のHMVへのかかわりには，家族ならびに介護者へのトレーニングの実施や人工呼吸器の保守点検などが考えられるが，ここではおもに，保守点検を通してのかかわりをみることとする.

　他の医用機器と同様，人工呼吸器の保守点検も日常点検（始業点検，使用中点検，終業点検），故障点検，定期点検に分類されるが，HMVにおいて臨床工学技士が大きくかかわる始業点検と使用中点検のチェックリストを示す（**表8-2, 3**）.また，長期間の人工呼吸器使用においては，故障などの有無にかかわらず，定期的に点検済み人工呼吸器と交換し，安全性の維持に努める必要がある.臨床工学技士には，医療機器事業者と密接に連携を図り，計画

表8-2 HMVにおける始業点検項目

点検内容 / 点検日		/	/
駆動源	電源プラグやコードなどの破損の有無の確認		
	アースの確認		
	内部バッテリによる作動の確認		
	耐圧管などの破損やねじれの有無の確認		
外観点検	本体に異常音，異臭，発熱などの確認		
	本体に破損や汚染の有無の確認		
アラーム	高圧アラームの作動確認		
	低圧アラームの作動確認		
呼吸回路	蛇管などの亀裂や破損などの有無の確認		
	各接続部の確認		
加温加湿器	電源の確認		
	滅菌精製水の水位の確認		
フィルタ	変色や汚れの確認		
	亀裂や破損の有無の確認		

（（社）日本臨床工学技士会：臨床工学技士のための人工呼吸器ハンドブック.2008より）

在宅人工呼吸療法（HMV）　209

ギラン・バレー症候群： 末梢の運動神経の障害により，急な手足のしびれや筋力低下などの症状を呈するもので，多くの場合，発病の1～2週間前に先行してかぜ症状などを伴う．原因としては，先行して感染を起こした病原体に対する抗体ができた後に，その抗体が同時に末梢の運動神経を攻撃することによると考えられている．有効な治療法として，血漿交換療法が用いられる．また，呼吸筋麻痺が起これば人工呼吸管理が行われる．

表 8-3　HMV における使用中点検項目

点検内容 / 点検日		/	/
人工呼吸器	換気量，換気回数などの確認		
	気道内圧，トリガ感度，警報機能などの確認		
呼吸回路	蛇管への水分貯留の有無の確認		
	回路交換状況の確認		
加温加湿器	滅菌精製水の水位の確認		
	温度の確認		
患　者	呼吸音の確認		
	血行動態の確認		
	酸素飽和度の確認		
	喀痰の量，性状の確認		

((社) 日本臨床工学技士会： 臨床工学技士のための人工呼吸器ハンドブック. 2008 より)

的に交換を実施することが求められる．交換時期は 5,000 時間ごと，10,000 時間ごとなどと機種により異なるが，交換には臨床工学技士による受け入れ試験が実施できるような体制作りが必要である．

2 ― HMV の適応

▶ 1) 前提条件

まず前提条件としては，
- ・患者本人と家族に在宅療養の希望があること
- ・相談や往診を依頼できる主治医やかかりつけ医がいること
- ・緊急入院が可能なベッドが確保されていること
- ・病院から人工呼吸器の日常点検を含めた十分な退院指導が受けられること
- ・訪問看護などの在宅支援体制があること
- ・感染症，呼吸困難，疼痛などへの対応体制があること

などがあげられる．長期間の人工呼吸療法を余儀なくされた患者であっても，患者本人と家族が HMV の意義や限界や方法などを理解し，地域の介護・福祉・医療資源による支援体制を最大限に活用して，病院外で生活する意欲を自発的に表明することが前提で，その実施が適当であると医師が認めることが必要である．

　HMV 開始までの流れと支援体制の例を図 8-9，10 に示す．

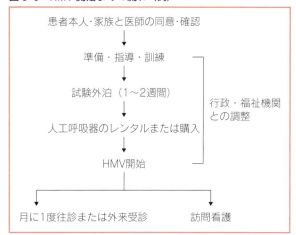

図 8-9　HMV 開始までの流れ（例）

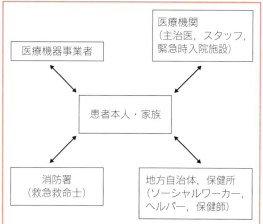

図 8-10　HMV の支援体制（例）

表 8-4　家庭で備えるべき機器および器具など

・人工呼吸器 ・加温加湿器 ・用手人工呼吸器 ・吸引器 ・酸素濃縮器，酸素ボンベ ・その他の医療機器および器具（パルスオキシメータ，血圧計，聴診器，心電図モニタ，外部バッテリ，自動車用シガーライター，	ケーブル，呼びベル，意思伝達装置） ・吸引用チューブ ・気管切開用 Y ガーゼ ・綿球，綿棒（滅菌） ・綿花（カット綿） ・消毒用アルコール ・消毒液（イソジンなど） ・5％ヒビテン液　　など

(1) 家庭環境

家族は HMV 開始に至るまで，1 カ月以上に及ぶ教育・訓練・実習などを経て HMV への準備を整える．家庭で備えるべき機器および器具などの一例を表 8-4 に示す．

とくに，人工呼吸器については医療従事者以外が家庭で使用する機種であることから，安全性などさまざまな要求事項が考えられる．家庭環境とのかかわりにおいて考えると，まず，配管がいらないことが重要である．一般家庭には酸素や空気の配管がないことから，人工呼吸器の中にシリンダなどを設置し，駆動源は電源だけである必要がある．次に，小型・軽量であること，および電気があれば使用可能であり，内部・外部バッテリによる使用も可能であることなどから，可搬性が要求される．

(2) 医療機関

HMV を実施するにあたっての許可や届け出などはとくに必要とはされていないが，HMV を実施する施設または緊急時の受け入れ施設が具備すべき機器として，保険点数上から提示されたものを表 8-5 に示した．これらは，

表 8-5　在宅人工呼吸療法を実施する保険医療機関または緊急時に入院
　　　　するための施設が備えなければならない機械および器具

ア	酸素吸入設備
イ	気管内挿管または気管切開の器具
ウ	レスピレーター
エ	気道内分泌物吸引装置
オ	動脈血ガス分析装置（常時実施できる状態であるもの）
カ	胸部エックス線撮影装置（常時実施できる状態であるもの）

（平 16.2.27 保医発 0227001）

安全性を考えると必要最低限度の内容ととらえるべきである.

(3) 周辺環境

　介護体制の整備，患者の精神面のサポート，経済的な負担の軽減などが
HMV には重要な問題である.

▶ 2) 適応基準

　HMV における適応基準は基礎疾患によって異なり，また，TPPV と NPPV
によっても異なることから一概に論じることはむずかしいが，対象としての
共通因子は，低酸素血症の原因が高二酸化炭素血症を伴う II 型呼吸不全であ
るという点である. 以下にそれぞれの適応基準を示す.

〈TPPV の適応基準〉

①病状経過の安定が，入院中に試験外泊も含めて十分確認されている.

②ベンチレーター依存があっても，F_{IO_2}＝0.40 以下で維持できる肺胞低換
　気優位の II 型慢性呼吸不全である.

③何らかの気道確保が十全である.

④バッグバルブマスクなどの用手人工呼吸でも補える状態である.

⑤感情，意志の明確な表明が可能な意識レベルである.

〈NPPV の適応基準〉

①一般に慢性呼吸不全の安定時においては，Pa_{CO_2} が神経筋疾患では
　50 mmHg，呼吸器疾患では 55 mmHg を超えると導入を検討する.

②睡眠時の呼吸異常が高度であれば，より低い Pa_{CO_2} で開始する.

　HMV の適応基準は前述したとおり，その特殊性・多様性より統一した見
解を示すことがむずかしく，明確な基準はいまだ示されていないのが現状で
はあるが，その内容は十分に安全性を考慮すると同時に，それ自体が HMV
の普及をやみくもに制限するものであってはならない. 重要なのは，インフ
ォームドコンセントを十分にはかり，患者の希望を尊重して総合的に判断さ
れるものであることである.

3 ― HMV の実際
1) HMV で用いられる方法
　前述したように，HMV には陰圧式人工呼吸と陽圧式人工呼吸があるが，ここでは陽圧式人工呼吸について述べる．
(1) TPPV
　喉のあたりを切開してチューブを装着し，そこに人工呼吸器を接続して空気を送り込む方法である．気管に直接つながっているので死腔が少なくリークもほとんどなく，安定した送気ができる．痰の吸引が容易であり，慣れると食事摂取も可能で，訓練をすれば会話も可能となる．無呼吸の場合はこの方法で人工呼吸を行うが，患者の精神的ショックが大きく，出血や感染症のおそれがあることから，十分な精神身体的ケアが必要となる．
(2) NPPV
　鼻や口に柔らかいマスクをつけ，そこから人工呼吸器で空気を送り込む方法である．マスクにはさまざまな種類があり，患者の鼻や顔の形状に合わせて選ぶことができる（**図 8-11**）．ベルトで止めてあるので簡単に着脱が可能であり，会話や食事をすることも可能である反面，気管内吸引ができないことや誤嚥のおそれがあるので注意が必要である．

2) HMV に用いられる人工呼吸器
　HMV に用いられる人工呼吸器の条件として，前述した以外には，操作が簡便であること，騒音がないこと，アラーム機構を備えていること，回路の組み立てや消毒が容易であること，などがあげられる（**表 8-6**）．

3) HMV の設定
　HMV における人工呼吸器の設定も，基礎疾患，患者の状態，環境条件など

図 8-11　NPPV 用マスク

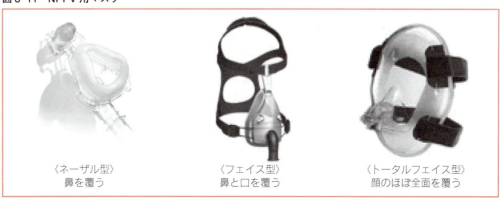

〈ネーザル型〉
鼻を覆う

〈フェイス型〉
鼻と口を覆う

〈トータルフェイス型〉
顔のほぼ全面を覆う

表 8-6　HMV に用いられる人工呼吸器の例

	NPPV に用いられる機種		TPPV に用いられる機種	
商品名	BiPAP Harmony	NIP ネーザルⅢ	Achieva Plus	LTV950
製造元	Respironics 社	ResMed 社	Nellcor Puritan Bennett 社	Pulmonetic Systems 社
販売元	フジ・レスピロニクス	帝人ファーマ	タイコヘルスケアジャパン	フジ・レスピロニクス
駆動様式	ブロアー	ブロアー	ピストン	タービン
換気量モード	圧規定換気 S T S/T CPAP	圧規定換気 S T S/T CPAP	圧規定換気 量規定換気 A/C VCV PCV SIMV	圧規定換気 量規定換気 A/C VCV PCV SIMV CPAP
作動音（1m）	50dB 以下	静音設計		50dB 以下
重量	1.8kg	2.3kg	14.5kg	6.1kg
換気量警報	なし	なし	なし	あり
内蔵バッテリ	なし	なし	240 分	60 分

換気量モードの略語について以下に記す.
S：spontaneous モードで，自発呼吸のある患者に，2 つの圧レベル（吸気圧：IPAP と呼気圧：EPAP）で換気補助を行う．T：timed モードで，自発呼吸がないか非常に弱い場合に，2 つの圧レベル（IPAP と EPAP）と吸気時間，換気回数を設定し換気する．S/T：spontaneous/timed モードで，自発呼吸がある患者には S モードで換気補助を行い，設定された時間内に自発呼吸がない場合には T モードに切り替わる．

により異なることから，慎重に検討を重ね，安全で安定した状態を目標とするが，ここでは慢性呼吸不全で安定期の患者における設定を示す.

(1) TPPV

TPPV の設定は，基本的には通常の人工呼吸器の設定ととくに差異はない．患者個々の状態により酸素流量，一回換気量，換気回数などを調節する．

(2) NPPV

換気モード，圧などの設定が必要である．換気モードは S/T モードで開始する．S/T モードにおけるバックアップの換気回数としては，安静時の換気回数よりも 2～4 回少なめに設定する．圧設定は EPAP と IPAP によりコントロールするが，EPAP は上気道閉塞を回避できる程度の圧とし，通常は 3～4 cmH$_2$O 程度とする．しかしながら，呼気抵抗による不快感を訴える場合は 2 cmH$_2$O 程度とする．IPAP は 6～8 cmH$_2$O 程度からスタートし，徐々に上げていく．このとき，食道への空気漏れによる腹部膨満感がみられる，耳鳴りがするなどの訴えがみられる場合には，1 cmH$_2$O ずつ圧を下げる，すなわち，患者が耐えられる範囲の圧を上限値とする．

▶ 4）HMV の課題

HMV の今後の課題としては，マンパワーの問題，経済的問題，ネットワークの問題などがあげられる．

(1) マンパワーの問題

まず，もっとも大きな問題としてあげられるのは介護者の問題である．介護者である家族などは，精神的，身体的，経済的，社会的な負担が過重となっていることより，訪問介護サービスなどの充実などによるレスパイトケアの整備が急務である．次に，医療機関における往診などの人材確保である．医師や看護師とともに，この分野においても臨床工学技士は機器の保守点検または操作方法の確認，技術支援などを中心に活躍の場を広げる必要があり，在宅医療を支える責務があることを自覚すべきである．

(2) 経済的問題

疾患によりその公的支援が異なるので，自己負担が高額となる場合がある．

(3) ネットワークの問題

在宅指導を実施した基幹病院，地域の病院，医療機器事業者，消防署などとの連携を図る．これにより，患者に緊急事態が発生した場合や，災害などによる非常事態に対応できるようなネットワークの構築が望まれる．

> **レスパイトケア：**障害児・者をもつ親・家族を，一時的にその障害児・者の介護から解放することによって，日頃の心身の疲れを回復し，リフレッシュするための援助のこと．介護者の派遣や短期入所，緊急保護など．

3 睡眠時呼吸障害と人工呼吸

1 —睡眠時無呼吸症候群とは

無呼吸とは 10 秒以上の呼吸停止状態を指し，低呼吸とは 10 秒以上換気量が 50 ％以上低下することをいう．睡眠時無呼吸症候群（sleep apnea syndrome：SAS）という名称は，1976 年にアメリカで提唱され，「7 時間の夜間睡眠中に無呼吸が 30 回以上認められる状態」と定義された．また，SAS の重症度は睡眠 1 時間ごとに認められる無呼吸・低呼吸の回数によって定義されることが多く，この値が 15 回以下の場合は軽症，15〜30 回程度であれば中等度，30 回以上は重症に分類される．

> **SAS の患者数：**日本呼吸器学会によると，潜在的には成人男性の 3〜7％，成人女性の 2〜5％，すなわち 300〜900 万人と推定されており，そのうち CPAP 治療を受けている患者数は約 50 万人である．

2 — SAS の原因

SAS の原因には 3 つのタイプがあり，以下のように分類される．
①閉塞型：睡眠中に上気道が塞がって呼吸ができなくなるタイプ

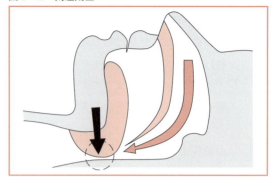

図8-12　気道閉塞

②中枢型：呼吸中枢の障害により呼吸運動が消失するタイプ
③混合型：閉塞型と中枢型の混合

しかしながら，ほとんどは閉塞型で中枢型はまれである．閉塞型の原因として気道閉塞（図8-12）が考えられ，気道閉塞の原因としては首周りの脂肪沈着，扁桃肥大やアデノイド，舌根沈下，巨舌症，小顎症などがある．

3 ─ SASの症状

SASの症状としては，日中の眠気，いびき，記憶力の低下，夜中の中途覚醒，インポテンツ，起床時の頭痛などがある．なかでも日中の眠気は労働災害や交通事故などを惹起することから社会的問題となっている（表8-7）．

4 ─ SASの診断

診断には，まず問診により睡眠時の状況，昼間の居眠りの様子などを確認することが重要で，これによりある程度の状態が把握できる．その際，家族からも様子を聞くことが望ましい．他に，エプワース眠気尺度も用いられるが（表8-8），SASを正しく診断し，無呼吸の型やその頻度，重症度を判定するためにはPSG検査（終夜睡眠ポリグラフ検査）が必要である（図8-13～15）．PSG検査は，病院に一泊入院して実施され，脳波，眼球運動，筋電図，呼吸運動，心電図，酸素飽和度，下肢の動きなどさまざまな情報を連続的に記録し，分析する．

5 ─ SASの治療

SASの治療は，無呼吸の程度，症状，合併症などを確認し，その重症度に応じて，マウスピース療法，CPAP（continuous positive airway pressure）療法，外科手術などが施行される．

表 8-7　SASが原因と考えられる事故

1979 年	アメリカ	スリーマイル島原子力発電所事故
1986 年	アメリカ	スペースシャトル「チャレンジャー号」爆発事故
1986 年	ソ連	チェルノブイリ原子力発電所事故
1989 年	アメリカ	アラスカ沖タンカー座礁事故
1995 年	アメリカ	客船「スター・プリンセス号」座礁事故
2003 年	日本	JR 山陽新幹線「ひかり 126 号」居眠り事故

表 8-8　エプワース眠気尺度

項目	点数
1. 座って読書をしているとき	0 1 2 3
2. テレビを観ているとき	0 1 2 3
3. 会議・劇場などで静かに座っているとき	0 1 2 3
4. 乗客として1時間以上,車に乗せてもらっているとき	0 1 2 3
5. 午後,横になって休息をとっているとき	0 1 2 3
6. 座って誰かと話をしているとき	0 1 2 3
7. 飲酒をしないで昼食をとった後,静かに座っているとき	0 1 2 3
8. 車を運転中に,信号などで数分間止まったとき	0 1 2 3

0：眠くならない，1：たまに眠くなる，2：しばしば眠くなる，3：よく眠くなる．
※ 11 点以上は SAS が疑われ，治療を要するレベルと判定する．

図 8-13　PSG 検査

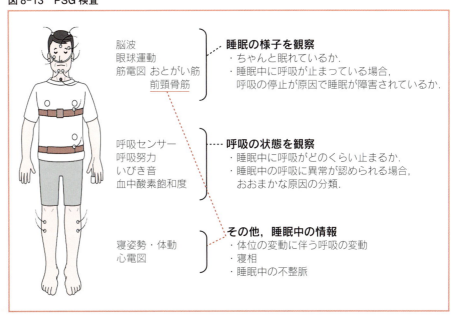

睡眠時呼吸障害と人工呼吸

図 8-14　睡眠時無呼吸の記録

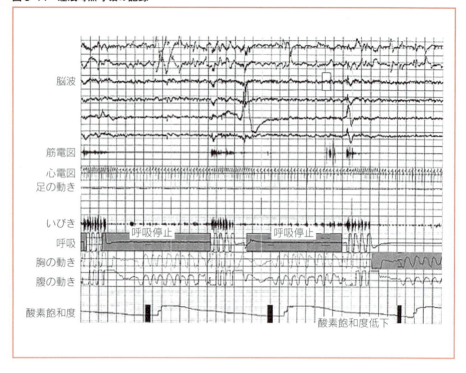

図 8-15　中枢型と閉塞型の波形

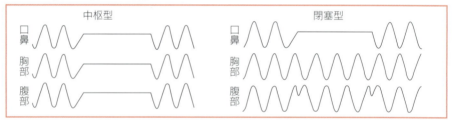

▶ 1) マウスピース療法

おもに軽症の SAS が適応となる．マウスピース（**図 8-16**）を装着し，下顎を前方に数 mm 突き出して噛み合わせるようにし，咽頭部を広げ，睡眠中に気道が閉塞しないようにしたもの．

▶ 2) CPAP 療法

現在では，閉塞型の SAS において第一選択として用いられている．頭部固定のシリコンマスクを鼻や鼻腔あるいは鼻・口に装着し，ポータブルのコンプレッサを使用して加圧した空気を気道に送り込むことで上気道は陽圧に保たれ，軟口蓋や舌を押し続け，気道を広げる（**図 8-17，18**）．

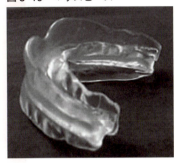
図8-16　マウスピース

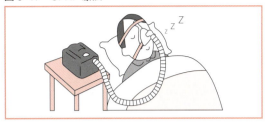
図8-17　CPAP療法

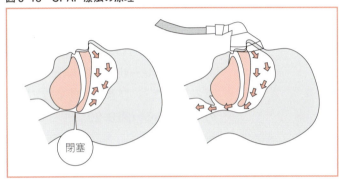
図8-18　CPAP療法の原理

　CPAP療法には大きく2通りある．ひとつは，4 cmH$_2$O程度の低圧から開始し，呼吸停止による覚醒反応や酸素飽和度の低下が認められれば1～2 cmH$_2$Oずつ圧を上げる固定タイプで，これをCPAPタイトレーションという．もうひとつは，患者の呼吸状態を監視し，無呼吸が起こりそうになると圧を強め，呼吸が安定していると圧を弱める自動設定機能をもったタイプで，これをAuto-CPAPという．

▶3）外科手術

　SASの治療で外科手術が第一選択となるのは，アデノイドや扁桃肥大がある場合である．外科手術には口蓋垂軟口蓋咽頭形成術（uvulopalatopharyngoplasty：UPPP）とレーザ手術による口蓋垂口蓋形成術（laser assisted uvulo-

固定CPAPとAuto-CPAP
CPAP療法には固定CPAPとAuto-CPAPがある．
固定CPAP：睡眠時間中，一定の圧力により気道閉塞を防止する方法である．

Auto-CPAP：気道開放の程度に応じて圧力を自動調節し，気道閉塞を防止する方法である（p.220，6 Auto-CPAP装置も参照のこと）．

睡眠時呼吸障害と人工呼吸

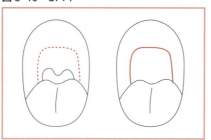
図 8-19　UPPP

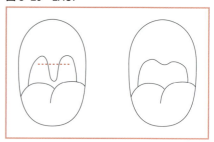
図 8-20　LAUP

palatoplasty：LAUP）がある．UPPP は口蓋垂を含めた軟口蓋を外科的に切除し，口腔側と鼻腔側の粘膜を縫い合わせて上咽頭部を広く開ける手術で，SAS に有効な方法である（図 8-19）．

LAUP はレーザで切除したい口蓋垂の下半分などを部分的に焼き取り切除する方法で，いびきには効果的であるが，SAS に対する効果については検討の余地がある（図 8-20）．

6 — Auto-CPAP 装置

Auto-CPAP 装置は，内蔵されたコンピュータによって気道の開存状態をモニタリングし，気道閉塞の程度に応じて送気圧力を調整可能な CPAP 装置である．

7 — 循環器領域における睡眠呼吸障害

近年，慢性心不全患者における SAS の合併について報告がなされている．

米国心臓病学会（American College of Cardiology：ACC）および米国心臓協会（American Heart Association：AHA）による慢性心不全治療ガイドラインによると「心不全とは，心室を充満あるいは駆出する能力を損なうような，あらゆる構造上または機能上の心臓障害に起因する症候群である」と定義され，百村らは，そのうえで心不全と SAS には深い関係があるとしている．

百村らによると，閉塞型 SAS は心不全発症に強く関与しており，中枢型 SAS は心不全の結果として起こる無呼吸であるとしている．また，中枢型 SAS はさらに心不全を進展・悪化させるとし，そのメカニズムとして図 8-21 および図 8-22 のように示している．

そして，その治療として，閉塞型 SAS には CPAP 療法を推奨し，中枢型 SAS には CPAP 療法を基本とした新たな治療方法も提唱している．

図 8-21 閉塞型 SAS から心不全に至る機序

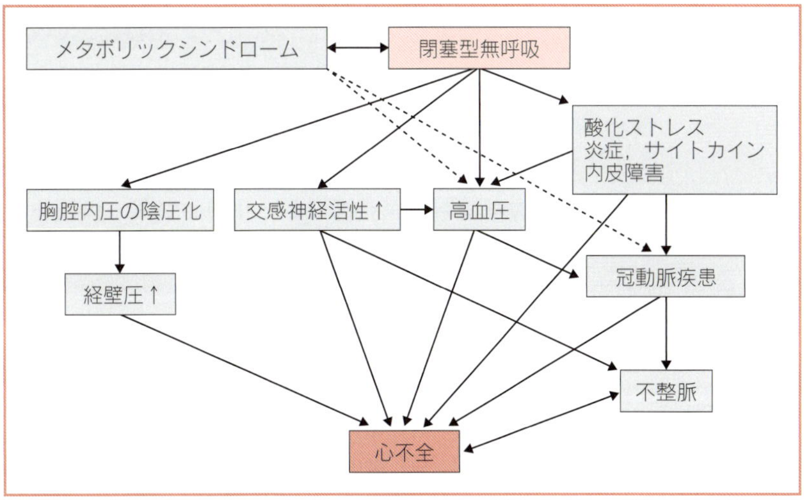

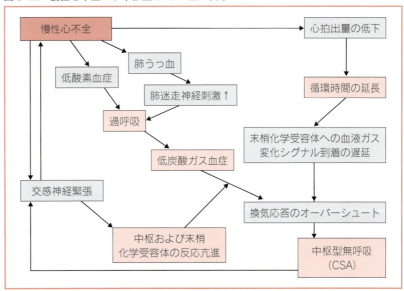

(百村伸一：SAS と心不全，第 9 回日本心臓財団メディアワークショップ「睡眠時無呼吸症候群（SAS）」．公益財団法人日本心臓財団より)

図 8-22 慢性心不全から中枢型 SAS に至る機序

(百村伸一：SAS と心不全，第 9 回日本心臓財団メディアワークショップ「睡眠時無呼吸症候群（SAS）」．公益財団法人日本心臓財団より)

8 ― SAS と臨床工学技士

　SAS は患者本人の健康を害するばかりでなく，重大な事故を誘発する危険性を内包していることが大きな問題である．SAS はそのほとんどが閉塞型であり，その背景には，食文化の変化やストレス社会があり，これらに起因す

る肥満なども危険因子として考えられる．このことは，今後も SAS 患者が増加する可能性を示唆している．その治療において第一選択として用いられ，大きな効果をあげている CPAP 療法は，人工呼吸器の原理を応用した機器を利用している．臨床工学技士は生命維持管理装置である人工呼吸器に精通していることから，とくに CPAP 療法による SAS 治療には患者ならびに家族への指導や機器の保守管理という側面から，積極的に活躍することを期待したい．

参考文献

1) 日本呼吸器学会肺生理専門委員会：在宅呼吸ケア白書 2010．医療担当者アンケート調査．
2) 石原英樹，他：厚生労働省難治性疾患呼吸不全に関する調査研究．平成 19 年度研究報告書．
3) チャートジャパン株式会社，在宅酸素療法.com
   http://www.zaitakusansoryoho.com/h01
4) 大井元晴，坪井知正：NIPPV の原理，適応，取り扱い方，問題点．*THE LUNG perspectives*，**6**(1)：32〜36，1998．
5) （社）日本臨床工学技士会：臨床工学技士のための人工呼吸器ハンドブック．2008．
6) 最新医学大辞典編集委員会編：最新医学大辞典．第 3 版，医歯薬出版，2005．
7) 並木昭義，氏家良人：よくわかる人工呼吸管理テキスト．改訂第 2 版，南江堂，2001．
8) 石川悠加：慢性呼吸不全に対する非侵襲的人工呼吸療法ガイドライン―神経筋疾患―．*Therapeutic Research*，**25**(1)：37〜40，2004．
9) 石原英樹：在宅人工呼吸のサポート，基礎から学ぶ呼吸療法．206〜209，メヂカルフレンド社，2001．
10) 渡辺　敏，宮川哲夫：呼吸療法．南江堂，2005．
11) 沼田克雄，安本和正：*Clinical Engineering* 別冊人工呼吸療法．改訂第 4 版，秀潤社，2007．
12) 堀江孝至：睡眠時無呼吸症候群．別冊 NHK きょうの健康　これだけは知っておきたい呼吸器の病気．NHK 出版，2001．
13) 厚生労働省：人口動態統計．
    http://www.mhlw.go.jp/toukei/list/81-1a.html
14) 百村伸一：SAS と心不全，第 9 回日本心臓財団メディアワークショップ「睡眠時無呼吸症候群（SAS）」．公益財団法人日本心臓財団．
15) 一般社団法人　日本呼吸器学会
    https://www.jrs.or.jp/modules/citizen/index.php?content_id=141

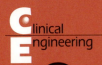

第9章 特殊な呼吸管理

1 新生児・乳幼児の呼吸管理

　新生児や低出生体重児は成人を小型にしたものではなく，解剖学的および生理学的な特徴がある．そのため，呼吸管理を行う際にはそれらを十分理解して実施する必要がある．

1 ─ 呼吸器系の解剖学的・生理学的特徴

▶ 1）解剖学的な特徴

(1) 気道が細く，肺胞が脆弱

　気道は一般的に細く柔らかいうえに，気道軟骨が脆弱なために圧迫されて上気道の閉塞を起こしやすい．さらに鼻腔，咽頭，喉頭が細くて気道抵抗が高い．また，肺胞も脆弱であるために過大な肺胞内圧（気道内圧）の上昇は圧損傷の危険性がある．

(2) 肺胞表面積が相対的に小さい

　成人に比べ新生児や乳幼児の代謝は3倍に達するにもかかわらず，肺胞のガス交換面積は成人の20分の1程度であり，ガス交換という面では解剖学的に不利である．

(3) 胸郭コンプライアンスが高い

　新生児（とくに低出生体重児）では肺サーファクタントが欠如しているために肺コンプライアンスは低いが，胸郭コンプライアンスは高い．このため陥没呼吸がみられる．また，呼吸筋も弱く疲労しやすいこともあって呼吸不全になりやすい．

陥没呼吸： 上気道閉塞時などに，強い努力性呼吸のために下気道に強い陰圧が生じ，肋間や胸骨切痕上などの部位が体の内方に向かって陥没すること．

Tips　肺サーファクタント

　肺サーファクタントは肺胞Ⅱ型上皮細胞から生成され，リン脂質（約80％），タンパク（約10％）などからなる．肺サーファクタントは，肺胞の気液界面に吸着膜を形成し，肺胞の表面張力を低下させ肺胞の虚脱と肺水腫を防止している．その他に，活性酸素の除去や抗炎症作用などの作用をもつ．

新生児・乳幼児の呼吸管理　223

▶ 2) 生理学的な特徴

（1) 不規則な呼吸パターン

　一般に呼吸パターンは不規則であり，短い呼吸期と呼吸休止期を繰り返す．低出生体重児では容易に無呼吸発作を頻発することがある．また，低酸素状態や高二酸化炭素状態での呼吸調節機構も未熟である．

（2) 鼻呼吸で腹式呼吸

　新生児や乳児は鼻呼吸で，鼻閉が起こると容易に呼吸不全に陥りやすい．また，腹式呼吸が中心であるため，腹圧が上昇すると横隔膜が相対的に挙上するために換気効率が悪い．

（3) 肺血管抵抗が高い

　出生時に肺血管抵抗は急速に低下するものの，出生後 24 時間までは高いといわれている．低酸素血症やアシドーシスがあると肺血管抵抗は下がらず，肺循環不全をきたしやすい．

（4) 肺サーファクタントが少ない

　肺サーファクタントは，胎生後期に肺胞 II 型上皮細胞から生成され始める．そのため未熟な状態で出生した場合は十分な肺サーファクタントが産生できていないために，肺胞の虚脱や肺水腫をきたしやすい．

2 ─ 新生児期に特有の呼吸器疾患と合併症

▶ 1) 特有の呼吸器疾患

（1) 呼吸窮迫症候群（respiratory distress syndrome：RDS）

　在胎 34 週未満の早産児では，十分な肺サーファクタントの産生ができないために吸気時に肺胞の伸展に高い圧力が必要で，呼気時には肺胞が容易に虚脱し，機能的残気量（functional residual capacity：FRC）を正常に維持できなくなる．そのためサーファクタント補充療法が初期に行われる．また，機能的残気量を維持するために PEEP は絶対適応である．

（2) 胎便吸引症候群（meconium aspiration syndrome：MAS）

　胎便で混濁した羊水を肺内に吸い込むことによって，出生後呼吸不全や肺炎の原因となる．新生児仮死に合併しやすい．また，胎便により肺サーファクタント機能の抑制も起こす．出生時に喉頭鏡直視下で気道の入念な吸引により，胎便の排出を図ることが重要である．

Tips

サーファクタント補充療法とは

RDS の根本的治療法として有用性が証明されている．また，気胸や慢性肺障害などの合併症の減少にも有用である．120 mg/kg の人工の肺サーファクタントを，体位変換しながら気管チューブを介して気管内に 4～5 回に分けて注入する．

(3) 一過性多呼吸（transient tachypnea of the newborn：TTN）

胎児肺は自分の肺で産生分泌する肺胞液で満たされており，出生時の産道通過の際に胸郭圧迫によって口腔や鼻腔を通して約1/3は排出される．しかし，出生直後の肺胞液の排泄，または吸収の遅れにより一種の肺浮腫をきたし，円滑な肺呼吸が妨げられた状態が一過性多呼吸であり，頻呼吸を主徴とする一過性の呼吸障害のことである．症状はRDSに類似し，酸素療法やCPAPにより改善する．

(4) 無呼吸発作（apnea of prematurity）

呼吸が20秒以上停止するか，20秒以下でも脈拍が100以下に低下したりチアノーゼを伴う無呼吸発作をいう．呼吸中枢が未熟な早産児に多くみられる．人工呼吸療法の適応となる場合がある．薬物療法として，呼吸中枢刺激作用をもつキサンチン誘導体の投与も併用される．

▶ 2）特有の合併症

新生児の肺は脆弱なため，人工呼吸管理によって急性（気胸や気縦隔など）や慢性の肺損傷を受けやすい．また早産児では，高濃度酸素の投与により血液中の酸素分圧が上昇し，未熟児網膜症や慢性肺障害を合併する危険性がある．

3 ― 呼吸管理中の血液ガス目標値

酸素療法や人工呼吸療法を施行する際には，急性または慢性の肺障害や未熟児網膜症の危険性を少なくするために，動脈血酸素分圧（Pao_2）や動脈血二酸化炭素分圧（$Paco_2$）が維持される．

▶ 1）動脈血酸素分圧（Pao_2）の目標

新生児ではPao_2を50～80 mmHgに維持するような最小限の酸素濃度を使用する．乳幼児ではPao_2が100 mmHgを超えない範囲で最小限の酸素濃度を使用する．

▶ 2）動脈血二酸化炭素分圧（$Paco_2$）の目標

人工呼吸を行う際には，肺保護の観点から，$Paco_2$を40～60 mmHgに維持

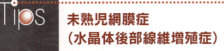

未熟児網膜症（水晶体後部線維増殖症）

早産により網膜での生理的な血管の発育が阻害されることで起きる．その結果，網膜に病的な新生血管や増殖組織が発生し，網膜剥離を生じる．重症例では白色瞳孔を生じ失明に至ることもある．

酸素投与との関連とともに網膜（とくに血管）の未熟性が重要視されている．

するために最小限の吸気圧を使用する．

4 ― 人工呼吸療法

　通常，新生児や乳児の人工呼吸療法には少ない換気量，少ない吸気流量，多い換気回数が制御できる専用の人工呼吸器が使用される．

1) 人工呼吸器の特徴

　通常使用されている新生児専用の人工呼吸器の特徴は，吸入酸素濃度を調整されたガスが呼吸回路内に定常流（連続流：8～10 L/分）により供給されること，換気は吸気時間と呼気時間を設定する時間サイクルで行われること，気胸や慢性の肺障害などの防止やカフなし気管チューブを用いるために吸気圧を設定（圧規定方式）することである．自発呼吸がある場合には，患児は呼吸回路内に流れている定常流を自由に吸うことができる（図9-1）．欠点は，肺の病態変化によって換気量が変動することである．

2) 換気条件の設定

　人工呼吸中には，前述したような動脈血酸素分圧（Pa_{O_2}）や動脈血二酸化炭素分圧（Pa_{CO_2}）を維持するために，適正な換気条件の設定を行わなければならない．表9-1に新生児に特有な呼吸器疾患の初期設定の例を示す．

図9-1　新生児用人工呼吸器の特徴

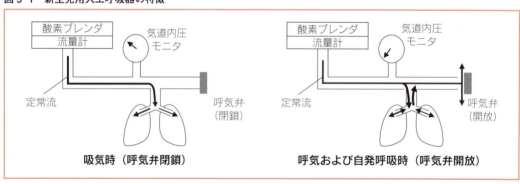

表9-1　疾患による人工呼吸器初期設定の例

設定項目	呼吸窮迫症候群	胎便吸引症候群
吸入酸素濃度（F_{IO_2}）	0.4	0.6
換気回数（f）：[b/m]	30～40	20～30
吸気時間（T_I）：[sec]	0.8	0.6
最高吸気圧（PIP）：[cmH_2O]	18	22
呼気終末陽圧（PEEP）：[cmH_2O]	6	2

また，人工呼吸により患児の熱や水分の喪失や確保が多いことや，気管チューブの閉塞を防止することなどから，加温加湿器による適切な温度と湿度の調節は非常に重要である．そのため，患児の口元温度は37℃前後に，加温加湿器本体の温度は口元温度より2℃程度高くなるように設定し，十分な加湿を確保しなければならない．

▶ 3）高頻度振動換気（HFOV）

　生理的な呼吸回数を著しく超えた換気回数で行う人工換気法を高頻度換気（high frequency ventilation：HFV）といい，駆動源や一回換気量の違いにより**表9-2**のように分類される．

　高頻度換気のうち，現在広く臨床で用いられているのは高頻度振動換気（high frequency oscillation ventilation：HFOV）で，一回換気量が解剖学的死腔量より少ないのが特徴である．気胸や慢性肺障害などの肺損傷発生の危険性が少ない換気法である．

　この解剖学的死腔量以下の一回換気量でガス交換ができる機序として，
　①生理学的死腔量は解剖学的死腔量より少ない
　②時定数が異なる肺胞間の振り子現象（pendelluft）
　③気道断面の速度分布の差による対流形成
　④分子拡散の亢進
　⑤速い流軸に直角な方向への拡散効果の増加（Taylor dispersion）
などが提唱されている．

　高頻度振動換気は，RDSや肺炎などコンプライアンスが低下した疾患，肺低形成，エアーリークが進行または多発する疾患で通常の人工呼吸療法（CMV）でコントロールできないような症例が適応である．一方の胎便吸引症候群などのように気道抵抗が高い疾患では，振動の効果が肺胞まで到達しにくいために，効果は期待しにくい．また，気道内に分泌物が貯留した場合も同様に効果が低下する．

　新生児を対象とした換気は，通常換気回数は，10～15 Hz（600～900回/分）

表9-2　高頻度換気法の分類と特徴

分類	換気回数［回/分］	換気量［mL/kg］
高頻度陽圧換気（HFPPV）	60～150	3～4（死腔量以上）
高頻度ジェット換気（HFJV）	60～600	2～4
高頻度振動換気（HFOV）	600～3,600	1～2（死腔量以下）

HFPPV：high frequency positive pressure ventilation.
HFJV：high frequency jet ventilation.
HFOV：high frequency oscillation ventilation.

に固定して使用されることが多い．平均気道内圧（mean airway pressure：MAP）と一回換気量（stroke volume：SV）を設定することで動脈血酸素分圧（PaO_2）と動脈血二酸化炭素分圧（$PaCO_2$）をそれぞれ調節することができる．PaO_2を上げるためには吸入酸素濃度か平均気道内圧を高くする．また，$PaCO_2$を下げるためには一回換気量を多くする．

5 — nasal CPAP

高濃度酸素による傷害を防止するために，持続的に40％以上の吸入酸素が必要な場合はnasal CPAPが施行される．このnasal CPAPは，新生児が鼻呼吸であるために，鼻孔に陽圧をかけることで呼気終末においても気道内圧を陽圧に保ち，呼気相での肺胞虚脱を防止することにより機能的残気量を増やし，肺内シャントを減少させ，低酸素血症を改善する方法である．nasal CPAPの利点は，気管内挿管を必要としないこと，気管チューブの気道抵抗がなく呼吸仕事量を減らせること，挿管に伴う気道感染症を回避することができることなどである．nasal CPAPの適応は，PaO_2を50〜80 mmHgに維持するために40％以上の吸入酸素濃度を必要とするとき，無呼吸発作が頻回のとき，無気肺，喉頭軟化症や気管軟化症，IPPVからの離脱時などである．

6 — 一酸化窒素吸入療法

1）一酸化窒素の吸入効果

一酸化窒素（nitric oxide：NO）は血管内皮で産生・放出され，血管拡張作用をもっている．NOガスを気道に吸入させると，換気のよい肺胞に到達し同部の肺血管を拡張させるが，換気の悪い肺胞には到達しないために，その部分の肺血管は拡張しない．この結果，換気のよい肺胞側の肺血流が増加するため，換気血流比は改善する．つまり，NOを吸入することで無気肺側の血流（シャント血流）を低下させ，酸素化を改善する．また，従来血管拡張薬を静脈内に投与した場合は，肺血管のみではなく体血管までも拡張させるため，体血圧を低下させることになる．NOを吸入した場合は，NOはヘモグロビンと反応しニトロシルヘモグロビンになるため，体血管に達するときには血管拡張作用は消失する．つまり，NO吸入療法は選択的な肺血管拡張療法ということができる．

体内でのNO発生経路

NOはNO synthaseによってL-arginineから産生される．NOはguanylate cyclaseを活性化し，cyclic GMPが血管平滑筋を弛緩させ，血管拡張作用を発揮する．NOはニトログリセリンなどの血管拡張薬の最終的な作用物質でもある．

適応：肺高血圧のために人工呼吸療法や血管拡張剤では酸素化指数（oxygenation index：OI）を20未満に下げられない場合にNO吸入療法が検討される．OIは，OI＝平均気道内圧×F_{IO_2}/P_{aO_2} で求められる．
なお，厚生労働大臣が定める施設基準に適合するものとして，地方厚生局長等に届け出た保険医療機関の診療報酬に限り算定できる．

NO_2：二酸化窒素．NOは酸素と反応しNO_2になる．NO_2は水分と水和し硝酸や亜硝酸になる．

▶ 2）適応となる疾患

NO吸入療法が対象となるのは，可逆性の肺高血圧症と酸素化障害をきたす症例があげられ，原発性および続発性の新生児遷延性肺高血圧症（persistent pulmonary hypertension of the newborn：PPHN）や先天性心疾患の開心術後に起こる一過性の肺高血圧症を伴う低酸素性呼吸不全などがある．つまり，器質的ではなく，肺血管収縮が生じている場合に効果が期待できる．

▶ 3）NO吸入方法と用法

（1）吸入方法

人工呼吸中にNOを吸入させる方法には，人工呼吸器の治療用空気供給部手前でNOを希釈混合して人工呼吸器に供給する方法と，呼吸回路にNOを直接投与する方法がある．前者は換気モードにかかわらず一定のNO濃度が得られるが，NOと酸素との接触時間が長いためにNO_2の産生があること，人工呼吸器に外付けのガス混合器が必要なことなどの欠点がある．後者は基本的には流量計を介して呼吸回路に直接NOを投与するためにNO_2の産生をおさえることができ，かつ簡単な構成により実施ができるなどの利点がある．

現在はNOガス管理システム（INO Vent® 投与システム）を用いて，呼吸回路に直接NOを投与する方法が一般に行われている（**図9-2**）．

このシステムは，患者の全吸気に設定した一定濃度のNOを供給するように，吸気側呼吸回路に組み込まれたインジェクターモジュールで吸気流量を測定し，吸気流量の変化に追従して一定のNO濃度が投与できる仕組みになっている．また，吸気ガスのNO濃度，酸素濃度，NO_2濃度のモニタリング機能やNOや酸素濃度の上限下限，供給圧に関するアラーム機能も内蔵している．

NO濃度は次式で簡単に求めることができる．

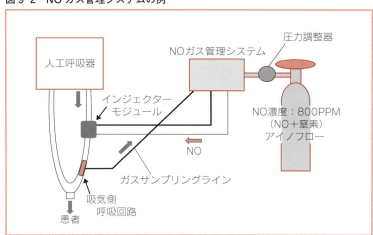

図9-2　NOガス管理システムの例

$$NO 濃度＝\frac{（ボンベ内の NO 濃度）×（NO の流量）}{（吸気流量＋NO 流量）}$$

このシステムは，バッグバルブマスクなどの手動回路や麻酔器の呼吸回路にも接続できる．

(2) 用法の例

新生児の肺高血圧症を伴う低酸素性呼吸不全での NO 吸入療法の一般的な用法例を以下に示す．

①本剤の吸入濃度は 20 ppm から開始して効果が得られれば 5 ppm ずつ徐々に下げていく．

②本剤（20 ppm）吸入開始時の吸入酸素濃度（F_{IO_2}）は 1.0 である．

③吸入開始後 4 時間以降に Pa_{O_2} が 60 mmHg 以上または Sp_{O_2} が 92 ％以上であれば，NO 濃度を 5 ppm に減量していく．

④F_{IO_2} を減量し，F_{IO_2} が 0.4〜0.6 で Pa_{O_2} が 70 mmHg になるまで NO 濃度は 5 ppm で維持する．

⑤NO 吸入療法から離脱の際は，臨床的に安定していることを確認し，NO 濃度を徐々に減量しながら慎重に終了する．

▶ 4) NO 吸入の副作用とモニタリング

NO は酸素と反応し NO_2 になり，これが気道内に入ると水和し硝酸や亜硝酸になり，気道損傷や肺障害をきたす可能性がある．長期に使用すると血中メトヘモグロビンが上昇する可能性があることや，急激に NO 吸入を中止するとリバウンドが起こり，肺高血圧症や低酸素症を引き起こすことがある．また，左心不全がある場合には，右心から左心への血流が増加し，左心の前負荷が増加することになり，さらに左心不全を増悪させることになる．NO 吸入中には，NO 濃度や NO_2 濃度，血中メトヘモグロビン，血液ガス，肺動脈圧などのモニタリングを行い，NO 吸入の効果を評価しなければならない．また，人工呼吸器からの排気ガスは，室内気の汚染になるために NO 排除システムを設けることが望ましい．

参考文献

1) 小川雄之亮：未熟児・新生児における人工呼吸管理．新版人工呼吸療法．294〜303，秀潤社，1996．

2) 田村正徳：各種病態に対する呼吸管理のポイント．早産児（未熟児）・新生児．人工呼吸療法（改訂第 4 版）．392〜398，秀潤社，2007．

3) 田村正徳：未熟児・新生児における人工呼吸療法．CE 技術シリーズ　呼吸療法．103〜132，南江堂，2005．

4) 今中秀光：一酸化窒素（NO）吸入療法．人工呼吸療法：最近の進歩．99〜114，克誠堂出版，2000．

---

ppm（parts per million）： 百万分率を表す単位で，おもに微量物質の濃度を表すために用いられる．

メトヘモグロビン（Methemoglobin：MetHb）： 赤血球内のヘモグロビン中の核をなす 2 価の鉄イオンが酸化されて 3 価の鉄イオンになったものである．このため酸素結合や運搬能力が失われ，何らかの原因で体内に過剰になると臓器が酸素欠乏状態に陥る．

メトヘモグロビン血症： 血中メトヘモグロビンの飽和度が 1〜2 ％以上になった状態をいう．NO 濃度が 20 ppm 以上では血中メトヘモグロビンが上昇することがある．

付 録 1　呼吸療法に用いられる法則・計算式

A　基礎的な法則

1）ダルトン（Dalton）の法則

混合気体の全体としての圧力（全圧）は，各気体成分それぞれの圧力（分圧）の和に等しい．分圧の法則とも呼ばれる．P は混合ガス全体の圧力，P_1 から P_n は混合ガスを構成する個々の圧力を示す．

$$P = P_1 + P_2 + P_3 + \cdots \cdot P_n$$

大気に関しては，全体の圧力が大気圧（P_B）であるため次のように示される．

$$P_B = P_{N_2} + P_{O_2} + P_{H_2O} + P_{CO_2}$$

2）気体分圧の求め方

ガスの分圧は，ガスの気圧とガス濃度の積で求められる．例えば，大気圧（P_B：760 mmHg）中の酸素濃度は約 21 ％であるから，酸素分圧は，760×0.21＝159.6［mmHg］となる．

3）ボイル（Boyle）の法則

温度が一定のとき，気体の体積は圧力に反比例して変化する．

$$P \cdot V = k \qquad k：定数$$

$$P：圧力，\ V：体積$$

もし，温度が一定のまま，圧力または体積のどちらかが変化するならば，圧力と体積の積は一定で，次の関係が成り立つ．

$$P_1 \cdot V_1 = P_2 \cdot V_2$$

4）シャルル（Charles）の法則

圧力が一定のとき，一定量の気体の体積は温度（絶対温度：単位はケルビン［K］）に比例して変化する．

$$\frac{V}{T} = k \qquad k：定数$$

$$V：体積，\ T：絶対温度$$

もし，絶対温度または体積のどちらかが変化しても，圧力が一定であるならば，次の関係が成り立つ．

$$\frac{V_1}{T_1} = \frac{V_2}{T_2}$$

5）ボイル・シャルルの法則

ボイルの法則とシャルルの法則を組み合わせたもので，気体の圧力は体

積に反比例し絶対温度に比例する.

$$P=k \frac{I}{V} \quad (または \frac{PV}{T}=k) \qquad k：定数$$

つまり

$$\frac{P_1 \cdot V_1}{T_1}=\frac{P_2 \cdot V_2}{T_2}$$

の関係が成り立つ.

6）ヘンリー（Henry）の法則

一定温度下で，溶解度の小さい気体が一定量の溶媒に溶けるとき，気体の溶解度（物質量，質量）は，その気体の圧力に比例する．酸素の溶解係数は酸素分圧（Pa_{O_2}）1 mmHg に対して 0.0031 mL である.

7）アボガドロ（Abogadro）の法則とモル体積

同一温度，同一圧力のもとでは，すべての気体は同じ体積中に同数の分子を含む．つまり標準状態（0℃，1013 hPa：1）で，気体 1 mol の中に 6.0221×10^{23} 個の気体分子が含まれ，その気体分子を集めると，標準状態（0℃，1 気圧）で 22.414 L（リットル）になる.

B　ガスの拡散量

拡散量は，ガス相と液相間の気体の分圧差，それぞれの接触面積，気体の拡散のしやすさ（拡散係数）に比例し，ガス相と液相間の距離（厚さ）に反比例する.

$$ガスの拡散量 \propto \frac{面積 \times 分圧差 \times 拡散係数}{厚さ}$$

$$拡散係数 = \frac{溶解度}{\sqrt{分子量}}$$

C　換気の評価に関するもの

1）肺胞換気式

肺胞二酸化炭素分圧（P_{ACO_2}）は，分時肺胞換気量（$\dot{V}_A$）に反比例し，二酸化炭素産生量（$\dot{V}_{CO_2}$）に比例する．肺胞二酸化炭素分圧は，

$$P_{ACO_2}=0.863 \times \frac{\dot{V}_{CO_2}}{\dot{V}_A}$$

0.863 は，濃度を分圧に換算するための定数である．なお，P_{ACO_2} は Pa_{CO_2} に近似する.

2）肺胞換気量

肺胞換気量は呼気（換気）量からガス交換に関与していない死腔換気量を差し引いたものである.

$$\dot{V_A} = \dot{V_E} - \dot{V_D}$$

健常成人の基準値は 4 ～ 5 L/ 分である.

3）死腔換気率

一回換気量（V_T）と死腔換気量（V_D）の比を死腔換気率（V_D/V_T）という.

$$\frac{V_D}{V_T} = \frac{P_{ACO_2} - P_{ECO_2}}{P_{ACO_2} - P_{ICO_2}}$$

で表される. 健常成人の基準値は 0.3 ～ 0.4 である.

P_{ECO_2}：平均呼気二酸化炭素分圧, P_{ICO_2}：平均吸気二酸化炭素分圧
（大気中では 0 mmHg）

D 酸素化の評価に関するもの

1）肺胞気式

乾燥気中にあるガス分圧は, 大気圧から水蒸気分圧（P_{H_2O}）を差し引き, それに濃度（分画）をかけて求められる. 肺胞気は水蒸気で完全に飽和されていると考えられるため, 37℃での水蒸気分圧は 47 mmHg である. 吸入気酸素分圧（P_{IO_2}）は

$$P_{IO_2} = F_{IO_2} \times (P_B - P_{H_2O}) = F_{IO_2} \times (P_B - 47) \quad \text{である.}$$

肺胞内には二酸化炭素も存在する. この関係は肺胞気式で表される.

$$P_{AO_2} = P_{IO_2} - \frac{P_{aCO_2}}{0.8} \qquad 0.8：呼吸商$$

2）肺胞-動脈血酸素分圧較差

肺胞酸素分圧（P_{AO_2}）と動脈血酸素分圧（P_{aO_2}）の差のことで, 肺におけるガス交換障害の指標になる.

$$A - aD_{O_2} = P_{AO_2} - P_{aO_2}$$

$$= \left\{ (P_B - P_{H_2O}) \times F_{IO_2} - \frac{P_{aCO_2}}{0.8} \right\} - P_{aO_2} \qquad 0.8：呼吸商$$

健常成人の基準値は 8 mmHg 程度である.

3）P/F ratio

動脈血酸素分圧は吸入気酸素濃度により変化する. そのため酸素化の指標として P_{aO_2} を F_{IO_2} で除したものである.

$$P/F \text{ ratio} = \frac{Pa_{O_2}}{F_{I_{O_2}}}$$

450 以上で正常で，300 以下は ALI，200 以下は ARDS の診断基準と規定している．

4）oxygenation index（OI）

機械的換気を行っている新生児呼吸障害に対して，肺に加わる陽圧および酸素による障害の可能性の指標で，

$$OI = 平均気道内圧 \times \frac{F_{I_{O_2}}}{Pa_{O_2}}$$

で求めることができる．

E 酸素含量と運搬の評価に関するもの

1）酸素含量

酸素は血液中にヘモグロビンと化学的に結合した形と，血漿中に物理的に溶解した形で存在する．

動脈血酸素含量は結合型酸素量と溶解型酸素量の和（動脈血酸素含量＝結合型酸素量＋溶解型酸素量）で表される．

動脈血酸素含量とそれぞれの酸素量は次式で求めることができる．

$$Ca_{O_2}[\text{mL/dL}] = 1.39\,[\text{mL/g}] \times \text{ヘモグロビン量}\,[\text{g/dL}] \times \frac{Sa_{O_2}}{100}$$
$$+\ 0.0031\ [\text{mL/mmHg/dL}] \times Pa_{O_2}\,[\text{mmHg}]$$

大気圧空気呼吸時では 20［mL/dL］程度である．

また静脈血酸素含量は

$$C\bar{v}_{O_2}[\text{mL/dL}] = 1.39\,[\text{mL/g}] \times \text{ヘモグロビン量}\,[\text{g/dL}] \times \frac{S\bar{v}_{O_2}}{100}$$
$$+\ 0.0031\ [\text{mL/mmHg/dL}] \times P\bar{v}_{O_2}\,[\text{mmHg}]$$

で表される．

大気圧空気呼吸時では 14［mL/dL］程度である．

2）酸素供給量

酸素供給量（D_{O_2}）は動脈血酸素含量と心拍出量の積で表される．

$$D_{O_2}[\text{mL/分}] = Ca_{O_2}[\text{mL/dL}] \times CO\,[\text{L/分}]$$

F 血液ガスに関するもの

1）水素イオン濃度：pH

物質の酸性，アルカリ性の度合いを示す数値である．pH（potential Hydrogen, power of Hydrogen の略）という記号で表される．人間の体の基準値 pH は 7.38 〜 7.42 でややアルカリ性である．

$$pH = -\log_{10}[H^+] = \log \frac{1}{[H^+]}$$

2）ヘンダーソン・ハッセルバルヒ（Henderson-Hasselbalch）の式

生体の $[H^+]$ を調節するシステム（緩衝系）の中でももっとも重要な働きをする重炭酸緩衝系に関する基本の式で，緩衝液の pH を見積もったり，酸塩基反応の平衡状態が把握できる．

$$pH = pK + \log \frac{HCO_3^-}{(0.03 \times P_{CO_2})}$$

pK：炭酸の解離定数（6.1），HCO_3^-：重炭酸イオン濃度［mEq/L］

0.03：二酸化炭素の血漿への溶解係数［mEq/L/mmHg］

正常の動脈血では HCO_3^-：24 mEq/L，P_{CO_2}：40 mmHg であるから

$$pH = 6.1 + \log \frac{24}{(0.03 \times 40)} = 6.1 + 1.3 = 7.4$$

となる．

参考文献

1）稲田英一：呼吸療法で必要な知識いろいろ．CE 技術シリーズ 呼吸療法．291〜295，南江堂，2005．

付　録　2　呼吸管理に関連する医療機器の基準・規格の要点

（基準・規格については適宜見直されるため2019年8月現在のものである.）

A　人工呼吸器警報基準（厚生労働省告示第264号）

人工呼吸器による医療事故防止の一環として，薬事法第42条第2項に基づき，平成13年7月30日に制定された.

第1　定義

1）人工呼吸器とは

呼吸補助器のうち，人の生命を維持することが目的とされるものであって，口腔，鼻腔又は気道を通じた肺へ空気および酸素を主成分とする混合ガスの供給その他の方法により，人工的に呼吸を行わせ，又は専ら持続的に気道を陽圧として自発的に行われる呼吸を補助するものをいう.

2）そ生器とは

人工呼吸のうち，専ら緊急時に，その生命が危険な状態にある傷病者について，当該傷病者の生命の危険を回避するために，人工的に呼吸を行わせるものをいう.

3）体外式人工呼吸器とは

人工呼吸器のうち，体外を陰圧として胸郭を拡張することにより，人工的に呼吸を行わせるものをいう.

第2　基準

人工呼吸器（専ら持続的に気道を陽圧として自発的に行われる呼吸を補助するもの，手動のもの及びガスの圧力により駆動するそ生器を除く.）は，次に掲げる基準に適合するものでなければならない.

1）呼吸回路が外れた場合には，音声による警報を発すること.

2）呼吸回路が外れた場合に発せられる音声による警報を一時的に消音し，かつ，当該警報の消音時から2分以内に自動的に当該警報を発する機能を有すること.

3）呼吸回路が外れた場合に発せられる音声による警報は，一時的に消音する場合を除き，消音することができないこと.

4）給電が停止した場合には，音声による警報を発すること.

5）本体を駆動させるスイッチは，接触等により容易に切断されない構造又は機能を有すること.

※適用除外事項

ただし，体外式人工呼吸器及び電気により駆動するそ生器については1）〜3）までの規定を，専ら麻酔のために用いられる人工呼吸器については2）の規定を，ガスの圧力により駆動する人工呼吸器については4）の規定を適用しない.

B　医療用人工呼吸器（JIS T 7204-1989）抜粋

1）適応範囲

この規格は，医療用に使われる成人用，小児用又は新生児用の人工呼吸器について規定し，麻酔専用に用いられるものも含む.

2）構造及び性能

3.1　駆動源

人工呼吸器は，最高定格電圧の105％から最低定格電圧の90％まで，又は最高定格駆動ガス圧の105％から最低定格ガス圧の90％までの範囲で，いかなる調節設定下でも効果的に機能し続け，1回換気量又は分時換気量の誤差及び変動は±10％でなければならない.

3.2.1　目盛付調節器及び指示器

公称入力で作動しているとき，すべての目盛付調節器及び指示器の精度は，最大目盛の±10％

でなければならない.

3.2.3 気道内圧計及び呼吸回路内圧計

(3) 読み値が±(フルスケールの値の2%と読取り値の4%との和)の誤差範囲内であること.

3.3 スパイロメータ

(1) スパイロメータの精度は,規定の容量及び流量の範囲内で,読取り値の±10%であること.

3.4 ガスの特性

(1) 呼吸チューブの患者側端での温度は,首位温度よりも5℃以上低くならず,また41℃を超えないように保たれること.

(2) 人工呼吸器に吸気ガス混合調節器が組み込まれている場合には,送り込まれる酸素濃度は,その人工呼吸器の換気数及び1回換気量の設定範囲内において,設定値の±10%であること.また,その酸素濃度は,±3 vol%で安定していること.

3.8 ヒューミディファイア

(12) 気化ヒューミディファイアは,製造業者によって提供されたか又は指定された回路をガスが通った場合,かつ,周囲温度が20℃,送入ガス相対湿度0で温度10℃のとき,成人用で毎分5Lから20Lまで,小児用で毎分2Lから10Lまでの分時換気量の範囲にわたって,患者接続口で1L当たり33 mgを超える湿度(例えば,37℃で75%を超える相対湿度)をもつガスを送り込むことができること.

(13.b) 吸気温度は,41℃以上に上昇することができないように規制されていること.

4. 形状及び寸法

4.1 人工呼吸器,患者及びスパイロメータを接続する連結口

(1) 吸気及び呼気弁機構が人工呼吸器本体と一体化している場合,人工呼吸器から患者へ通じる呼吸回路のすべての接続部は,22 mmサイズの円すい接合を使用すること.また患者への連結口は,22 mm/15 mmの同軸円すい接合であること.これらの接合部の構造及び順序は,JIS T 7201(麻酔器)の規定による.

5.1 テスト肺

テスト肺は,人工呼吸器の出力に対して生体のインピーダンスをシミュレートするために設計されたものとする.人工呼吸器の出力に対するインピーダンスは,肺の弾性抵抗と気道抵抗による.

5.2 圧力,ガス流量及び換気量の測定

圧力,ガス流量及び換気量の測定は読取り値の±2.5%と波形でのピーク読取り値の±2.5%の和の精度でなければならない.

C 医用加湿器−加湿システムの一般的要求事項(JIS T 7207: 2005)抜粋

加湿器はガス式,電気式又はその両方の方式でもよい.ただし,この規格は,JIS T 0601-1: 1999に基づく個別規格として作成されたものであり,電気的安全性に限らず,あらゆる安全面を考慮した一般的要求事項を含んでいる.これらの要求事項の多くは電気式加湿器以外の加湿器にも適用できる.この規格には加温送気チューブ(加温ワイヤ送気チューブ)を含む送気チューブ及びこれら加温送気チューブを制御する装置である加温送気チューブ制御装置に関する要求事項も含む.この規格は,人工鼻(HME)には適用しない.

第8章 作動データの正確度及び危険な出力に対する保護

8.1 作動データの正確度 JIS T 0601-1:1999の50.の要求事項に次の文言を追加する.

50.1 制御器及び計測器の表示

加湿システムに測定ガス温度を連続して表示する機能が備わっている場合,表示された測定ガス温度は少なくとも25℃〜45℃の温度表示範囲をもっていなければならない.

50.2 制御器及び計測器の正確度

50.2.1 すべての校正済み操作制御器類及び目盛式又はデジタル式指示器類は,温度表示器及び

制御器類を除き，最大目盛の±5％の正確度でなければならない．

50.2.2 表示された測定ガス温度は，±2℃の正確度でなければならない．

50.2.3 加湿器に酸素又は他の混合ガスを希釈する目的で空気を取り込むベンチュリ機構が備わっている場合，公称酸素濃度値は，制御器設定と±10％を超える差があってはならない．

50.2.4.1 正常状態において，任意の5分間の測定ガス温度の平均は，製造業者の指定するウォームアップ期間後の設定温度と±2℃を超える差があってはならない．

51.7 正常状態及び単一の故障状態において，加湿システムは，測定ガス温度が43℃を超える場合，加熱を中断しなければならない．

11.1 加湿器出力

11.1.1 すべての加湿システムは，作動流量範囲を通じて少なくとも 10 mgH$_2$O/L の加湿器出力を出すことが可能でなければならない．

11.1.2 さらに，声門上気道をバイパスしている患者に使用することを意図した加湿システムは，少なくとも 33 mgH$_2$O/L の加湿器出力を出すことが可能でなければならない．

11.2 最大圧力低下

11.2.1 加湿器全体による最大圧力低下は，作動流量範囲を通じて 2 kPa を超えてはならない．

11.2.2 麻酔器及び／又は人工呼吸器と共に使用される加湿器による最大圧力低下は，流量 60 L/分において 0.2 kPa を超えてはならない．

D 高気圧酸素治療装置（JIS T 7321-1989）抜粋

1. 適用範囲

この規格は，低酸素症などの治療に使用する高気圧酸素治療装置（以下，装置）について規定する．

3. 種類

(1) 第1種装置　1名の患者を収容する装置

(2) 第2種装置　同時に2名以上の患者，又は患者と共に治療に従事する医療職員を収容する装置

4. 最高使用圧力

装置の最高使用圧力は，ゲージ圧力 0.54 MPa {5.5 kgf/cm^2} を超えないものとする．

5. 寸法

5.1 第1種装置の気積 第1種装置の気積は，2 m^3 以下とする．

5.2 第2種装置の気積 第2種装置の気積は，内部に収容される人員1名について 4 m^3 以下とする．

6. 構造及び性能

6.1 本体の構造

(1) 装置加圧部本体の形状は，原則として円筒形又はだ円筒形とする．

(2) 第1種装置は，原則として単室構造とする．

(3) 第2種装置は，少なくとも主室及び副室の2室構造とする．主室は，少なくとも単独に加圧でき，また，主室と副室とを同時に加圧でき，かつ，主室の加圧された状態において副室を加圧し，減圧できる構造とする．

6.5 送気系

6.5.1 及び 6.5.2

(5) 加圧の速度は，毎分 0.078 MPa {0.8 kgf/cm^2} 以下とし，速度を任意に，かつ，微細に調整できる構造とする．

6.6 排気系

(2) 減圧の速度は，毎分 0.078 MPa {0.8 kgf/cm^2} 以下とし，速度を任意に，かつ，微細に調整できる構造とする．

6.7 換気系
6.7.1 第1種装置の換気系
(2) 換気系は患者1名を収容して空気又は酸素によって加圧し，患者の呼気を装置内に放出する場合に，装置内の二酸化炭素分圧が 0.00098 MPa {0.01 kgf/cm^2} を超えない構造とする．

6.7.2 第2種装置の換気系
(2) 換気系は患者及び医療職員を収容して空気によって加圧し，患者及び医療職員の呼気を装置内に放出する場合に，装置内の二酸化炭素分圧が 0.00098 MPa {0.01 kgf/cm^2} を超えない構造とする．

6.8 酸素系及び空気呼吸系
6.8.1 第1種装置の酸素系
(1) 装置内全体を空気で加圧し，患者だけに酸素を投与する方式又は装置内全体を酸素で加圧する方式とする．

6.8.2 第2種装置の酸素系及び空気呼吸系
(1) 患者に対する酸素投与の方式は，マスク，気管内挿管，人工呼吸器又はその他の方法によって患者だけに酸素を投与する方式とする．
(2) 患者の呼吸のために供給する酸素系は，その最高供給圧力を装置の最高使用圧力に 0.39 MPa {4 kgf/cm^2} を加えた圧力とする．

6.11 装置内環境の監視装置
6.11.1 第1種装置内環境の監視装置は，次の環境条件を監視できるものとする．
(1) 圧力　　(2) 温度　　(3) 換気流量
　　備考　　第1種装置内雰囲気の酸素及び二酸化炭素濃度についても監視できることが望ましい．

6.11.2 第2種装置内環境の監視装置は，次の環境条件を監視できるものとする．
(1) 圧力，温度及び換気流量　　(2) 装置内雰囲気の酸素　　(3) 装置内雰囲気の二酸化炭素濃度　　(4) 装置内雰囲気の湿度

6.15 生体情報計測装置
(1) 第1種装置内の患者の生体情報の計測のため，心電図及び頭皮脳波を外部に誘導することができる専用貫通端子を設ける．
(2) 第2種装置内の患者の生体情報の監視，計測及び記録を外部で行うため，必要とされる生体情報のそれぞれについて必要な個数の専用貫通端子を設ける．

7. 材料
7.2 内装材料
(1) 装置内面の塗装は，金属溶射又は難燃性塗料を使用して行う．
(3) 装置を構成する各部分は，完全に接地できるものとする．また，内部に収容された人体も完全に接地できる構造とする．
(5) 第2種装置の床は，導電性材料を使用する．

E 医療用酸素濃縮器（JIS T 7209-2018）抜粋

2.1.1 適用範囲
　　この個別規格は，一人の患者に供給するガスの酸素濃度を高めることを意図した酸素濃縮装置とその附属品との組合せ（以下，ME機器という．）の基礎安全及び基本性能について適用する．酸素濃縮装置は，一般的に在宅医療環境（個人又は公共の輸送機関，及び民間航空機を含む様々な環境における一人の患者による移動中の使用を含む．）での使用を意図している．
　　注記1　酸素濃縮装置は，医療施設内でも使用される．
　　この個別規格は，移動中動作可能な酸素濃縮装置と移動中動作可能でない酸素濃縮装置との両方に適用する．また，この個別規格は，他の医療機器，ME機器又はMEシステム内に組み込まれる酸素濃縮装置，又は併用する酸素濃縮装置にも適用できる．
　　例1　呼吸同調器又は加湿器を組み込んだ酸素濃縮装置

付　録　239

例2　流量計スタンドと併用する酸素濃縮装置

例3　電気及び麻酔ガスの麻酔システムの一部として使用する酸素濃縮装置

例4　一体型液体容器又はガス容器充填装置を装備した酸素濃縮装置

　この個別規格は，製造業者が酸素濃縮装置に接続することを意図した附属品にも適用される．ただし，その附属品の特性が，当該酸素濃縮装置の基礎安全又は基本性能に影響を及ぼす可能性のある場合に限る．

　この個別規格は，ISO 7396-1：2016で規定した医療ガス配管設備に使用する酸素濃縮装置に関する要求事項を規定しない．

201.12.1　制御及び計器の精度

　酸素濃縮装置の制御器及び計器には，それらの機能を示す表示を行い，その表示は，明瞭に見えなければならない．

201.12.1.101　連続流量の精度

　連続流量モードにおいて，酸素濃縮装置には，生成ガスの全流量を示す流量表示器を備えなければならない．表示器には，L/minの単位表示を行い，背圧が0 kPa及び7 kPaのときに，精度は表示された流量の±10％又は±200 mL/minのいずれか大きい方の範囲内でなければならない．

201.12.1.102　トリガ式流量の精度

　呼吸同調器を組み込んだ酸素濃縮装置は，ISO 80601-2-67：2014の201.12.1.101に適合しなければならない．

201.12.1.103　濃度の精度

　酸素濃縮装置を最大定格流量で作動させたときに，生成ガス内の最小酸素濃度は，取扱説明書に規定された最小体積分率よりも低くなってはならない．取扱説明書には，酸素濃度を，定格範囲における流量に応じて，表形式で明示しなければならない．これには，最小及び最大設定値，並びにその中間の整数設定値，又はこれと同等の個別流量設定値を含む．

201.12.1.103　濃度の精度

　酸素濃縮装置を最大定格流量で作動させたときに，生成ガス内の最小酸素濃度は，取扱説明書に規定された最小体積分率よりも低くなってはならない．取扱説明書には，酸素濃度を，定格範囲における流量に応じて，表形式で明示しなければならない．これには，最小及び最大設定値，並びにその中間の整数設定値，又はこれと同等の個別流量設定値を含む．

201.12.4.102　低酸素濃度アラーム状態

　酸素濃縮装置には，生成ガス中の酸素濃度が想定値よりも低いことを示す低酸素濃度機器アラーム状態を検出するアラームシステムを備えなければならない．低酸素濃度機器アラーム状態は，生成ガス中の酸素濃度が体積分率82％を下回る前に作動しなければならない．低酸素濃度機器アラーム状態は，聴覚アラーム信号を伴う少なくとも低優先度としなければならない．低酸素濃度機器アラーム状態は，生成ガスの供給を止めてはならない．低酸素濃度機器アラーム状態は，始動期間中には作動する必要はない．

201.12.4.103　生成ガスフィルタ

　酸素濃縮装置から供給されるガスには，1.0 μmより大きな粒子が生成ガス中に入るのを防止して，ISO 14644-1：2015の表1に規定するISOのクラス5レベルまでフィルタする手段を備えなければならない．また，フィルタは酸素濃縮装置の酸素濃縮手段の下流に位置しなければならない．

201.13.2.101　個別単一故障状態の追加

　酸素濃縮装置には，酸素濃縮装置の動作不良を示す機器アラーム状態を検出するアラームシステムを備えなければならない．該当する場合，次の個々の故障を含めなければならない．

－オーバーヒート

－コンプレッサの故障

－ガス流路の閉塞

－酸素生成手段の故障

－圧力異常

201. 104　＊作動時間の表示

　酸素濃縮装置には，自動的に又は操作者が操作することによって，酸素濃縮装置の作動時間の累積時間を確認できる手段を備えなければならない．酸素濃縮装置には，最後の予防保守からの時間又は次回の予防保守までの時間を示す手段も備えるのが望ましい．それらの手段は，サービス要員だけに制限してもよい．

F　医療用酸素濃度計（JIS T 7203-1989）抜粋

1. 適用範囲

　この規格は，患者に投与するガス中の酸素濃度又は患者が呼出するガスの酸素濃度を計測する医療用酸素濃度計（以下，酸素濃度計という）について規定する．

4. 性能

4.1　測定精度

　(1) 酸素濃度計の測定精度は±3％酸素でなければならない．ただし15％酸素から25％酸素の範囲では，±1％酸素でなければならない．

　※パーセント（％）酸素　　百分率の体積比率として表される101.325 kPa の周囲温度及び20℃の温度での混合ガス中の酸素の濃度

4.2　安定性

　酸素濃度計は，指定された方法により校正し，規定する試験を行ったとき，8時間の連続使用の間，4.1(1) に規定する測定精度を維持しなければならない．

4.3　応答時間

　酸素濃度計の応答時間は，規定する試験を行ったとき，指定された値の1.15倍以上であってはならない．

4.4　警報

　(2) 警報の精度は，規定する試験を行ったとき，10％酸素から60％酸素までの範囲内では，警報設定値の±2％酸素，それ以外の範囲では，警報設定値の±5％酸素でなければならない．

　(3) 下限の警報設定は，16％酸素以下にできないこと．

付 録 3 医療ガスに関連する主な法令・通知・規格の要点

A 法令

1）医療法による規定

主に医療施設の構造や設備の保安基準や，医療機器や設備の保守点検の外部委託の規定も定めている．医療ガスについては運営や施設の安全管理の規定（配管設備の項目）の中に，酸素，麻酔ガス，吸引，医療用圧縮空気，窒素などが規定されている．

2）医薬品医療機器等法による規定

医薬品，医薬部外品，化粧品および医療用具に関する事項を規制することにより，これらの品質や有効性および安全性を確保することを目的としている．医療ガスについてはガス性医薬品として酸素，窒素，亜酸化窒素，二酸化炭素，キセノン，以上の混合ガス，酸化エチレンが規定されている．純度については「日本薬局方」で酸素，窒素，二酸化炭素がそれぞれ 99.5 vol％以上，亜酸化窒素が 97 vol％以上と規定している．

3）高圧ガス保安法による規定

高圧ガスによる災害を防止するため，高圧ガスの製造・貯蔵・販売・移動・その他の取扱・消費・容器製造取扱を規制している．医療ガスについては酸素，窒素，二酸化炭素，亜酸化窒素，酸化エチレン，ヘリウム，ボンベ充填の圧縮空気および各種混合ガスが適応を受ける．

これらの他に労働安全衛生法，消防法なども関連する．

B 厚生労働省医政局長通知

病院および診療所での医療ガス設備や医療ガスの使用に関する安全管理のために，令和2年8月17日に厚生労働省医政局長通知（医政発 0817 第6号）として，「医療ガスの安全管理について」が出された．この通知では，「医療ガス安全管理委員会」の設置と業務内容，「医療ガス設備の保守点検指針」，「医療ガス設備の工事施工管理指針」，「医療ガスに係る安全管理のための職員研修指針」，「医療ガスボンベの保安管理に関する留意点」について指導している．なお，医療ガス安全管理委員会の構成員として臨床工学技士が明示されている．

C 規格

1）JIS T 7101「医療ガス設備」

医療ガスの適正な連続供給を確実にするために，医療ガス設備の設計，設置，据付け，表示，性能，記録および試験・検査について規定している．対象となる医療ガスや設備には，酸素，亜酸化窒素，空気（治療用，手術機器駆動用，非治療用），二酸化炭素，窒素，これらの混合ガス，吸引，麻酔ガス排除，および配管端末器に接続するアダプタプラグがある．

2）JIS T 7111「医療ガスホースアセンブリ」

人工呼吸器や麻酔器などに医療ガスを供給するために使用する耐圧性のホース（ホースアセンブリ）の構造，機能，ガス別特定，および試験について規定している．

3）JIS B 8246「高圧ガス容器用弁」

内容積 0.1L 以上 120L 未満のボンベに使用する容器用弁（バルブ）の種類，性能，寸法および構造，外観，材料，検査，製品の呼び方，表示について規定している．

付 録 4 医療ガスと医療ガス設備の概略

A 医療ガスの種類と性質

日常の診療に関連する主な医療ガスとその性質を示す.

性質 ＼ ガスの種類	酸素 (O₂)	亜酸化窒素 (N₂O)	空気	窒素 (N₂)	二酸化炭素 (CO₂)	ヘリウム (He)	酸化エチレン (C₂H₄O)
分子量	32	44	29	28	44	4	44.05
比重（対空気）	1.105	1.53	1	0.967	1.529	0.138	1.5
沸点(℃)	−183	−89.5	−191.4	−195.8	−78.2	−268.9	10.7
臨界温度(℃)	−118.8	36.5	−140.7	−147.2	31.0	−267.9	
臨界圧(atm)	49.7	71.7	37.2	33.52	72.80	2.26	
臭気	無臭	甘臭	無臭	無臭	無臭	無臭	快臭 (エーテル臭)
燃焼爆発性	支燃性	支燃性	支燃性	なし	なし	なし	有り, 毒性

B 配管端末での医療ガスの供給圧・流量

（JIS T 7101：2020 より作成）

(NL/min は 1 気圧 0℃でのガス量)

	酸素	亜酸化窒素	治療用空気	吸引 (水封式)	二酸化炭素	駆動用圧縮ガス		余剰麻酔ガス排除 (吸引方式)
						窒素	空気	
標準送気圧力 (kPa)	400 ±40	400 ±40	400 ±40	−40 〜−70	400 ±40	900 ±180	900 ±180	−4 〜−5
配管端末器最低流量 (NL/min)	60	40	60	40	40	350	350	30
最大変動圧力 (kPa)	−40	−40	−40	+40	−40	−180	−180	+1

・静止圧状態において酸素は亜酸化窒素，二酸化炭素よりも 30 kPa 程度高くしなければならない．さらに治療用空気は，酸素と亜酸化窒素および二酸化炭素との中間の送気圧力とすることが望ましい.

C 配管端末器及び配管の識別色

配管は誤接続を防止するために，ガス名および識別色で表示されている.

ガスの種類	識別色	ガス名	記号
酸　素	緑	酸　素	O_2
亜酸化窒素	青	笑　気	N_2O
治療用空気	黄	空　気	AIR
吸　引	黒	吸　引	VAC
二酸化炭素	だいだい	炭酸ガス	CO_2
窒　素	灰	窒　素	N_2
駆動用空気	褐	駆動空気	STA
非治療用空気	うす黄	非治療用空気	LA
麻酔ガス排除	マゼンタ	排ガス	AGS

非治療用空気：治療用空気から分岐して使用するもの
VAC：vacuum
STA：air for driving surgical tools
LA　：low air pressure
AGS：anesthetic gas scavenging system

D 配管端末器で用いられるガス別特定コネクタ

配管端末器のガス取り出し口は異なる種類のガス，異なる圧力または異なる用途の間での誤接続を防止するためにガス別特定コネクタ（一対のソケットとアダプタプラグ）が使用されている.

利用目的	治療用ガスおよび吸引					駆動用ガス		AGSS 用
形式　　ガスの種類	O_2	N_2O	AIR	VAC	CO_2	AIR	N_2	麻酔ガス
ピン方式	○	○	○	○	○			
シュレーダ方式	○	○	○	○	○			
DISS コネクタ					○		○	
NIST コネクタ						○		
カプラ K 方式								○
カプラ C 方式								○

付 録 5 呼吸療法に関連する略語一覧

A	alveolar	肺胞気
a	arterial	動脈血
$A-aDo_2$	alveolar arterial oxygen partial pressure difference	肺胞気–動脈血酸素分圧較差
$a-ADco_2$	arterial alveolar carbon dioxide partial pressure difference	動脈血–肺胞気二酸化炭素分圧較差
ALI	acute lung injury	急性肺損傷
APRV	airway pressure release ventilation	気道圧開放換気
ARDS	acute respiratory distress syndrome	急性呼吸促迫（窮迫）症候群
ASB	assisted spontaneous breathing	部分的補助換気
ATPS	ambient temperature, ambient pressure, saturated with water vapor	測定時の室温，大気圧下で水蒸気により飽和された状態
auto-PEEP	auto-positive end-expiratory pressure	内因性呼気終末陽圧，内因性呼気終末気道内陽圧
B	barometric	大気圧
BB	buffer base	緩衝塩基
BE	base excess	塩基過剰
BIPAP	biphasic positive airway pressure	二相式陽圧換気
BTPS	body temperature, ambient pressure, saturated with water vapor	測定時の温度を体温（37℃）に補正し，大気圧下で水蒸気により飽和された状態
C	content	含量
C	concentration	濃度
C	compliance	コンプライアンス
C_{cw}	chest wall compliance	胸郭（胸壁）コンプライアンス
C_{dyn}	dynamic compliance	動的コンプライアンス
C_L	lung compliance	肺コンプライアンス
C_{st}	static compliance	静的コンプライアンス
c	capillary	毛細血管
$Ca co_2$	arterial carbon dioxide content	動脈血二酸化炭素含量
$Ca o_2$	arterial oxygen content	動脈血酸素含量
CI	cardiac index	心係数（心拍出量／体表面積）
CLD	chronic lung disease	慢性肺疾患
CMV	controlled mechanical ventilation	調節換気
CO	cardiac output	心拍出量
COPD	chronic obstructive pulmonary disease	慢性閉塞性肺疾患
CPAP	continuous positive airway pressure	気道内持続陽圧
CPPV	continuous positive pressure ventilation	持続陽圧換気
CV	closing volume	クロージングボリューム
$C\bar{v}co_2$	venous content CO_2	混合静脈血二酸化炭素含量
CVP	central venous pressure	中心静脈圧

DO_2	oxygen delivery	酸素運搬量
DL	pulmonary diffusing capacity	肺拡散能
DLV	differential lung ventilation	左右肺分離換気, 独立換気 (→ ILV)
DVT	dry powder inhaler	ドライパウダー吸入器
ECMO	extracorporeal membrane oxygenation	膜型人工肺
EIP	end-inspiratory pause (plateau)	吸気終末休止, 吸気終末ポーズ
ERV	expiratory reserve volume	予備呼気量
EMMV	extended mandatory minute ventilation	強制分時換気 (→ MMV)
F	fractional concentration	ガス濃度
f	frequency	換気回数, 呼吸数
$FEV_{1.0}$	forced expiratory volume in 1 sec	1秒量
$FEV_{1.0}\%$	percent of forced expiratory volume in 1 sec	1秒率
FIO_2	inspired oxygen fractional concentration	吸入気酸素濃度
FRC	functional residual capacity	機能的残気量
FVC	forced vital capacity	努力性肺活量
HBO	hyperbaric oxygenation	高気圧酸素療法
HCO_3^-	bicarbonate ion	重炭酸イオン
HFV	high frequency ventilation	高頻度換気
HFJV	high frequency jet ventilation	高頻度ジェット換気
HFOV	high frequency oscillation ventilation	高頻度振動換気
HFPPV	high frequency positive pressure ventilation	高頻度陽圧換気
HME	heat and moisture exchanger	人工鼻
HMV	home mechanical ventilation	在宅人工呼吸療法
HOT	home oxygen therapy	在宅酸素療法
HPV	hypoxic pulmonary vasoconstriction	低酸素性肺血管れん縮 (収縮)
I	inspired	吸気
IC	inspiratory capacity	最大吸気量
IE ratio	inspiratory-expiratory ratio	吸気呼気相比
ILV	independent lung ventilation	左右独立換気 (→ DLV)
IMV	intermittent mandatory ventilation	間欠的強制換気 (→ SIMV)
IPPB	intermittent positive pressure breathing	間欠的陽圧呼吸
IPPV	intermittent positive pressure ventilation	間欠的陽圧換気
IRV	inspiratory reserve volume	予備吸気量
IRV	inverse ratio ventilation	吸気呼気相比逆転換気
MAP	maximum airway pressure	最大気道内圧
MAS	meconium aspiration syndrome	胎便吸引症候群
MEP	maximum expiratory pressure	最大呼気圧
MetHb	methemoglobin	メトヘモグロビン
MIF	maximum inspiratory force	最大吸気力
MIP	maximum inspiratory pressure	最大吸気圧
MMV	mandatory minute ventilation	強制分時換気 (→ EMMV)

MV	minute volume	分時換気量
N–DPAP	nasal directional positive airway pressure	鼻プロングを用いた一方向型気道陽圧呼吸法
NETPV	negative extra-thoracic pressure ventilation	胸郭外陰圧式換気
NPPV	non-invasive positive pressure ventilation	非侵襲的陽圧換気
NO	nitric oxide	一酸化窒素
N–CPAP	nasal continuous positive airway pressure	経鼻的気道内持続陽圧
OI	oxygen index	酸素化指数
OLV	one lung ventilation	片肺換気
P	pressure	圧（→ tension）
P	partial pressure	分圧
Pa	Pascal	パスカル（圧力単位）
P_{ACO_2}	alveolar CO_2 partial pressure	肺胞気二酸化炭素分圧
Pa_{CO_2}	arterial CO_2 partial pressure	動脈血二酸化炭素分圧
Palv	alveolar pressure	肺胞内圧
Pao	airway opening pressure	気道開放圧
P_{AO_2}	alveolar O_2 partial pressure	肺胞気酸素分圧
Pa_{O_2}	arterial O_2 partial pressure	動脈血酸素分圧
PAP	pulmonary arterial pressure	肺動脈圧
PAV	proportional assist ventilation	比例補助換気
Paw	airway pressure	気道内圧
PAWP	pulmonary artery wedge pressure	肺動脈楔入圧（→ PCWP）
P_B	barometric pressure	大気圧
PCWP	pulmonary capillary wedge pressure	肺動脈楔入圧（→ PAWP）
PCV	pressure control ventilation	圧規定換気
PEEP	positive end-expiratory pressure	呼気終末陽圧
Pes	esophageal pressure	食道内圧
P_{ETCO_2}	partial pressure of end tidal CO_2	終末呼気二酸化炭素分圧
P_{IO_2}	inspired O_2 partial pressure	吸入酸素分圧
PIP	peak inspiratory pressure	最高気道内圧
PPHN	persistent pulmonary hypertension of the newborn	新生児遷延性肺高血圧
Ppl	pleural pressure	胸腔内圧
PRVC	pressure regulate volume control	圧補正量規定換気
Pst（l）	lung elastic pressure	肺弾性収縮力
PSV	pressure support ventilation	圧支持換気
PTV	patient trigger ventilation	部分的補助換気
Ptc_{CO_2}	partial pressure of transcutaneous CO_2	経皮二酸化炭素分圧
Ptc_{O_2}	partial pressure of transcutaneous O_2	経皮酸素分圧
$P\bar{v}_{CO_2}$	mixed venous CO_2 partial pressure	混合静脈血二酸化炭素分圧
$P\bar{v}_{O_2}$	mixed venous O_2 partial pressure	混合静脈血酸素分圧
Q	blood flow	血流量

Qs	shunted blood flow	シャント量
$\dot{Q}s/\dot{Q}t$	right to left shunt	シャント率
R	resistance	抵抗
Raw	airway resistance	気道抵抗
RDS	respiratory distress syndrome	呼吸促迫（窮迫）症候群
RQ	respiratory quotient	呼吸商
RR	respiratory rate	呼吸回数
Rrs	respiratory resistance	呼吸抵抗
RV	residual volume	残気量
S	saturation	飽和度
Sa_{O_2}	arterial O_2 saturation	動脈血酸素飽和度
SIMV	synchronized intermittent mandatory ventilation	同期式間欠的強制換気（→ IMV）
S_{O_2}	O_2 saturation	酸素飽和度
Sp_{O_2}	pulse oximeter O_2 saturation	パルスオキシメータでの動脈血酸素飽和度
STPD	standard temperature and standard pressure, dry	1 気圧下，温度 0℃で水蒸気を含まない乾燥状態（標準状態）
$S\bar{v}_{O_2}$	mixed venous O_2 saturation	混合静脈血酸素飽和度
TIPPV	tracheostomy intermittent positive pressure ventilation	気管切開下間欠的陽圧換気
TPPV	tracheostomized positive pressure ventilation	気管切開下間欠的陽圧換気
TLC	total lung capacity	全肺気量
V	volume	ガス量
v	venous	静脈
$\bar{v}$	mixed venous	混合静脈血
$\dot{V}_A$	alveolar ventilation/minute	分時肺胞換気量
$\dot{V}_A/\dot{Q}$	ventilation perfusion ratio	換気血流比
VC	vital capacity	肺活量
$\dot{V}_{CO_2}$	carbon dioxide production	二酸化炭素産生量
	carbon dioxide elimination	二酸化炭素排出量
VAP	ventilator-associated pneumonia	人工呼吸（器）関連肺炎
VCV	volume control ventilation	量規定換気
VE	minute (expiratory) volume	分時（呼気）換気量
$\dot{V}_{O_2}$	oxygen uptake	酸素摂取量
	oxygen consumption	酸素消費量
V_D	dead space	死腔
V_D/V_T	dead space / tidal volume ratio	死腔率
VI	ventilation index	換気化指数
VIL	ventilator-induced lung injury	人工呼吸器関連肺障害
VSV	volume support ventilation	量支持換気，ボリュームサポート換気
V_T	tidal volume	一回換気量
ZEEP	zero end-expiratory pressure	呼気終末ゼロ圧

付　録　6　令和３年版　臨床工学技士 国家試験出題基準（生体機能代行装置学）

Ⅰ．生体機能代行装置学

【現行】生体機能代行技術学

【旧】生体機能代行装置学

（1）呼吸療法装置

大 項 目	中 項 目	小 項 目
1. 原理と構造	（1）酸素療法装置	①概論
		②保育器
		③酸素濃縮器
		④マスク，開放式マスク
		⑤鼻カニューレ
		⑥ネブライザ付酸素吸入装置
		⑦高流量鼻カニューレ酸素療法
	（2）吸入療法装置	①ジェットネブライザ
		②超音波ネブライザ
		③メッシュネブライザ
		④pressurized Metered Dose Inhaler (pMDI) Dry Powder Inhaler（DPI）
	（3）人工呼吸器	①換気モード概論
		②気道内陽圧方式
		③胸郭外陰圧方式
	（4）呼吸回路	①呼吸回路と気管チューブ
	（5）高気圧治療装置	①治療原理および適応と禁忌および指導
		②装置
	（6）モニタリング	①人工呼吸器での換気量，気道内圧，流量測定
		②血液ガス分析（カテーテル採血を含む）
		③パルスオキシメトリ
		④カプノメトリ
		⑤経皮ガスモニタ
		⑥循環動態測定
	（7）周辺医用機器	①酸素流量計
		②酸素濃度計
		③吸引器
		④加温加湿器（人工鼻を含む）
		⑤用手人工換気器具
		⑥NO ガス（一酸化窒素）治療機器
		⑦気管挿管で使う器具，ビデオ喉頭鏡
2. 呼吸療法技術	（1）総論	①自発呼吸と人工呼吸
		②各種換気モード
		③人工呼吸開始基準
	（2）酸素療法	①酸素療法の目的
	（3）人工呼吸器の設定	①換気設定とアラーム設定
	（4）患者状態の把握	①患者アセスメント
		②有害事象・合併症
	（5）人工呼吸の維持	①喀痰吸引の資格，手技
	（6）人工呼吸器からの離脱	①ウィーニングと抜管
3. 在宅呼吸管理	（1）在宅酸素療法	①酸素濃縮装置
		②液体酸素
	（2）在宅人工呼吸	①NPPV
		②TPPV
	（3）CPAP 療法	①CPAP
4. 安全管理	（1）安全対策	①酸素療法装置
		②吸入療法装置
		③人工呼吸器
		④高気圧治療装置
		⑤周辺医用機器
	（2）日常・定期点検	①酸素療法装置
		②吸入療法装置

付　録　249

大 項 目	中 項 目	小 項 目
4. 安全管理	(2) 日常・定期点検	③人工呼吸器
		④高気圧治療装置
		⑤周辺医用機器
	(3) 消毒と洗浄	①酸素療法装置
		②吸入療法装置
		③人工呼吸器
		④高気圧治療装置
		⑤周辺医用機器
	(4) 災害対策	①医療ガス
		②電源
		③用手換気器具

(2) 体外循環装置・補助循環装置

大 項 目	中 項 目	小 項 目
1. 原理と構成	(1) 血液ポンプ	①ローラポンプ
		②遠心ポンプ
		③拍動流と定常流
	(2) 人工肺	①気泡型
		②膜型
		③構造，灌流方式
		④膜の材質，コーティング
	(3) 人工心肺	①ポンプチューブ
		②動脈フィルタ
		③熱交換器と冷温水槽
		④貯血槽
		⑤吸引回路，ベント回路
		⑥冠灌流回路
		⑦血液濃縮器
2. 体外循環の病態生理	(1) 体外循環と血液	①血液損傷
		②血液希釈の影響
		③血液成分の変動
		④酸塩基平衡と電解質の変動
		⑤抗凝固
		⑥内分泌系の変動
		⑦免疫系の変動
	(2) 循環動態	①灌流量，血圧，末梢血管抵抗
3. 体外循環技術	(1) 人工心肺充填液	①準備，計算方法
		②充填液の種類
	(2) 適正灌流	①至適灌流量
		②血液希釈の程度
		③体温コントロール
		④ガス交換のコントロール
	(3) モニタリング	①動脈圧
		②中心静脈圧
		③心電図
		④体温
		⑤左房圧
		⑥血液ガス分析
		⑦尿量
		⑧人工心肺装置内モニタリング
	(4) 心筋保護	①心筋保護の目的と意義
		②心筋保護液の種類
		③心筋保護液の注入
4. 補助循環法	(1) 循環補助	①IABP
		②PCPS
		③補助人工心臓
	(2) 呼吸補助	①ECMO
5. 安全管理	(1) 体外循環のトラブル対策	①送血圧異常
		②脱血不良
		③回路チューブの脱落
		④人工肺の故障
		⑤血液ポンプの故障

大 項 目	中 項 目	小 項 目
5. 安全管理	(2) 体外循環の合併症	①空気塞栓
		②大動脈解離
		③凝固機能異常
		④溶血

（3）血液浄化療法装置

大 項 目	中 項 目	小 項 目
1. 血液透析療法	(1) 目的	①体内不要物質・過剰水分の除去
		②体内欠乏物質の補充
		③体液異常の是正
	(2) 原理	①拡散
		②限外濾過
	(3) 分類	①血液透析
		②血液濾過・血液透析濾過
	(4) 構成	①標準的な回路構成
		②希釈法と置換液量
	(5) 透析器，濾過器	①種類
		②膜
		③構造
		④性能指標
	(6) 透析装置と関連システム	①透析液供給装置
		②透析装置
		③水処理システム
	(7) 透析液，補充液	①種類
		②組成
	(8) 抗凝固薬	①血液の凝固機序
		②抗凝固薬の種類と特徴
	(9) バスキュラーアクセス	①急性期（緊急用）
		②慢性期（維持用）
	(10) 患者管理	①治療中の管理
		②各種検査
		③合併症対策
		④食事制限・食事療法
	(11) 適正透析	①治療指標
		②治療スケジュール（治療時間と頻度）
	(12) 安全管理	①保守点検
		②安全管理と事故対策
		③感染対策
		④災害対策
2. 腹膜透析療法	(1) 目的	①体内不要物質・過剰水分の除去
		②体内欠乏物質の補充
		③体液異常の是正
	(2) 原理	①拡散
		②濾過
	(3) 方法	①治療法
		②透析液
	(4) 特徴と合併症	
3. アフェレシス療法	(1) 目的	①病因物質・病因関連物質の除去
		②体内欠乏物質の補充
	(2) 原理	①拡散，限外濾過
		②精密濾過
		③吸着
	(3) 種類と方法	①持続的血液浄化
		②血液吸着（直接血液灌流）
		③血漿吸着
		④血漿交換
		⑤その他のアフェレシス療法
	(4) 適応と特徴	①持続的血液浄化
		②アフェレシス療法

索 引

和文索引

あ

アシドーシス …………………42
アルカローシス ………………42
圧トリガ方式 ………………140
圧規定方式 …………132, 137, 141
圧支持換気 …………………146
圧－量曲線 ……………200, 201
安静吸気位 ……………………30
安静呼気位 ……………………30

い

インピーダンス ………………35
医薬品医療機器等法 …………105
医療ガス配管設備 ……………81
異常陰影 ………………………47
意思疎通 ………………………177
一過性多呼吸 ………………225
一回換気量 …………31, 137, 150
一酸化窒素 …………………228
一酸化窒素吸入療法 ………228
咽頭 ……………………………9

う

ウィーニング …………154, 155
ウォータートラップ …………133

え

エアロゾル ……………………133
エネルギー代謝 ………………1
エプワース眠気尺度 …………216
栄養管理 ……………………173

お

オシレーション法 ……………35

か

カスケード型加温加湿器 ………133
カフ圧の設定 ………………168
カフ圧計 ……………………168
カプノグラム …………187, 189
カプノメータ …………153, 186
カルバミノ化合物 ……………27
ガスの送気方法 ……………136
ガス移動 ………………………18
ガス交換障害 ………………24, 39
ガルバニックセル方式 ………131
下気道 …………………………8
火災事故 ……………………107
加圧噴霧式定量吸入器 ………116
加圧方式 ……………………100
加温加湿 ……………………119
加温加湿器 …120, 123, 125, 132, 169
加温加湿器と人工鼻の比較 ……125
回路内コンプライアンス ………197
解剖学的死腔 …………………8
外呼吸 ………………1, 14, 61
拡散障害 …………………24, 67
拡散能力の違い ……………191
陥没呼吸 ……………………223
患者サイクリング方式 ………139
患者管理 ……………………166
患者呼吸回路 ………………132
換気モード …………………141
換気血流比 ………………22, 64
換気血流比不均等分布 ……22, 41, 64
換気血流比分布 ………………75
換気障害 ………………………33
換気不全 ………………………61
換気力学モニタ ……………194
換気量計 ……………………136
間欠的陽圧換気 ……………142
間質性陰影 ……………………52
間質性肺疾患 …………………78
感染管理 ……………………174

き

慣性抵抗 ………………………34
環境の改善 …………………176

ギラン・バレー症候群 ………210
気管 ……………………………9
気管チューブ ………………167
気管チューブの抜管基準 ………156
気管吸引 ……………………170
気管支拡張薬 ………………117
気管支喘息 ……………………74
気道 ……………………………9
気道圧開放換気 ……………149
気道炎症のバイオマーカー ……36
気道管理 ……………………167
気道抵抗 …………34, 196, 197
気道内圧下限警報 …………161
気道内圧計 …………………135
気道内圧上限警報 …………161
気道内陽圧方式 ……………128
気道閉塞 ………………………51
記号 ……………………………5
記号の表現方法 ………………5
機能的残気量 …………31, 143
吸引圧 ………………………170
吸引時間 ……………………170
吸気 ……………………………16
吸気圧 …………………137, 150
吸気圧の設定 ………………147
吸気呼気比逆転換気 ………144
吸気呼気比警報 ……………163
吸気時間 ……………………137
吸気終末休止 ………………145
吸気終了認識閾値 …………147
吸気相 ………………………128
吸気弁 ………………………132
吸気流量 ……………………137
吸着型酸素濃縮装置 …………82
吸入療法 ……………………115

252 索 引

吸入療法の安全管理 …………119	呼気終末二酸化炭素分圧 ………190	高気圧酸素治療の適応 …………103
吸入療法の適応疾患 …………117	呼気終末陽圧 …………………143	高気圧酸素治療装置 ……………99
吸入療法技術 …………………118	呼気相 …………………………128	高気圧酸素治療装置の点検 ……105
吸入療法装置 …………………115	呼気中一酸化窒素濃度 …………36	高気圧酸素治療中の患者監視 …108
急性呼吸器不全 …………………21	呼気分時換気量下限警報 ………162	高気圧酸素療法 …………………40
急性呼吸窮迫症候群 ……71, 143	呼気分時換気量上限警報 ………162	高頻度換気法の分類 …………227
急性呼吸不全 ……………………69	呼気弁 …………………………134	高頻度振動換気 ………………227
急性増悪の原因 …………………69	呼吸 ………………………………1	高流量器具 ………………………86
給湿 ……………………………120	呼吸運動 …………………………15	喉頭 ………………………………9
給湿療法 ………………………119	呼吸回数上限警報 ……………163	混合性換気障害 …………………33
給湿療法の安全管理 …………124	呼吸回路 ………………………132	
給湿療法技術 …………………123	呼吸器の構造 ……………………8	**さ**
給湿療法装置 …………………120	呼吸器感染症 ……………………69	サーファクタント ………………17
去痰薬 …………………………118	呼吸機能 …………………………14	サーファクタント補充療法 ……224
供給ガス圧低下警報 …………163	呼吸機能検査 ……………………29	サイドストリーム方式 …………189
胸郭 ………………………………14	呼吸窮迫症候群 ………………224	差圧式呼吸流量計 ……………136
胸郭外陰圧方式 ………………127	呼吸筋 …………………………16	再圧治療 …………………………94
胸腔 ………………………………14	呼吸筋障害 ………………………80	細気管支 …………………………11
胸腔内圧 ………………16, 129	呼吸細気管支 ……………………11	細菌性肺炎 ………………………50
胸水貯留 …………………………52	呼吸仕事量 ……………………200	採血時の注意 ……………………44
胸部理学療法 …………………174	呼吸商 …………………15, 38	最大吸気位 ………………………30
胸部 CT …………………………55	呼吸生理 …………………………8	最大吸気量 ………………………31
胸部 X 線撮影法 …………………46	呼吸中枢 …………………………17	最大呼気位 ………………………30
胸部 X 線写真 …………45, 48	呼吸調節 …………………………17	在宅医療 ………………………203
胸部 X 線写真の読影手順 ……47	呼吸抵抗 …………………………35	在宅酸素療法 …………89, 203
筋萎縮性側索硬化症 ……80, 209	呼吸不全 …………………………61	在宅人工呼吸療法 ……………207
	呼吸不全の原因 …………………72	殺菌効果 …………………………98
	呼吸不全の診断 …………………61	酸塩基調節 ………………………42
く	呼吸補助筋 ………………………16	酸塩基平衡障害 …………………43
グラフィック表示 ……………195	呼吸療法 …………………………1	酸素カスケード ………25, 62
	呼吸療法サポートチーム ……2, 160	酸素テント ………………………88
け	呼吸療法認定士認定制度 …………3	酸素フード ………………………88
ゲージ圧 …………………………92	呼出肺気量 ………………………32	酸素ブレンダ ……………………88
血液ガス …………………………38	固定 CPAP ……………………219	酸素運搬 …………………………24
血液ガス分析 …………38, 152	抗凝固剤 …………………………44	酸素運搬障害 ……………………69
血流量 ……………………………22	抗菌薬 …………………………118	酸素化の指標 …………………180
結合型酸素 ………………………95	抗浮腫効果 ………………………98	酸素化能の改善 ………………143
結節影 ……………………………58	拘束性換気障害 …………………33	酸素解離曲線 …………26, 82
結節性陰影 ………………………54	高圧ガス保安法 ………………105	酸素含有量 ……………94, 95
	高圧警報 ………………………161	酸素含量 …………………………42
こ	高気圧酸素治療 …………………92	酸素中毒 …………91, 110, 151
コンプライアンス ……15, 35, 138	高気圧酸素治療の安全管理 ……104	酸素投与の方法 …………………89
コンプレッションボリューム …132	高気圧酸素治療の治療条件 ……110	酸素毒性 …………………19, 98
呼気 ………………………………16		

索 引　253

酸素濃縮装置	82	人工呼吸器からの離脱	154	相対湿度	121, 133, 169
酸素濃度計	131	人工呼吸器のトラブル対策	157	創傷治癒の促進効果	98
酸素濃度調節器	131	人工呼吸器の基本原理	127		
酸素瀑布	62	人工呼吸器の基本構造	130	**た**	
酸素分圧	181	人工呼吸器の基本設定（初期設定）		タイムサイクリング方式	138
酸素分圧の求め方	94		150	ダルトンの法則	63
酸素飽和度	183	人工呼吸器の警報	161	大気のガス組成	18
酸素溶解係数	24	人工呼吸器の始業点検	157	体プレチスモグラフ	34
酸素利用障害	71	人工呼吸器の使用中点検	160	胎便吸引症候群	224
酸素療法	81	人工呼吸器の終業点検	159	第1種装置	99, 100
酸素療法の合併症	91	人工呼吸器の操作	150	第2種装置	99, 101
酸素療法の適応	89	人工呼吸器の定期点検	159	短絡	68
残気量	31	人工呼吸器の保守点検	157	弾性抵抗	34
		人工呼吸器回路	168	弾性率	36
		人工呼吸器関連肺炎	174		
し		人工呼吸器警報基準	164	**ち**	
シャント	23, 40, 64, 78	人工呼吸器初期設定（新生児）		チアノーゼ	26
ジェット式ネブライザ	115		226	チーム医療	2
ジャクソンリース回路	165	人工呼吸療法	127	中心静脈圧	173
仕事量	200	人工鼻	122, 124, 126, 133	超音波式ネブライザ	116
持続的気道内陽圧	148	人工鼻の構造	123	超低温液化ガス容器	82
持続的陽圧換気	142			調節換気法	142
持続的陽圧呼吸	79			聴器障害	108
持続陽圧換気	79	**す**		鎮静	175
質量保存の法則	63	ステロイド	118	鎮静の評価	176
蛇管	132	スパイロメトリ	30		
主気管支	10	スペーサ	117	**て**	
終夜睡眠ポリグラフ検査	216	スリガラス陰影	52	低圧警報	161
集中治療後症候群	166	スリガラス状結節影	59	低酸素	69
縦隔	14	水蒸気圧	19	低酸素血症	41, 88
縦隔病変	56	睡眠時無呼吸症候群	215	低容量換気	73
循環管理	173			低流量器具	85
上気道	8			定置式超低温液化ガス貯槽	81
常温気泡型加湿器	120, 123, 124	**せ**		定量吸入器	116
静脈血還流の減少	173	生体組織の代謝	38	鉄の肺	3
心拍出量	25	生理的呼吸	129		
心不全	79	精神的ケア	175	**と**	
神経筋疾患	80, 208	静的コンプライアンス	196, 197	トリガ機構	139, 146
新生児の呼吸管理	223	赤外線吸光法	189	ドライパウダー定量吸入器	117
新生児用人工呼吸器	226	絶対気圧	92	努力性肺活量	31
人工呼吸	127	絶対湿度	121, 133, 169	灯芯型加温加湿器	122
人工呼吸が生体に及ぼす影響	130	全肺気量	31	同期型間欠的強制換気	146
人工呼吸の開始基準	150			動的コンプライアンス	196, 197
人工呼吸器	127	**そ**			
		送気装置	136		

動脈血酸素分圧 …………21, 40	肺水腫 …………………79	ヘンリーの法則 …………95
動脈血酸素飽和度 …………180	肺塞栓症 …………………191	ベンチュリーマスク ………77, 86
動脈血二酸化炭素分圧 …20, 39, 186	肺損傷 …………………109	ベンチュリー効果 …………115
	肺抵抗 …………………34	平均気道内圧 …………140
な	肺胞 …………………11	閉鎖式気管吸引装置 …………170
内呼吸 …………………1, 14, 61, 62	肺胞換気式 …………20, 66	閉塞性換気障害 …………33
内部バッテリ電圧低下警報 ……164	肺胞換気分布 …………22	閉塞性肺疾患 …………41
	肺胞換気量 …………20, 22, 39	
に	肺胞気ガス組成 …………64	**ほ**
ニューモタコグラフ …………136	肺胞気酸素分圧 …………18, 41, 63	ホースヒータ …………121
二相性気道内陽圧 …………148	肺胞気式 …………18, 19, 63	ボイルの法則 …………95
日本産業規格 …………105	肺胞気−動脈血酸素分圧較差	ボンベ …………………81
乳幼児の呼吸管理 …………223	…………21, 41, 64	保育器 …………………88
	肺胞気二酸化炭素分圧 …………20	補助/調節呼吸 …………146
ね	肺胞死腔 …………………8, 23	飽和水蒸気量 …………133
ネブライザ …………………133	肺胞充満影 …………………57	
熱線型呼吸流量計 …………136	肺胞低換気 …………………67	**ま**
粘性抵抗 …………34, 200	肺胞内圧 …………………129	マウスピース療法 …………216, 218
	肺野病変 …………………57	マスク …………………85
は	鼻カニューラ …………………85	マニフォールド式供給装置 …81
ハイフローセラピー …………77, 91		膜型酸素濃縮装置 …………84
ハイフローセラピーの効果 ……78	**ひ**	慢性気管支炎 …………77
バイタルサイン …………170	ヒータワイヤ …………121	慢性呼吸不全 …………69
バクテリアフィルタ …………134	びまん性陰影 …………57	慢性心不全 …………220
バッグバルブマスク …………165	非再呼吸方式 …………129	慢性閉塞性肺疾患 …………76, 208
パスオーバ型加温加湿器 ………133	非侵襲的陽圧換気 …………153	
パルスオキシメータ ………153, 180	非侵襲的陽圧換気療法 …………77	**み**
肺 …………………9	表面通過型加温加湿器 …………122	未熟児網膜症 …………91, 225
肺コンプライアンス …………35, 73	病態生理 …………61, 66	右左シャント …………68
肺サーファクタント …………12, 223		
肺シャント率 …………………14	**ふ**	**む**
肺の清浄化 …………………12	ファイティング …………146	無気肺 …………………51, 57
肺の保護的設定 …………152	フロートリガ方式 …………140	無呼吸警報 …………163
肺炎 …………………41	フローボリューム曲線 …………31	無呼吸発作 …………225
肺拡散能力 …………………68	不活性ガスの洗い出し効果 ……98	
肺活量 …………………31	不均等換気の是正 …………145	**め**
肺活量の予測式 …………33	副鼻腔障害 …………109	メインストリーム方式 …………189
肺気腫 …………………76	分光光度測定法 …………180	メッシュ式ネブライザ …………116
肺気量分画 …………30, 31		メトヘモグロビン …………230
肺胸郭コンプライアンス …137, 196	**へ**	メトヘモグロビン血症 …………230
肺血栓塞栓症 …………………73	ヘーリング・ブロイエル反射 ……18	
肺実質 …………………11	ヘモグロビン …………181	**も**
肺循環 …………………14	ヘモグロビン酸素解離曲線 ………82	モニタ …………………179

索　引　255

持ち物点検 ……………………107

よ
予備吸気量 ……………………31
予備呼気量 ……………………31
用手換気装置 …………………164
容積脈波法 ……………………183
陽圧換気 ………………………129
溶解型酸素 …………………94, 95
溶存酸素量 ……………………25

り
リークテスト …………………157
リサージュ図形 ………………195
リザーバ付酸素マスク …………87
リンパのドレナージ促進 ………98
略号 ………………………………5
流速 ……………………………195
流量 ……………………………195
流量計 …………………………88
流量-量曲線 ……………198, 200
量 ………………………………195
量規定方式 …………132, 136, 140
臨床工学技士の役割 ……………2
臨床工学技士基本業務指針 ……104

れ
レスパイトケア ………………215

ろ
ロングフライト血栓症 …………74
労働安全衛生法施行令 …………105

欧文索引

％
％肺活量 ………………………33

1
1秒率 …………………………32
1秒量 …………………………32

2
2,3-DPG ………………………26

Ⅰ
Ⅰ型呼吸不全 ………………61, 89

Ⅱ
Ⅱ型呼吸不全 ………………61, 89

A
A-aDo_2 …………18, 21, 41, 64, 66
ALS ………………………80, 209
APRV …………………………149
ARDS ………………54, 71, 143
assist/control ventilation ………146
ATPS …………………………29
Auto-CPAP …………………219
Auto-CPAP装置 ……………220
auto-PEEP ………………77, 143

B
bi-level PAP ………………79, 209
BiPAP …………………………148
BIPAP …………………………148
Bohr効果 ……………………26
BTPS ……………………29, 67

C
CMV …………………………142
CO ……………………………25
CO_2ナルコーシス ………69, 77, 91
CO_2の運搬 …………………27
consolidation …………………57

COPD ……………54, 69, 76, 118, 208
CPAP …………………………79, 148
CPAP療法 …………………216, 218
CPPV …………………………142
CT値 …………………………55

D
DIC ……………………………73
Duchenne型筋ジストロフィ …209

E
EIP ……………………………145
EPAP ……………………153, 209
ERV ……………………………31

F
FeNO …………………………36
flow generator ………………136
FRC ………………………31, 143
F-Vカーブ …………………194, 200

H
HBOT …………………………92
Henderson-Hasselbalchの式 …42
HFOV …………………………227
HME …………………………122
HMV …………………………207
HMVの課題 …………………215
HMVの支援体制 ……………211
HMVの始業点検 ……………209
HMVの使用中点検 …………210
HMVの適応 …………………210
HOT ……………………89, 203
HOTの適応 …………………204

I
IC ……………………………31
ICU-AW ……………………166
ICU在室中の急性びまん性筋力低
下 ……………………………166
IPAP ……………………153, 209
IPPV …………………………142
IRV ………………………31, 144

L

LGC ································82

M

MAS ································224

N

nasal CPAP ····················228
NETPV ····························127
NO ································228
NO ガス管理システム ··········229
NO 発生経路 ····················228
NPPV ···············77, 79, 153, 208
NPPV の適応基準（HMV）·····212
NYHA 分類 ·······················205

P

$Paco_2$ ····························20, 39
P_{ACO_2} ····························20
Pao_2 ····························21, 40
P_{AO_2} ····························18, 63
Pao_2/F_{IO_2} ····················21
PAPV ······························128
PCV ································141
PEEP ···················78, 143, 173
PEEP 圧下限警報 ················163
PEEP 弁 ···························134
permissive hypercapnia ··········73
permissive hypoxemia ···········73
P_{ETCO_2} ·························190
P/F ratio ··························21
pH ································42
PICS ································166
pressure generator ···············136
PSG 検査 ··························216
PSV ································146
PTV ································145
P–V カーブ ···················194, 200

Q

$\dot{Q}$ ································22

R

RDS ································224
RQ ································15
RST ·····························2, 160
RV ································31

S

SAS ································215
SIMV ······························146
STPD ····························29, 67

T

TLC ································31
TPPV ······························208
TPPV の適応基準（HMV）·····212
TTN ································225

V

$\dot{V}_A$ ································20
$\dot{V}_A/\dot{Q}$ ································22
VAP ································174
VAPS ······························148
VAP バンドル ····················174
VAP 対策 ··························174
VC ································31
VCV ································140
VSV ································148
V_T ································31

X

X 線画像 ··························45
X 線透過度 ························45

Y

Young 率 ··························36
Y ピース ··························133

【編者略歴】

廣瀬 稔（ひろせ みのる）

1975年 東京電子専門学校医学電子科卒業
1975年 北里大学病院臨床検査部入職
1981年 北里大学病院医療機器センター（現ME部）
1996年 北里大学医療衛生学部講師（医療工学科臨床工学専攻）
1998年 放送大学教養学部（産業と技術専攻）卒業
2005年 北里大学医療衛生学部助教授
　　　 北里大学大学院医療系研究科専任助教授
2011年 北里大学医療衛生学部教授
　　　 北里大学大学院医療系研究科専任教授
2020年 滋慶医療科学大学院大学医療管理学研究科教授
2021年 滋慶医療科学大学医療科学部臨床工学科教授
　　　 現在に至る　臨床工学技士　博士（医学）

生駒 俊和（いこま としかず）

1988年 京都保健衛生専門学校臨床検査学科卒業
1988年 京都保健衛生専門学校臨床検査学科教員
1998年 京都保健衛生専門学校臨床工学技士専攻科教務主任
2007年 北里大学保健衛生専門学院臨床工学専攻科専任講師
2011年 新潟医療福祉大学医療技術学部臨床技術学科准教授
2015年 新潟大学大学院医歯学総合研究科生体機能調節医学専攻博士課程修了
2015年 北陸大学新学部設置準備室准教授
2017年 北陸大学医療保健学部医療技術学科准教授
2019年 宇治徳洲会病院検査科
　　　 現在に至る　博士（医学）

臨床工学講座
生体機能代行装置学
呼吸療法装置　第2版
ISBN978-4-263-73420-9

2011年9月20日　第1版第1刷発行
2018年1月10日　第1版第9刷発行
2019年2月25日　第2版第1刷発行
2025年1月10日　第2版第7刷発行

監　修　一般社団法人 日本臨床工学技士教育施設協議会
編　集　廣瀬　稔
　　　　生駒　俊和
発行者　白石　泰夫
発行所　医歯薬出版株式会社
〒113-8612 東京都文京区本駒込1-7-10
TEL. (03) 5395-7620（編集）・7616（販売）
FAX. (03) 5395-7603（編集）・8563（販売）
https://www.ishiyaku.co.jp/
郵便振替番号 00190-5-13816

印刷・教文堂／製本・榎本製本
乱丁，落丁の際はお取り替えいたします．
Ⓒ Ishiyaku Publishers, Inc., 2011, 2019. Printed in Japan

本書の複製権・翻訳権・翻案権・上映権・譲渡権・貸与権・公衆送信権（送信可能化権を含む）・口述権は，医歯薬出版(株)が保有します．

本書を無断で複製する行為（コピー，スキャン，デジタルデータ化など）は，「私的使用のための複製」などの著作権法上の限られた例外を除き禁じられています．また私的使用に該当する場合であっても，請負業者等の第三者に依頼し上記の行為を行うことは違法となります．

JCOPY ＜出版者著作権管理機構 委託出版物＞
本書をコピーやスキャン等により複製される場合は，そのつど事前に出版者著作権管理機構（電話 03-5244-5088，FAX 03-5244-5089，e-mail：info@jcopy.or.jp）の許諾を得てください．